家庭医生在身边

儿童保健

主　编　任菁菁

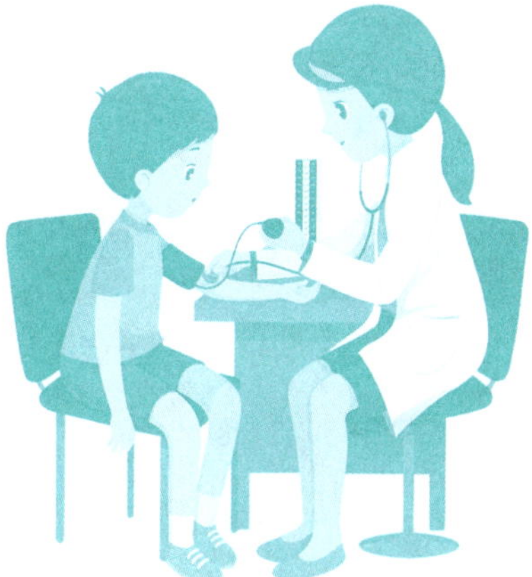

人民卫生出版社
·北　京·

图书在版编目（CIP）数据

家庭医生在身边. 儿童保健 / 任菁菁主编. -- 北京 : 人民卫生出版社，2025. 9. -- ISBN 978-7-117-38441-4

Ⅰ. R-49; R179-49

中国国家版本馆 CIP 数据核字第 2025Y3M118 号

人卫智网	**www.ipmph.com**	**医学教育、学术、考试、健康，购书智慧智能综合服务平台**
人卫官网	**www.pmph.com**	**人卫官方资讯发布平台**

家庭医生在身边——儿童保健

Jiating Yisheng zai Shenbian——Ertong Baojian

主　　编： 任菁菁

出版发行： 人民卫生出版社（中继线 010-59780011）

地　　址： 北京市朝阳区潘家园南里 19 号

邮　　编： 100021

E - mail： pmph @ pmph.com

购书热线： 010-59787592　010-59787584　010-65264830

印　　刷： 北京顶佳世纪印刷有限公司

经　　销： 新华书店

开　　本： 710 × 1000　1/16　　**印张：** 25

字　　数： 449 千字

版　　次： 2025 年 9 月第 1 版

印　　次： 2025 年 9 月第 1 次印刷

标准书号： ISBN 978-7-117-38441-4

定　　价： 99.00 元

打击盗版举报电话：010-59787491　E-mail：WQ @ pmph.com

质量问题联系电话：010-59787234　E-mail：zhiliang @ pmph.com

数字融合服务电话：4001118166　E-mail：zengzhi @ pmph.com

编写委员会

主　　编　任菁菁

副 主 编　高来龙　庄文杰

丛书编委会（按姓氏笔画排序）

马庆华	王丹丹	王炎炎	王莉珉	方玉红
尹　永	史飞涛	邢　冲	朱贤呈	任鸣炜
任菁菁	庄文杰	刘　颖	刘可征	刘洁云
刘娟娟	江凌翔	江家欣	孙　丹	孙俊生
劳雅琴	李　帅	李　霞	李慕军	杨立森
杨凯超	吴伟东	吴林飞	邱　艳	沈仙春
沈淑芳	宋　锐	张　禹	张文斌	张艳凯
阿不来提·艾则孜		陈　平	陈　红	陈　晨
陈　瑶	陈明敏	林　策	林哲涵	金　挺
郑园园	赵宗权	赵静婷	胡　剑	胡　燕
钟素亚	施胜铭	姜浩翔	费鑫法	秦红莉
夏友荣	殷　培	高来龙	高珊珊	唐　平
盛晓园	崔丽萍	蒋　骏	蒋巧巧	蔡东平
蔡旭明	熊　晶	滕一鸣	瞿迪洪	

秘　　书　秦红莉　陈明敏

本书执笔编委（按姓氏笔画排序）

王炎炎	尹　永	任鸣炜	庄文杰	刘娟娟
孙俊生	陈　瑶	林哲涵	赵静婷	胡　剑
胡　燕	高来龙	唐　平	蔡东平	

支 持 单 位：浙江省医学会全科医学分会

序

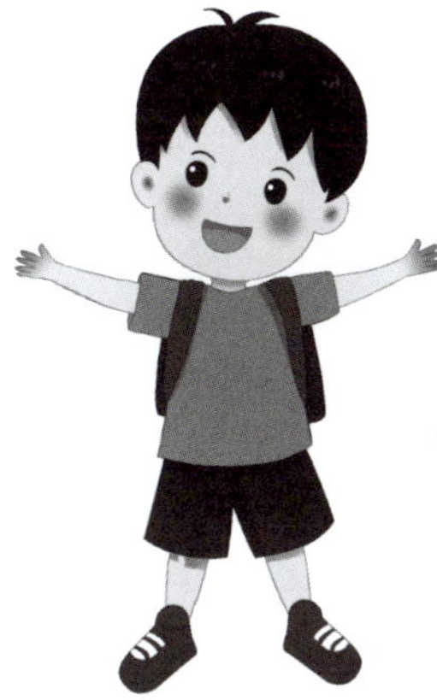

当今中国，经济与科技实现了快速发展，人民生活水平显著提高，人们对美好生活的追求已不仅仅局限于对温饱的追求，还有对更高生命质量的追求。党和国家对人民健康非常重视，党的十八大以来，将建设健康中国上升为国家战略。2019 年，我国印发了《国务院关于实施健康中国行动的意见》《健康中国行动组织实施和考核方案》《健康中国行动（2019—2030 年）》等重要文件，为推动健康中国建设提供政策支持。

然而，我国医疗资源分配尚不均衡，高质量的医疗资源主要集中在一线城市和新一线城市。不少地区仍缺乏医疗人才，社会大众获得医疗信息和医疗服务仍存在一定困难。百姓常常苦于找不到可靠的途径学习科学的保健方法和疾病的家庭护理方法，尤其是对于儿童保健方面不甚了解。

在这样的背景下，浙江大学医学院附属第一医院全科医学科主任任菁菁牵头，召集全国各地经验丰富的全科医生，以儿童保健为切入点编写医学科普图书，为大众提供专业可靠的健康指导。本书具有较强的科学性，编撰过程又格外注重表述通俗易懂，以便无医学背景的社会大众也能顺畅阅读和学习。本书涵盖了新生儿常见健康问题、儿童常见营养健康问题、儿童常见过敏性疾病、儿童常见感染性疾病、儿童常见呼吸系统疾病、儿童常见消化系统疾病、儿童其他常见疾病、中毒及意外伤害、儿童和青少年常见的心理健康问题、儿童医学常识等方面内容，可以说是百姓期盼已久的家庭健康宝典。同时，本书也是社区医生为居民提供规范、全面的健康宣教服务的重要参考。

本书的出版发行，不仅有助于满足社会大众的健康需求，也是促进医药卫生供给侧结构性改革的重要之举。为此，我欣然提笔作序，将此书推荐给广大读者朋友。

巴德年

2024 年 2 月 24 日

前　言

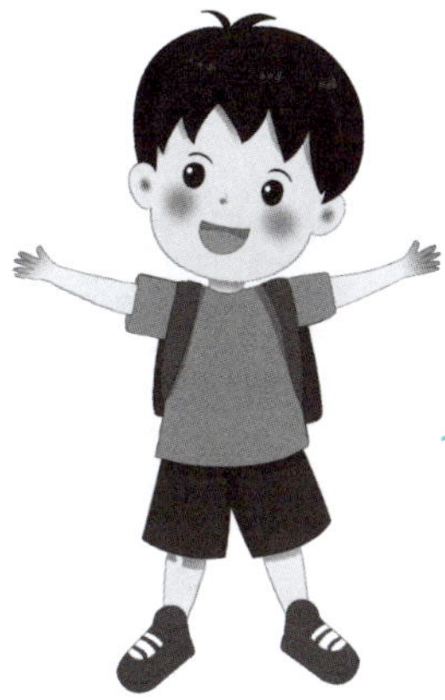

随着社会和经济迅速发展，人民生活水平显著提高，党和国家及人民群众对健康问题的关注都上升到了新的高度。2019年，我国发布《国务院关于实施健康中国行动的意见》，提出“普及知识、提升素养”“自主自律、健康生活”“早期干预、完善服务”“全民参与、共建共享”的基本原则，以期实现2030年全民健康素养水平大幅提升的总体目标。

全科医生作为“健康守门人”，有责任和义务向人民群众提供规范的健康宣教。2018年，国务院办公厅发布《关于改革完善全科医生培养与使用激励机制的实施意见》，致力于培养一批合格的全科医生，促进基层医疗服务机构的建设，维护和增进人民群众健康。

在这样的时代背景下，《家庭医生在身边》系列科普读物应运而生，聚焦群众普遍关注的健康问题，注重将专业的医学知识与大众日常生活相结合，既保持专业性又浅显易懂，赋予广大百姓一本学习医学知识的宝典，更为全科医生提供便捷和规范化的健康宣教途径，同时也构建了一座医生与百姓之间进行医学交流的桥梁，助力健康中国建设。

世界卫生组织研究发现，个人行为与生活方式因素对健康的影响占到60%。健康的生活方式可以预防很多疾病。《家庭医生在身边——儿童保健》一书主要针对儿童常用保健方法和常见疾病，对读者进行医学指导和知识普及，增强居民健康意识，不断提高居民自身健康管理能力。

本书凝结了来自全国各地全科医生的心血，由各位编者在紧张繁忙的工作之余，精益求精，联手汇编而成。借此，我谨对参与本书编写工作的各位同道表达真挚的感谢。

由于作者水平有限,书中难免出现疏漏,烦请广大医学同仁见谅与赐教,将您宝贵的意见发给我们(Email:zyyyqk@126.com)。衷心地感谢您对本书的关注与支持!

主编　任菁菁
2024 年 2 月 24 日

目　录

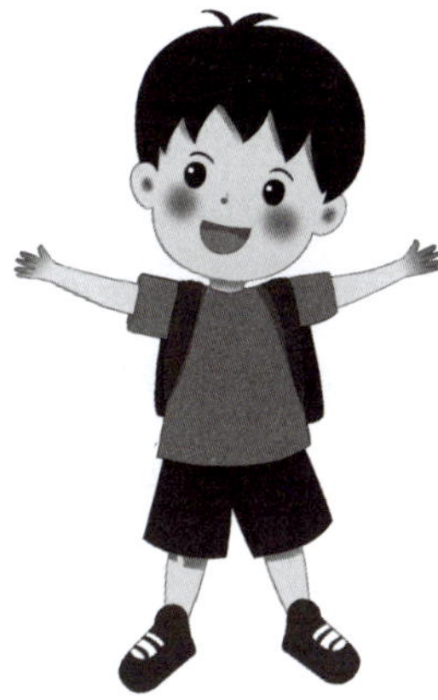

01 第一章 新生儿常见健康问题

第一节　新生宝宝那些事儿 …… 2

第二节　宝宝刚出生，我们应该怎么做 …… 4

第三节　说说新生儿听力筛查 …… 7

02 第二章 儿童常见营养健康问题

第一节　维生素 D 缺乏那些事 …… 13

第二节　说说锌缺乏 …… 16

第三节　儿童肥胖症值得我们关注 …… 19

第四节　有关性早熟的那些事 …… 22

第五节　该不该打生长激素让儿童长高 …… 27

第六节　如何正确添加辅食 …… 31

第七节　佝偻病知多少 …… 33

03 第三章 儿童常见过敏性疾病

第一节　变应性鼻炎 …… 37
第二节　正确认识婴儿湿疹 …… 41
第三节　荨麻疹 …… 44
第四节　接触性皮炎 …… 48
第五节　那些“星星点点”的丘疹性荨麻疹 …… 51
第六节　你知道食物过敏吗 …… 54
第七节　儿童频繁清嗓是为什么 …… 56

04 第四章 儿童常见感染性疾病

第一节　长长的蛔虫，肠道的感染 …… 59
第二节　让宝宝屁股瘙痒的“小米粒” …… 63
第三节　小娃娃的大问题——手足口病 …… 65
第四节　什么是水痘 …… 68
第五节　什么是幼儿急疹 …… 72
第六节　全身皮疹，要警惕猩红热 …… 75
第七节　宝宝身上长痱子了怎么办 …… 79
第八节　宝宝得了脓疱疮怎么办 …… 81
第九节　宝宝得了尿布皮炎怎么办 …… 84
第十节　得了流行性腮腺炎怎么办 …… 86
第十一节　宝宝得了疱疹性咽峡炎怎么办 …… 89

05 第五章 儿童呼吸系统常见疾病

第一节　我该拿鼻窦炎怎么办 …… 96
第二节　教你来认识急性支气管炎 …… 100
第三节　宝宝鼻子总出血怎么办 …… 103

第四节　急性上呼吸道感染知多少…… 106
第五节　关于扁桃体发炎的那些事儿…… 111
第六节　哮喘真的那么可怕吗…… 114
第七节　关于肺炎，你应该知道什么…… 120
第八节　聊聊雾化吸入这件事…… 125

06 第六章 儿童常见消化系统疾病

第一节　小孩子拉肚子有大文章…… 130
第二节　轮状病毒肠炎知多少…… 133
第三节　诺如病毒您了解吗…… 138
第四节　小儿腹痛要警惕肠套叠…… 142
第五节　儿童积食怎么办…… 146
第六节　儿童黑便要警惕消化性溃疡…… 150
第七节　儿童腹痛可能是心理“受压”…… 154
第八节　儿童患肠易激综合征怎么办…… 158
第九节　儿童脓血便要警惕细菌性痢疾…… 162
第十节　小儿便秘莫忽视…… 166
第十一节　关于肠系膜淋巴结炎，您知道多少…… 171
第十二节　婴儿腹绞痛怎么办…… 175
第十三节　儿童感染了幽门螺杆菌，要不要治疗…… 179
第十四节　儿童胃食管反流病知多少…… 182

07 第七章 儿童常见心理健康问题

第一节　正确认识儿童多动症…… 188
第二节　关注“星星宝贝”——儿童孤独症患者…… 192
第三节　学习障碍知多少…… 196
第四节　儿童抽动障碍是怎么回事…… 199
第五节　不要忽视儿童焦虑障碍…… 202

第六节　小儿咬手指可能是心理问题…… 206
第七节　千万别忽视青春期焦虑症…… 208
第八节　家有网瘾少年该怎么办…… 211
第九节　不要小看青少年酒精依赖…… 214
第十节　如何预防青少年抑郁症…… 219

08 第八章 中毒及意外伤害

第一节　日常生活中的“磕磕绊绊”…… 225
第二节　冬季来临，说说煤气中毒…… 228
第三节　蜂蛰伤了怎么办…… 231
第四节　当宝宝“呛了东西”该怎么办…… 234
第五节　儿童溺水如何急救…… 236
第六节　当孩子遇到烧烫伤该怎么办…… 240
第七节　儿童触电怎么办…… 243
第八节　儿童中暑知多少…… 246
第九节　小孩被猫狗伤了怎么办…… 250
第十节　大手拉小手，当心“骨头脱位”…… 253

09 第九章 儿童常见眼科疾病

第一节　儿童近视怎么办…… 258
第二节　儿童远视怎么办…… 262
第三节　儿童弱视是怎么回事…… 265
第四节　分不清“青”和“蓝”，是色盲吗…… 268
第五节　视疲劳、屈光不正、结膜炎的区分…… 272
第六节　宝宝得了过敏性结膜炎怎么办…… 275

10 第十章 儿童常见耳鼻喉及口腔疾病

第一节　宝宝得了急性中耳炎该怎么办…………280
第二节　宝宝打鼾怎么办…………283
第三节　儿童得了龋齿怎么办…………286
第四节　儿童窝沟封闭，做还是不做…………289
第五节　您知道小儿鹅口疮吗…………292
第六节　舌系带短，需要“剪”吗…………294

11 第十一章 儿童医学常识

第一节　你真的了解益生菌吗…………298
第二节　什么是“发物”…………302
第三节　如何规范管理儿童零食…………305
第四节　对于各种饮料，宝宝怎么喝…………309
第五节　放射性检查真的那么可怕吗…………312
第六节　疫苗接种知多少…………317
第七节　儿童外用消毒剂您了解吗…………323
第八节　如何提高宝宝的免疫力…………325
第九节　宝宝发热怎么办…………329
第十节　儿童髋关节发育不良，需要治疗吗…………334
第十一节　您的孩子有“高低肩”吗…………338
第十二节　孩子歪脖子，当心“斜颈”…………340
第十三节　查出先天性心脏病怎么办…………344
第十四节　小女孩也要警惕外阴阴道炎…………347
第十五节　儿童需要割包皮吗…………350
第十六节　儿童夏季护肤——防晒与防蚊…………354
第十七节　如何包裹刚出生的宝宝…………358
第十八节　“婴儿般”的睡眠是不是好睡眠…………361

第十九节　宝宝乘坐飞机的注意事项 364
第二十节　儿童早教的利与弊 367
第二十一节　谈谈尿床这件事 369

参考文献 374

第一章

新生儿常见健康问题

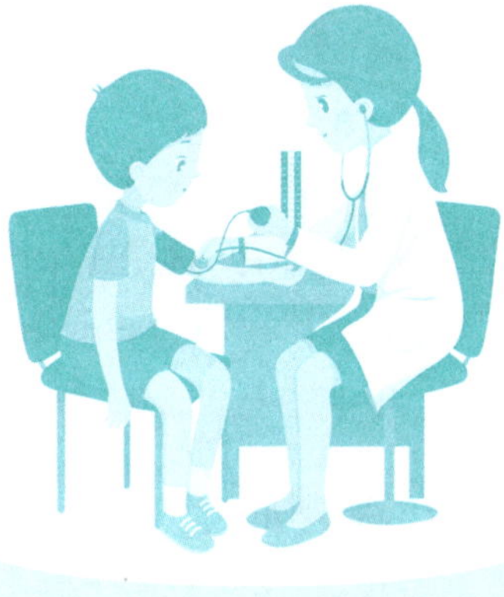

第一节 新生宝宝那些事儿

小案例

爸爸妈妈:我家宝宝刚出生没几天,在给宝宝洗澡时发现她乳腺有点儿大,请问这是怎么回事,我们该怎么办?

全科医生:很多爸爸妈妈可能都碰到过类似的问题,会感到比较困惑,下面我们就来介绍一下遇到新生儿此类常见问题,爸爸妈妈们应该怎么办。

小课堂

宝宝出生后有一些特殊的生理状态,这是正常现象,爸爸妈妈可以不必惊慌,只需正确认识和对待。下面就让我们一起来认识一下这几种特殊的正常现象。

一、什么是“马牙”和“螳螂嘴”

细心的爸爸妈妈可能会发现,在宝宝口腔上腭中线和齿龈部位,存在由上皮细胞堆积或者黏液腺分泌物积留所形成的黄白色小颗粒,俗称“马牙”,一般数周内可自然消退。宝宝的两侧颊部各有一隆起的脂肪垫,俗称“螳螂嘴”,有利于吸吮乳汁。“马牙”和“螳螂嘴”均属于宝宝的正常生理表现,不可擦拭或者挑破,以免发生感染。

二、我的宝宝为什么会乳腺肿大呢

有些爸爸妈妈可能会发现自己宝宝的乳腺肿大,担心这是否属于正常现象,并且想知道原因。宝宝乳腺肿大的主要原因是出生后母体提供的雌激素中断，体内为了调节这一变化，性激素的分泌往往可出现一过性增加。因此，宝宝在出生 4~7 天可能会出现乳腺增大，大小如蚕豆或核桃，一般 2~3 周自然消退。爸爸妈妈们需要注意，切勿挤压宝宝的乳腺，以免发生感染。

三、刚出生不久的宝宝怎么会来“月经”

初为父母的爸爸妈妈发现宝宝来了“月经”，并因此感到担忧，想知道是否存在什么问题。实际上，这种情况一般是假月经，部分女宝宝出生后 5~7 天，可能会从阴道流出少许的血性分泌物，俗称“假月经”。这主要是由于宝宝出生后母体雌激素供应中断所致，一般可持续 1 周左右。

四、什么是新生儿红斑及粟粒疹

细心的爸爸妈妈发现，宝宝的脸上和身上长出了一些红斑和小痘痘，担心会不会是宝宝过敏了呢？宝宝出生后 1~2 天，在头部、躯干及四肢的皮肤可见大小不等的多形红斑，俗称“新生儿红斑”，也可因皮脂腺堆积形成米粒大小的黄白色皮疹，称为“新生儿粟粒疹”，一般几天后可自然消失。

五、关于新生儿生理性黄疸的相关事宜

（一）什么是新生儿生理性黄疸

新生儿生理性黄疸是指单纯因胆红素代谢特点而引起的暂时性黄疸。黄疸一般多在出生后 2~3 天出现，第 4~6 天达到高峰，7~10 天开始消退，足月新生儿多在 2 周内消退。如果宝宝的脸上、全身皮肤不断变黄，且程度加深，则需要带宝宝到医院寻求专业医生的帮助。

（二）新生儿生理性黄疸产生的原因

主要与胆红素生成多、代谢能力低、肝肠循环增加有关。

（三）关于新生儿黄疸，爸爸妈妈需要注意哪些问题

首先，应关注黄疸发生、持续以及消退的时间，尤其是出生后 24 小时内出现的黄疸，出现于第 3~7 天之间的黄疸，出生 1 周之后出现的黄疸，出生后 1 个月持续不退的黄疸等都需要到医院就诊。

其次，要关注宝宝的一般反应、胃口等，如果宝宝的胃口不好，反应变差，需及时到医院就诊。

误区解读

误区一：宝宝有时吃奶不多，且经常哭闹，可能是由于嘴里长了“马牙”，听老人们说挑破就会好

“马牙”属于新生儿宝宝的一种正常生理表现，对宝宝不会有什么影响，切不可挑破，以免发生感染，严重者甚至可导致败血症。

误区二：黄疸在新生儿中十分常见，只要宝宝不哭不闹就没什么关系，用不着大惊小怪

新生儿时期需关注宝宝黄疸发生、消退时间，宝宝的一般反应、吃奶情况，以及黄疸的进展情况，一旦有异常情况需及时寻求专业医生的意见及建议，以免影响宝宝的健康。

小贴士

1. 新手爸妈在养育宝宝方面可能会碰到很多问题，建议新手爸妈多从正规渠道了解一些科学育儿知识。

2. 如果对宝宝的健康问题存有任何疑问，需尽早寻求专业医生的帮助。

第二节 宝宝刚出生，我们应该怎么做

小案例

爸爸妈妈：宝宝刚出生，我们要给宝宝穿多少衣服，每天喂多少奶，宝宝卧室温度多少合适？我们初为父母，没有经验，应该怎么办？

全科医生：很多爸爸妈妈可能都碰到过类似的问题，会感到比较困惑，下面我们就来介绍一下新生儿居家护理要点。

小课堂

新生儿期是婴儿期的特殊阶段，是从完全依赖母体宫内环境生活到宫外环境生活的过渡时期。初生宝宝需经历一段时间调整才能适应宫外环境，因此初为父母的爸爸妈妈如何科学喂养及居家护理帮助宝宝顺利适应宫外环境生活显得非常重要。下面我们就逐一介绍如何做好新生儿居家护理。

一、新生儿如何保暖

新生儿卧室的温度与湿度应根据气候温度变化调节，冬季有条件的家庭可以使室内温度保持在20~22℃，湿度一般在55%为宜；夏季应避免室内温度过高。如果宝宝出现不明原因的哭吵不安，需要考虑是否为室内温度过高、穿衣过多、空气流通不好所带来的不适。

二、新生儿如何喂养

新生儿娩出后应尽早吸吮母乳，宝妈应尽快掌握正确的哺乳方法；正常情况下第1、2天可每日9次，第3天起则宜按需哺乳。有学者认为，婴儿饥饿的信号是身体扭动和短暂睁眼，此时即宜哺乳。按需哺乳，两次间隔时间一般不超过两个半小时，一般每天不少于8次。如果母乳确实不足或者其他原因导致无法进行母乳喂养，可选用配方奶粉。可根据季节、天气和新生儿状况，逐渐增加户外活动时间，以获得天然维生素D；纯母乳喂养的新生儿，2周后应开始补充维生素D（400IU/日）。选择母乳喂养的宝妈可适当补充维生素K，同时多吃一些蔬菜水果，避免新生儿发生维生素K缺乏病。

三、新生儿如何进行皮肤护理

新生儿皮肤娇嫩，应每日洗澡保持皮肤清洁，需注意保持脐带残端清洁和干燥；应根据室温选择合适的衣服和尿布；新生儿的一些特殊现象，如“马牙”、乳房肿大、“假月经”、红斑、粟粒疹等，一般无须处理。

四、如何促进新生儿感知觉、运动发育

啼哭是新生儿最初的交流方式，父母应该多与宝宝说话，帮助宝宝发展信任感，并经常抚摸、摇、抱宝宝，以促进其视、听觉的发育。宝宝生后1周左右，如情况允许，可开始进行皮肤按摩，这不仅能给宝宝皮肤以愉快的刺激，还有

益于其循环、呼吸、消化和肢体肌肉的放松与活动,同时也是父母与宝宝之间交流的最佳方式之一。建议婴儿出生后回到家就开始尝试俯卧,尽量在出生后2周内开始第一次俯卧。

五、新生儿如何预防感染

卧室保持空气新鲜;成人接触新生儿之前要洗手,如果患有呼吸道疾病,在接触新生儿时务必戴口罩;新生儿的用具宜每日煮沸消毒。

误区解读

误区一:冬天天气冷,给宝宝多穿点儿衣服,免得冻感冒了

新生儿由于体温调节中枢发育尚不成熟,自我调节能力较弱,因此穿得过多容易使宝宝体温增高,影响正常生理活动。一般建议比大人多穿一件薄的衣服为宜。也可以观察宝宝,如果出现排除其他原因引起的哭吵不安,应考虑到穿衣不合适给宝宝带来了不适。

误区二:牛乳的很多营养成分含量都比母乳高,选择人工喂养比母乳喂养更好

虽然母乳的部分营养成分含量不及牛乳,但是母乳中的营养成分更适合宝宝消化和吸收,并且含有丰富的抗体、免疫活性细胞和其他免疫活性物质,可增强宝宝抗感染能力。母乳中营养素更为全面,有利于宝宝生长发育。此外,母乳喂养能密切促进妈妈和宝宝的感情,有助于宝宝身心健康和早期智力开发,对促进妈妈产后康复也有好处。

误区三:听朋友说,他家宝宝以前每次都能喂超过100ml母乳,我也给宝宝多喂点,以免吃不饱、影响长个子

宝宝的吃奶量因人而异,每个宝宝的胃肠道消化和吸收能力不一样,不能千篇一律。一般建议按需喂养,根据宝宝的需求合理喂养,另外可通过观察宝宝的尿量来判断宝宝是否吃饱,如果宝宝每天可以尿6~7次,说明是吃饱了的。

小贴士

1. 新生儿期的宝宝建议在医生指导下接种卡介苗和乙肝疫苗。
2. 宝宝长的“马牙”、粟粒疹等,切忌挑破、挤压,以免引起感染。
3. 宜按需喂养宝宝,不可生搬硬套别人的经验。

4. 宝宝穿衣以舒适为宜，过多过少都不利于宝宝的正常生理活动。

（高来龙）

第三节 说说新生儿听力筛查

小案例

叶先生：我家大宝有先天性听力下降，现在老二快要出生了，会不会也有听力障碍呢？

全科医生：我国听力障碍的发生率在1‰~3‰，新生儿听力障碍由多种原因导致，如为基因异常，则二宝也有发生听力障碍的可能，需要尽早检测、诊断及治疗。

小课堂

一、什么是新生儿听力筛查

新生儿听力筛查是国家规定的新生儿疾病筛查项目，一般在新生儿出生后3天左右进行初筛，未通过者于42天内进行复筛，仍未通过者转当地听力检测中心。有高危因素的新生儿，即使通过筛查仍应结合听性行为观察法，在3年内每6个月复查一次。

二、为什么要做新生儿听力筛查

听觉是婴幼儿语言发育的基础，进行新生儿听力筛查就是要早期发现有听力障碍的儿童，给予及时干预，减少对语言发育和其他神经精神发育的影响。

三、为什么是在出生后接受听力筛查

耳聋是常见的出生缺陷之一，如果不经过筛查，等到2~3岁时因言语功能发育迟缓才就诊，此时对听力下降进行干预，已经错失了儿童语言发育的关键期(0~3岁)，效果欠佳。出生后在医疗机构接受筛查，符合早发现、早干预、早治疗的要求。

四、新生儿听力筛查的原理

目前有两种听力筛查技术：耳声发射(otoacoustic emission，OAE)和脑干听觉诱发电位(brainstem auditory evoked potential，BAEP)。

耳蜗不仅能被动地感受声音的信号，而且还具有主动产生声音能量的功能。耳声发射是一种产生于耳蜗，经听骨链及鼓膜传导释放至外耳道的音频能量。耳声发射听力筛查仪可检测到耳蜗反应是否存在外界刺激声信号诱发，以及由何种声刺激诱发，记录分析耳声发射现象用来评估听力。采用手持式耳声发射听力筛查仪进行检查，无须儿童作出反应，即可检测耳蜗的外毛细胞功能是否正常，显示正常听力情况时应有的反应，有助于确定听觉损失位置。

脑干听觉诱发电位检测的是神经冲动从听神经远端经过脑干向听觉中枢的传导过程，脑干听觉诱发电位检测仪预过滤处理电生理信号中的噪声并放大记录部位的电生理反应，在镇静/非镇静的情况下，皆能明确地记录。尤其对于不能配合行为听觉评估的儿童，能作出客观听力评估和定位诊断。

五、新生儿听力筛查是如何进行的

①清洁耳道；②受检新生儿处于安静状态，必要时可使用镇静剂；③两耳分别塞入探头，如进行脑干听觉诱发电位测试，需要在头部贴几个电极片；④仪器自行显示结果，如未通过，须重复测试2~3次。

六、听力障碍高危因素有哪些

在新生儿重症监护室超过24小时；儿童期永久性听力障碍家族史；巨细胞病毒、风疹病毒、疱疹病毒、梅毒或弓形体等引起的宫内感染；颅面形态畸形，包括耳郭和耳道畸形等；出生体重低于1 500g；高胆红素血症达到换血要求；母亲孕期曾使用过耳毒性药物；细菌性脑膜炎；新生儿窒息；机械通气时间5天以上；临床上存在或怀疑有与听力障碍有关的综合征或遗传病。

七、新生儿听力筛查不通过怎么办

出生后的新生儿听力筛查未通过者，于 42 天内进行复筛。复筛阳性的患儿由听力检测机构进行耳鼻咽喉科检查及声导抗、耳声发射、脑干听觉诱发电位检测，行为测听及其他相关检查，如耳聋基因检测，并进行医学和影像学评估。若患儿最终确诊为先天性耳聋，则应在出生后 6 个月内采取干预措施，并进行康复治疗，预防听力残疾和语言发育障碍。

知识拓展

一、为什么会出现新生儿听力障碍

母亲孕期病毒感染、使用抗生素等药物，新生儿基因缺陷，新生儿窒息或缺氧，出生时产伤，早产，中耳炎及颅内感染，较长时间暴露在噪声中，与听力障碍有关。

二、新生儿听力障碍如何治疗

1. 针对病因对可纠正性听力障碍患儿进行相应的药物、手术治疗。

2. 听力补偿或重建

（1）助听器选配：对永久性感音神经性聋患儿，应首选配戴助听器，一般可在 6 月龄开始验配并定期进行调试及评估，以达到助听器效果优化。

（2）人工耳蜗植入：对双侧重度或极重度感音神经性聋患儿，应用助听器效果甚微或无明显效果，要进行人工耳蜗术前评估，考虑进行人工耳蜗植入。

3. 听觉-言语训练。

4. 社区-家庭康复指导。

三、有儿童后天听力障碍吗

人体中存在一个连通咽部与中耳的通道，叫咽鼓管。儿童的咽鼓管短、平，当鼻咽部炎性分泌物较多时，存在将鼻咽部的感染传到中耳的可能，擤鼻涕动作可以诱发中耳炎，继而导致听力下降、耳痛、耳鸣等不适。

某些药物具有儿童耳毒性，常见的如左氧氟沙星等氨基糖苷类抗生素、阿司匹林。涉及儿童用药的，建议使用前咨询家庭医生。

长期暴露于噪声环境、佩戴耳机且音量过大，也可导致听力障碍。

四、耳屎太多对听力有影响吗

“耳屎”的医学名称叫耵聍，新生儿外耳道可能存在胎脂附着，加之耵聍形成过多可能导致耵聍栓塞，可引起听力下降。家长仅可自行简单清理可视范围内的耵聍，其他情况应交给专业的医务人员来处理。

误区解读

误区一：新生儿什么都不懂，听力筛查不能说明问题

错误。足月新生儿在出生时外周听觉系统发育已基本完善，耳声发射筛查仪在检测过程中并不需要婴儿给予行为配合。耳声发射筛查仪探头记录的信号会通过分析算法进行处理，根据反应信号的正常程度来判断婴幼儿听力是否正常。

误区二：孩子对声音有反应，就说明无听力障碍

轻中度听力障碍很难通过行为观察判断，而听力筛查及后续专业的听力检查可以发现这类问题。

误区三：听力障碍只要配戴助听器就可以了

经过康复治疗后仍存在中度听力障碍的患儿可配戴助听器，重度或极重度感音神经性聋患儿则需行人工耳蜗植入术。

误区四：新生儿听力筛查通过后，就不用再做听力检测了

通过瞬态诱发耳声发射（TEOAE）初筛、复筛及听性脑干反应（ABR）标准诊断的新生儿视为正常个体，但在婴幼儿生长发育过程中也可能存在迟发性听力损害和听神经病。按照国家基本公共卫生服务规范关于儿童保健的规定，还将在6、12、24、36月龄时使用行为测听法分别进行1次听力检查。检查时，避开小儿的视线，分别从不同的方向给予不同强度的声音，观察孩子的反应，根据所给声音的大小，大致地估测听力正常与否。如果家长发现孩子在语言和沟通方面有问题，请及时向家庭医生咨询，并进一步行听力评估和干预。

小贴士

新生儿听力筛查是无创检查，由国家免费提供。在正规的医疗机构出生的婴儿，出生后3天内接受筛查。新生儿听力筛查必须在正规医院或市级以上听力中心符合国家标准的测听室中、由专业的听力医生或技师进行。该筛查有一定的假阳性率,筛查不通过需要排除影响因素后复测。确定为听力障碍后,需要早干预、早治疗。相关就诊科室为耳鼻咽喉科。

从 2000 年起,每年的 3 月 3 日被确定为“全国爱耳日”(Ear Care Day)。

（蔡东平）

第二章

儿童常见营养健康问题

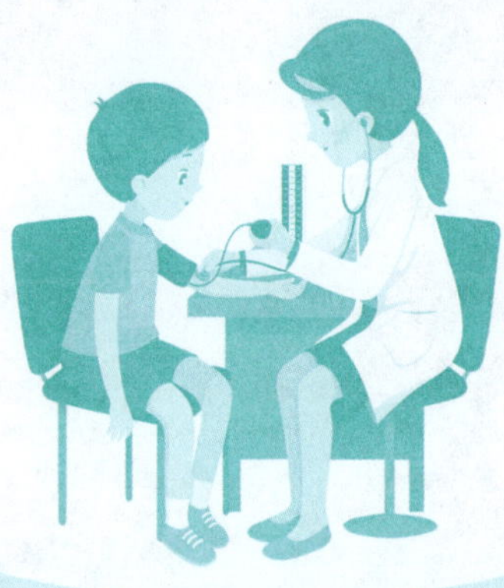

第一节 维生素D缺乏那些事

小案例

红红妈：医生，我家女儿近几个月来经常哭闹、夜间尤为明显，难以安抚，且多汗、经常摩擦头枕部。这是怎么回事？

（医生给红红进行检查，发现红红有枕秃，肋缘外翻，轻度“O”形腿。血化验血清钙、磷正常，血碱性磷酸酶升高。腕部正位片示骨骺端钙化带模糊不清，呈杯口状改变。仔细询问病史发现，红红一直未服用维生素D，也不经常晒太阳。）

全科医生：根据你家孩子的症状、体格检查和各种辅助检查结果，诊断为营养性维生素D缺乏性佝偻病。该病跟红红不经常晒太阳，也未及时补充维生素D有关。下面就跟大家讲讲维生素D缺乏会有什么危害，以及如何预防维生素D缺乏。

小课堂

一、什么是维生素D

维生素D属于脂溶性维生素，目前已知至少有10种不同形式，但最重要的是维生素D_2和维生素D_3，两者生物学功能相同。经光照皮肤合成是人类维生素D的主要来源。如果接受足够的日光照射，皮肤合成的维生素D可以满足人体需要。维生素D的生理功能主要是维持人体内钙磷代谢平衡。

二、维生素D缺乏会有哪些表现

维生素D缺乏是引起儿童佝偻病最主要的原因，早期多见于6个月以内婴儿，主要表现为易激惹、烦躁、汗多刺激头皮而摇头、经常摩擦枕部，形成枕秃。继续发展可以出现骨骼的变化，如颅骨软化、前囟闭合延迟、出牙迟、肋骨串珠、鸡胸、“O”形或“X”形腿等。严重的佝偻病会残留不同程度的骨骼畸形。

三、维生素D缺乏的病因有哪些

（一）围生期维生素D不足

母亲妊娠期，特别是后期维生素D不足可使婴儿体内维生素D储存不足。

（二）日照不足

因紫外线不能通过玻璃墙，婴幼儿被长期过多地留在室内活动，使内源性维生素D生成不足。

（三）生长速度快，需要量增加

由于早产及双胎婴儿出生后生长发育快，维生素D需要量增多，而体内储存的维生素D不足。

（四）食物中补充维生素D不足

天然食物中含维生素D较少，即使婴儿采用纯母乳喂养，若户外活动少，亦容易导致维生素D缺乏。

（五）疾病影响

疾病影响维生素D吸收或致维生素D羟化障碍。

知识拓展

一、营养性维生素D缺乏性佝偻病如何诊断

正确的诊断必须依靠维生素D缺乏的病因、临床表现、血生化及骨骼X线检查结果。应注意早期的神经兴奋性增高相关症状，如出汗、烦躁等。血清25-(OH)D_3水平为最可靠的诊断标准。血生化和骨骼X线检查为诊断的可靠指标。

二、营养性维生素 D 缺乏性佝偻病如何治疗

佝偻病的治疗目的在于控制活动期，防止畸形发生。因此要早发现、早诊断、早治疗。加强护理，合理饮食，坚持经常晒太阳(6 个月以下避免直晒)。治疗方法应以口服为主，一般剂量为每日 50~100μg(2 000~4 000IU)，连服 1 个月后，改为 400~800IU/日。口服困难或腹泻等影响吸收时，可予以维生素 D 15 万~30 万 IU/次肌内注射，1 个月后再以 400~800IU/日维持。用药期间应定期随访和监测钙、磷、碱性磷酸酶水平等指标。对于佝偻病患儿，在补充维生素 D 的同时，给予适量的钙剂，以帮助改善症状、促进骨骼发育。同时，予以锌、铁微量营养素的补充，有利于骨骼成长。严重的骨骼畸形，应采用外科手术矫正。

误区解读

误区：母乳喂养的婴幼儿无须补充维生素 D

错。人乳中维生素 D 的含量较低，不能有效满足患儿生长发育的需求；人工喂养使用强化维生素 D 的婴幼儿奶粉，其维生素 D 的含量高于母乳，约为 300IU/L，因此“母乳喂养的婴幼儿无须补充维生素 D”的说法是错误的。正确做法是出生后 2 周即可开始补充维生素 D。

小贴士

维生素 D 缺乏的预防应从围生期开始，以婴幼儿为重点对象并持续到青春期。孕妇应经常到户外活动，多晒太阳。饮食应含有丰富的维生素 D、钙、磷、蛋白质等营养物质。可于妊娠后 3 个月补充维生素 D 800~1 000IU/日，同时服用钙剂。

健康的儿童应多进行户外运动，时间应在 1~2 小时/日。多晒太阳是预防维生素 D 缺乏的简便有效措施。户外晒太阳应注意循序渐进，逐步增加接受阳光的皮肤面积，如面部、手臂、腿、臀部等，并逐步延长晒太阳的时间。但应避免太阳直晒，特别是 6 个月以内的婴儿。

母乳喂养或部分母乳喂养婴儿，从出生 2 周即可开始补充维生素 D(400IU/日)，除非断奶并且配方奶或者强化牛奶的摄入量≥1L/日；人工喂养婴儿，当配方奶摄入量<1L/日，应注意通过其他途径保证 400IU/日维生素 D 的摄入量，比如维生素 D 制剂的补充；大年龄及青春期儿童，应维生素 D 强化饮

食(维生素D强化牛奶、谷物等)和维生素D制剂补充相结合,400IU/日维生素D制剂补充仍可推荐。夏季阳光充足,可暂停或减量服用维生素D。一般可不加服钙剂,但乳及乳制品摄入不足和营养欠佳时可适当补充微量营养素和钙剂。

(庄文杰)

第二节 说说锌缺乏

小案例

侃侃妈:医生,这段时间我家儿子胃口变差了,对平时爱玩的游戏也提不起精神。学校老师说,孩子近来上课的时候变得十分好动,精力不集中,学习成绩也有下降。所以带孩子过来看看是什么情况。

(医生给侃侃仔细地做了检查,询问饮食情况,发现侃侃比较偏食。)

全科医生:侃侃妈,根据病史和检查结果,你家孩子出现行为反常现象可能与体内缺锌有关。孩子缺锌会影响生长发育。所以均衡饮食结构,改变不良的饮食习惯,对孩子的成长十分重要。

下面我们来了解下有关锌缺乏的知识,以及如何预防锌缺乏。

小课堂

一、什么是锌

锌是人体必需的微量元素之一,在体内的含量仅次于铁。锌与胎儿发育、儿童智力发展、生长发育、新陈代谢、组织修复均密切相关。

二、什么是锌缺乏

锌缺乏是由于锌摄入不足或代谢障碍导致体内锌含量不足，引起以食欲减退、生长发育迟缓、皮炎和异食癖为临床表现的营养素缺乏性疾病。

三、孩子体内缺锌会有什么表现

体内缺锌会使孩子味觉敏感度下降，发生食欲减退、厌食和异食癖；可导致生长迟缓、体格矮小、性发育延迟和智能发育迟缓；可使免疫功能降低从而容易发生感染；还可引起脱发、皮肤粗糙、皮炎、地图舌、反复口腔溃疡、伤口愈合延迟、夜盲和贫血等症状。

四、怎么知道孩子缺不缺锌

主要依靠有无锌缺乏的高危因素，以及是否有缺锌表现来判断。同时，可参考血清锌水平。血清锌是比较可靠，也是被广泛采用的实验室指标，但缺乏敏感性。轻中度锌缺乏时，血清锌仍可保持在正常水平。锌缺乏的最终确诊依赖于补充治疗，即在补充锌后孩子的体格发育、食欲以及免疫功能等得到明显改善。

知识拓展

一、小儿锌缺乏的病因是什么

（一）摄入不足

动物性食物不仅锌含量丰富，而且易于吸收。坚果类食物（核桃、板栗、花生等）锌含量也不低，而其他植物性食物锌含量则较少，故素食者容易缺锌。全胃肠外营养，如未加锌也可致锌缺乏。

（二）需要量增加

在快速生长发育阶段的婴儿，或组织修复过程中，或营养不良恢复期等状态下，人体对锌的需要量增加，如未及时补充，容易发生锌缺乏。

（三）吸收障碍

锌的吸收受多种因素的影响，各种原因导致的腹泻可妨碍锌的吸收，如食物中的植酸、膳食纤维、二价金属元素（如钙和铁）摄入过量均会抑制锌的吸收。牛乳中的含锌量与母乳相似，但吸收利用率不及母乳高。

（四）丢失过多

许多疾病，如反复失血、溶血、外伤、烧伤、慢性肾脏疾病等均可因锌丢失过多而导致锌缺乏。

二、锌缺乏患儿如何进行补锌

除了积极治疗原发疾病外，还应鼓励患儿多食富含锌的动物性食物，如肝、鱼、瘦肉、禽蛋、牡蛎等。同时补充锌剂，常用的锌剂有葡萄糖酸锌，每日剂量为元素锌 0.5~1.0mg/kg，相当于葡萄糖酸锌 3.5~7.0mg/kg，疗程一般为 2~3 个月。

误区解读

误区一：锌剂可随便补充

人体对锌有一定的需求量，如果吸收太多，远远超过身体的需要，就会产生锌中毒。父母如果要给孩子服用锌剂，最好能先请教一下儿科医生，确认是否需要补充且保证服用量处在安全范围内。

误区二：小孩不爱吃饭就是缺锌

孩子是否缺锌，不能仅靠广告上说的“不爱吃饭”来判断。儿童厌食和多种因素有关，短时间厌食可能与咽喉和口腔因素有关。较长时间厌食可能是吞咽咀嚼功能没有培养好，另外还与就餐环境、精神因素有关。因此，爸爸妈妈怀疑孩子可能缺锌，应带孩子到正规医院进行血清锌水平测定，而不应盲目猜测。

小贴士

人初乳的含锌量和吸收利用率均较高，故母乳喂养对预防缺锌有利。随着儿童年龄的增长，要按时添加辅食，蛋黄、瘦肉、鱼、动物内脏、豆类及坚果类含锌较丰富。对于无法进行母乳喂养的婴儿，最好选择一些锌强化的婴儿配方奶或奶粉。要提倡平衡膳食，戒除挑食、偏食、吃零食的习惯。

（庄文杰）

第三节 儿童肥胖症值得我们关注

小案例

蒋语(化名)同学，是一名 12 岁的小男孩，从小成绩优秀，开朗爱笑，备受家人、老师和同学的赞誉。小学时期，他圆嘟嘟的脸常能让众人夸赞可爱，然而升入初中之后，身高 150cm，体重却有 68kg，更加圆滚滚的肚子让这个备受宠爱的小孩儿初次尝到了被人嘲笑的滋味。家人开始注意到，孩子的成绩退步了，放学回来也慢慢不爱讲话了……后来妈妈带他到医院就诊，被诊断为儿童肥胖症。

小课堂

一、什么是儿童肥胖症

儿童肥胖症是由于人体能量摄入过多，或者消耗太少，导致脂肪在体内堆积，表现为体重超过标准的一种营养障碍性疾病。体重超过同性别、同身高健康小儿体重均值的 20% 即称为肥胖。

二、儿童肥胖症如何分类

儿童肥胖症分为单纯性肥胖和继发性肥胖。单纯性肥胖占比为 95%~97%，是排除先天性遗传病和代谢性疾病及神经和内分泌疾病等，由某种饮食行为因素所造成的肥胖。继发性肥胖约占 3%~5%，是由内分泌紊乱或代谢障碍而导致的肥胖。

三、哪些儿童容易得儿童肥胖症

一般来说，常食用快餐和大量甜饮料（如果汁）、不吃早饭、挑选高能量密度食物（如高脂肪小吃），不吃或少吃水果蔬菜、吃饭不规律、常吃零食的儿童，与不爱运动或者运动太少的儿童，易得儿童肥胖症。此外，遗传和环境因素也会对肥胖造成影响，父母的饮食方式及习惯对儿童产生强烈的影响，如喜欢吃甜食、进餐速度快等。

四、如何判断儿童是否肥胖

如果儿童实际体重超过了参照人群标准身高体重的 10%，可以看作超重，一旦超过了 20%，就属于肥胖。

儿童肥胖程度可分为三级。

(1) 轻度肥胖：体重超过参照人群标准身高体重的 20%~30%。

(2) 中度肥胖：体重超过参照人群标准身高体重的 30%~50%。

(3) 重度肥胖：体重超过参照人群标准身高体重的 50%。

五、儿童肥胖症有哪些危害

儿童肥胖症对健康造成了极大的危害，包括身体健康及心理健康两个方面。一方面，儿童肥胖症可导致循环、呼吸、消化、内分泌、免疫等多系统的损害。肥胖儿童在成年后发生糖尿病、高血压、高血脂、痛风等疾病的风险明显比正常儿童高；另一方面，肥胖可降低儿童的活动、学习、交际能力，久而久之易导致儿童出现抑郁、自卑情绪，影响儿童心理健康和生长发育。

六、出现了儿童肥胖症该怎么办

(一) 饮食调整

首先，必须保证儿童获得基本营养及生长发育所需的养分，注意控制脂肪的过多摄入，蛋白质摄入量每天不低于 1~2g/kg，主食仍以碳水化合物为主，但应限制甜食、零食的摄入。进餐时，应在满足儿童基本营养及生长发育需要的前提下，适当限制食量。另外，应选择体积大、热量少的食物，如蔬菜。最后，要牢记进食速度需控制，养成细嚼慢咽的好习惯。

(二) 运动治疗

运动以中等强度为宜，建议每天的运动时间为 45 分钟，每周运动 5 天，要根据实际情况循序渐进，运动方式应结合小孩子自身的兴趣爱好，推荐选择那些容易坚持的运动，如跑步、跳绳、爬楼梯、游泳、球类等。

（三）定期监测

要按时监测体重，推荐每个月测量体重 1 次，每 3 个月测量身高 1 次，同时询问儿童的饮食习惯、喜好食品、生活习惯、运动情况等，并对其进行评价和提出相应建议。

知识拓展

一、如何判断婴幼儿是否处于理想体重

1~6 个月：标准体重（kg）=出生体重（kg）+月龄×0.6；

7~12 个月：标准体重（kg）=出生体重（kg）+月龄×0.5；

1 岁以上：标准体重（kg）=8+年龄×2。

二、继发性肥胖常见病因有哪些

继发性肥胖的病因有胰岛素瘤、甲状腺功能减退、肾上腺皮质增生症、颅咽管瘤、肥胖性生殖无能综合征等。此外，还有药物原因引起的肥胖，如因各种疾病服用了大量肾上腺皮质激素类药物，会导致儿童发胖，一般在停药后会恢复正常体重。

误区解读

误区一：吃得多才健康

父母总是会说孩子们要吃得多才能长得高、长得快。其实对于孩子而言，营养足够即可，吃得多不一定好。很多父母怕孩子吃不饱、营养不足，会给孩子过度喂食，让小孩子没有节制地吃，这样一来就把孩子的胃口撑大了，使得孩子们越吃越多，也越来越接近肥胖。

误区二：不哭闹，给糖吃

很多家长为了减少孩子的哭闹，会给孩子零食吃，这样只会让孩子下次为了得到零食而大哭大闹，长此以往，只能使孩子越来越胖，同时并没有减少孩子的哭闹。因此，家长们在面对孩子的哭闹时，首先要了解原因，再具体采取适当的措施，要明白盲目地给糖果，是不能解决问题的。

小贴士

预防儿童肥胖症，首先，家长需要知道自己的不健康饮食和生活行为会对儿童产生不可估量的影响。因此，家长需首先端正自己的饮食和行为态度，做好儿童的榜样。其次，需要培养孩子养成良好饮食习惯，鼓励按时吃正餐，平衡膳食，均衡营养，改掉爱吃零嘴或不吃早餐的坏习惯。最后，从小培养儿童劳动习惯，鼓励做家务活，限制看电视的时间，培养多种娱乐活动的兴趣，让孩子多运动。

（庄文杰）

第四节 有关性早熟的那些事

小案例

有个7岁的小女孩，从小长得又瘦又小，为了让她长高长胖，父母每天给她食用营养品来补充营养，通过半年的努力，人逐渐圆润起来，身高也一下子蹿了不少。但父母还没来得及高兴，就发现女儿胸部开始隆起，1年后月经也随即来潮。到医院就诊之后才了解到，错误地补充营养，导致女儿的发育提前了，出现了性早熟！

这个女孩7岁时胸部隆起，后又月经来潮，为何说这是性早熟？原因是她的青春期被提前了。

小课堂

一、什么是性早熟

性早熟是指青春期提早出现，即女孩在 8 岁以前，男孩在 9 岁以前出现第二性征发育（女孩乳房增大或出现阴毛、腋毛，男孩睾丸或阴茎增大，或出现阴毛、腋毛等）。

按病因分类，性早熟分真性性早熟（中枢性性早熟）、假性性早熟（外周性性早熟）和不完全性（部分性）性早熟（单纯性乳房早现、单纯性阴毛早现、单纯性早初潮等）。中枢性性早熟，除有第二性征的发育外，还有卵巢或睾丸的发育；外周性性早熟有第二性征发育和性激素水平升高，但无性腺的发育。

对中枢性性早熟和很多外周性性早熟的孩子来讲，由于骨龄提前，生长潜力丢失，成年后的身材反而较矮小。部分患者可出现心理社会问题。

尤其需要提醒大家的是，一部分中枢性性早熟和很多外周性性早熟的孩子是有病因的，这些原发疾病将会影响孩子的健康和生命。

二、医生接诊性早熟的孩子，如何进行诊断和治疗

儿科医生一般会分 4 步来进行诊断和治疗：①明确是否为性早熟；②进行分类（中枢性、外周性，还是部分性）；③查找病因，对中枢性性早熟和外周性性早熟患儿，要进一步查找病因；④判断是否需要用药，并个体化制订治疗方案。

如果只是一个部分性性早熟孩子，那就没有必要用促性腺激素释放激素类似物（GnRHa）之类的药物，但需要定期随访，防止其转变为中枢性性早熟。

如果孩子确定是外周性性早熟，那一定要查找病因，首先针对病因治疗。

如果孩子已经是中枢性性早熟了，且已排除颅内占位等病变，出现骨龄提前、生长潜力丢失的情况，预测成年身高受损及月经会早初潮，那就需要用 GnRHa 来抑制过快的发育。但是，用药了并不意味着就万事大吉了，需要定期来院复查，酌情调整治疗方案；尽量避免药物的不良反应，确保性腺轴的抑制和骨龄的抑制，确保药物的安全性和有效性。

知识拓展

一、正常的青春期发育是如何启动的

青春期是指从第二性征开始出现到完全成熟这一时段。青春期开始的年龄取决于下丘脑-垂体-性腺轴功能启动的时间，通常女孩在10~12岁时开始，男孩则在12~14岁时开始。青春期性发育遵循一定的规律，女孩青春期发育顺序为：乳房发育，阴毛生长，外生殖器的改变，月经来潮，腋毛生长。整个过程约需1.5~6年，平均4年。在乳房开始发育1年后，出现生长加速。男孩性发育则表现为睾丸容积增大，继之阴茎增长增粗，阴毛、腋毛生长，出现声音低沉、胡须生长等成年男性体态特征，整个过程需5年以上。在第二性征出现时，身高和体重增长加速。

二、如何判断孩子身高是否属于正常范围

孩子的身高在每个阶段均有一个标准参考值。所谓正常身高的儿童是指孩子的身高（按百分位算）处于同年龄、同性别孩子身高的第25百分位至第75百分位之间（P_{25}~P_{75}）。P_{50}为中位数，即平均身高；P_5、P_{10}为偏矮。真正的矮小应该在P_3以下，P_{97}以上为超高。

三、影响孩子身高的因素有哪些

影响孩子身高的因素有遗传、营养、激素、疾病、母亲情况和生活环境等。

遗传因素将影响身高的70%~80%；而激素、环境、营养、疾病等多种因素均能影响生长基因的表达。

生长潜能就是指先天因素（即遗传因素）赋予孩子们固有的长个子的能力，也可以理解为，各种环境因素都保证的条件下，充分发挥遗传因素所能达到的理想身高。

如果孩子在长个子期间由于营养不良或生活习惯不健康，如不爱运动锻炼，或者由于各种慢性疾病如肾病、肝炎等，影响到生长潜能的发挥，最终就会导致成年终身高不太理想。

可能很多家长对于这些遗传因素以外的因素（主要是环境因素）不太重视，觉得它们对成年最终身高只有20%~30%的“贡献率”，就没当回事。但是，如以一位遗传靶身高为160cm的女孩子来说，20%也就意味着32cm，30%则意味着48cm，这16cm的差距是一个很惊人的高度呢！实际上，因为环境因素

还会影响遗传潜能的发挥，有可能会产生更大影响。遗传靶身高的计算：男孩为（父亲身高+母亲身高）/2+6.5cm（正常波动范围为±5cm）；女孩为（父亲身高+母亲身高）/2-6.5cm（正常波动范围为±5cm）。

误区解读

误区一：性早熟的儿童只是“早长”，根本不需要进行治疗

这种想法是大错特错的。通常，部分性性早熟只是其他疾病的一个表现，很多疾病会导致性早熟的发生，如中枢神经系统病变、肾上腺系统疾病以及生殖系统疾病等，这些疾病均需要进一步治疗。

误区二：所有的儿童性早熟都是需要治疗的

其实并不是这样的。性早熟的治疗目标是抑制过早或者是过快的性发育，以防止和缓解因孩子生长过快导致的骨骺线提前闭合，进而影响最终的身高，或是避免出现社会和心理问题。但并非所有的性早熟都需要治疗。部分患儿是假性性早熟，虽然生长快速，但最终不会影响预期身高。具体是否需要治疗，应由专业儿科内分泌专家评估确定，家长不要盲目地自行干预。

误区三：治疗性早熟后会引起患儿成年后发生不孕不育

很多家长会有一种想法，就是性早熟的治疗是抑制了孩子的性器官发育，担心孩子将来的生育能力会因被抑制而导致不孕不育，其实这种担心是没有必要的。治疗性早熟的药物在临床上已经应用超过 30 年，其安全性已经被广泛认可，经过 1~2 年的药物治疗后，性早熟会被治愈，随后性器官的发育会恢复到正常水平，不会出现家长所担心的问题。

小贴士

促进儿童生长的几大“法宝”

（一）营养是长高的第一要素

刚出生的婴儿，应尽量母乳喂养。研究发现，1 岁时孩子的身材高矮与成年身高有很大的相关性。在之后不同的生长期，都应营养合理、充足。幼儿园和学龄期儿童，应重视平衡膳食，要荤素搭配，包括动植物蛋白质搭配、动植物脂肪搭配、精粮与粗粮搭配，使其能摄取足够的优质蛋白质和必需的脂肪酸、矿物质和维生素。此外，还要注意摄取特殊的营养素，即高密度不饱和脂肪

酸——DHA(二十二碳六烯酸),它是生长发育的必需物质,这种物质主要来自鱼类食物。

(二) 运动是促进孩子长高的第二个因素

人体长高是由于长骨干骺端的骺软骨不断生长,而骺软骨的生长,需要良好的血液供应。经常参加体育活动,能够促进血液循环,加速新陈代谢,使骨骼组织供血增加。营养增强再加上运动时机械性的摩擦、刺激,骺软骨细胞不断增殖,使骨骼生长发育旺盛。

多做室外纵向运动和肢体伸展运动,如跳绳、摸高、吊环、引体向上、游泳、打羽毛球、打篮球等。室外活动,让孩子能得到较长时间的阳光照射,有助于机体维生素 D 的生成,促进钙的吸收,进而促进身高增长。因此,春天,我们应该让孩子投入大自然的怀抱,尽情享受运动的快乐,同时也接受运动带来的生长激素分泌高峰。

(三) 睡眠是孩子长高的又一重要因素

俗话说,"人在睡中长",是有其道理的。一方面,睡觉可使大脑神经、肌肉等得以松弛,解除肌体疲劳;另一方面,孩子深睡眠后,体内生长激素分泌旺盛,充足的睡眠有利于孩子长高。

(四) 及时治疗疾病也是保证孩子正常生长发育的重要因素

影响孩子长高的疾病有数百种,有些可以治疗,如生长激素缺乏症、甲状腺激素缺乏症等,可以通过激素替代补充治疗改善身高;哮喘、先天性心脏病等原发病得到控制后可能会出现追赶性生长;有些遗传性疾病,目前尚无好的治疗方法。矮小孩子需要找有经验的专科医生进行检查,查找病因,对因对症治疗。

(五) 精神愉快有利于促进儿童生长,精神压抑可抑制生长激素分泌

因此,家长应努力为孩子营造一个平和的环境,让孩子愉快地成长。

(庄文杰)

第五节 该不该打生长激素让儿童长高

小案例

周女士:我女儿好像长得不高,听人说打生长激素能让儿童长高,我需不需要给我女儿打?

全科医生:儿童发育至成人,最终身高受遗传的调控和环境的影响。只有确诊为生长激素缺乏症的儿童,才考虑使用生长激素治疗。对于正常生长发育的孩子,过度使用生长激素反而可能会导致副作用,如骨骼和关节疾病、心血管系统损伤等。如果发现孩子身体发育异常,需要及时就医明确原因,避免简单决定使用生长激素干预。

小课堂

一、什么是儿童身高的正常范围

儿童出生时身高平均约为50cm,3月龄时约61~63cm,1岁时约75cm,2岁时约86cm。女童略低于男童。2岁后至青春前期,儿童每年的身高增长速度较稳定,约5~7cm。该阶段身高可通过公式预测:身高(cm)=年龄(岁)×7+75cm。青春期女孩每年增高8~9cm,男孩每年增高9~10cm。

二、什么是生长激素

生长激素是由垂体腺分泌的多肽类激素,能促进骨骼、肌肉和脂肪等组织的生长和发育,同时还有调节代谢作用。在人体生长发育中,生长激素起到了至关重要的作用,其分泌受到多种因素的调节,包括睡眠、锻炼、饮食等,在夜间深度睡眠时分泌量会增加。

三、截骨增高是怎么回事

截骨增高是一种外科手术，在长骨的末端截断骨骼，然后再通过雕刻、固定和扭转等操作，刺激骨骼的生长和修复，从而实现增加身高的目的。截骨增高并不适用于大多数人群，只有在存在特定的疾病或先天发育异常的情况下才会考虑使用。

四、影响儿童身高的因素有哪些

儿童身高受多种因素影响，包括：遗传、营养状况、运动和锻炼、生活作息、疾病（如甲状腺功能减退、生长激素缺乏、颅脑损伤等）。

五、什么是骨龄

胎儿 2~3 个月时，在软骨雏形中段形成初级骨化中心，初级骨化中心两端的软骨组织不断生长、骨化，在干骺端遗留的软骨层，称为干骺端生长板，是出生后长骨增长的重要部位。在生长板中央的软骨组织不断增殖分化、骨化，次级骨化中心形成。到 17~20 岁时，生长板软骨组织消失，完全骨化，干骺端骨性融合，长骨的生长停止。

长骨干骺端次级骨化中心随年龄增长，按一定顺序和解剖部位有规律地出现。因此，次级骨化中心的出现能够反映长骨生长发育成熟程度，有助于判断骨发育的年龄。从人群中调查得到每个次级骨化中心出现的时间、大小、形态、密度等绘制成标准图谱，并将某儿童次级骨化中心与各年龄标准图谱比较，若其骨骼成熟度能对标到某一年龄的标准图谱时，该年龄即为其骨龄。骨龄的测量主要采用左手腕 X 线摄片。

六、骨龄和年龄的关系

骨龄是指通过对患者骨骼的成熟度进行评估，来判定他们身体发育成熟度和生长发育水平的一种方法。多数情况下，骨龄与实际年龄基本一致，但也有可能存在差异。中枢性性早熟和先天性肾上腺皮质增生症的儿童骨龄提前，而生长激素缺乏症、先天性甲状腺功能减退症的儿童因为骨骼发育障碍，骨龄明显落后于实际年龄。如果某个孩子的骨龄比实际年龄大，则表明其生长速度已经超过了年龄相应的平均水平，反之亦然。

通过骨龄可以对儿童的身体发育情况有更全面和准确的了解，从而更好地指导他们的生长发育和健康管理。

七、生长激素缺乏的原因

生长激素缺乏分为原发性和继发性。

原发性生长激素缺乏最为常见，与有关致病基因遗传、垂体发育不良等有关，出生时有难产窒息史或胎位不正。

继发性生长激素缺乏见于下丘脑、垂体或其他颅内肿瘤，下丘脑、垂体放射性损伤，出生时产伤，颅内感染等。可发生于任何年龄，并伴有原发疾病的相应症状。

八、生长激素可以测量吗

血清生长激素呈脉冲式分泌，半衰期短，随机采血检测无诊断价值。临床上采用至少 2 种作用途径不同的药物进行生长激素激发试验，来判断是否存在生长激素缺乏。

知识拓展

日常生活中可导致性早熟的情况

随着社会的快速发展，塑化剂被广泛应用于食品包装、化妆品、玩具等日常生活用品，儿童接触塑化剂超标的商品后可引起内分泌紊乱等。加之高热量食物导致肥胖，丰富的夜生活导致作息不规律、睡眠不足，电视或网络视频中少儿不宜画面刺激等环境原因，儿童性早熟的发生率增加。过早发育引起患儿生长加速，骨成熟加速，骨龄提前，骨骺提前闭合，孩子将无法再长高。家长应动态关注孩子的生长发育情况，及早识别性早熟，针对病因积极治疗。

误区解读

误区一：身材矮小首选生长激素进行治疗

错误。身材矮小，首先需明确病因。生长激素缺乏症只是儿童矮小的原因之一，发病率为(1∶4 000)~(1∶10 000)，该病的主要表现为身高低于同年龄、同性别健康人群平均身高的 2 个标准差及以上，生长速度缓慢，匀称性矮小，面容幼稚，智力正常，骨龄落后，生化学检测提示胰岛素样生长因子(IGF-1)低于正常值。

误区二：青春期有二次发育，不用在意孩子在小学阶段的身高

错误。儿童2岁后到青春前期身高每年增长约5~7cm。青春期开始1~2年后，出现出生后的第二个身高增长和体格生长高峰，并持续2.5~3年。在身高增长高峰，女孩每年增长8~9cm，男孩每年增长9~10cm，身高增加值约为最终身高的15%。当然，这种身高增长的前提是正常发育。小学阶段，孩子的身高增长异常，提示疾病的存在，需要家长重视并就医诊治。

误区三：父母身高都不高，只要经过积极干预就能大力“翻盘”

错误。同性别、同年龄的儿童身高的中位数或均数并不是每个儿童应达到的“目标”，凡是生长水平位于参照值的正常范围之内，就是生长速度正常的有力证据。在经济条件、营养水平改善后，儿童生长潜能已经得到充分发掘，遗传在身高上起到决定性作用。盲目提高身高的目标值并滥用药物不利于孩子的整体健康。

小贴士

生长发育受遗传的调控和环境的影响，身高受遗传、内分泌、营养、环境、疾病以及社会心理因素等多因素影响。如果儿童在良好的生活环境中成长至成年，最终身高75%取决于遗传，25%取决于营养、锻炼等。世界卫生组织已经将身高作为衡量群体生活水平的生物标准之一。因此，如果您担心自己的孩子身高不达标，首先应该注意孩子的饮食和运动习惯，要保持健康的生活方式，同时定期进行体检和测量身高，监测孩子的生长发育。有家长认为，给子女注射生长激素就可以让孩子快速增高，但事实上，这种做法并不适用于所有矮小儿童。孩子注射生长激素前，应接受详细的体检和评估，确定是否适合使用。注射生长激素后会促进食欲和提高代谢率，需要家长和医生密切合作观测，从饮食营养方面切入，根据孩子的运动量调整日常饮食供给。

（蔡东平）

第六节

如何正确添加辅食

小案例

李阿姨:我孙子 4 个月了,到多大月龄可以添加辅食?怎么添加辅食?

全科医生:2002 年,世界卫生组织建议婴幼儿纯母乳喂养至 6 月龄后开始添加辅食,同时继续母乳喂养至 2 岁。在辅食最佳引入时间方面,目前大部分国家与学会机构都支持并采纳了世界卫生组织的纯母乳喂养至满 6 月龄开始添辅食的建议,中华人民共和国国家卫生健康委员会发布的婴幼儿辅食添加营养指南中也支持并采纳此项建议。

满 6 月龄添加辅食的建议不仅考虑到 6 月龄婴儿的胃肠道等消化器官已相对发育完善,口腔运动能力,味觉、嗅觉、触觉等感知觉,以及心理、认知和行为能力也发育成熟,同时也注重了纯母乳喂养至 6 月龄后添加辅食带来的潜在益处。母乳中的营养成分可促进肠道上皮、肠道黏膜和肠神经系统的生长、发育和成熟,保护宝宝免受胃肠道和呼吸道感染。

现在,让我们一起来了解如何科学地给宝宝添加辅食。

小课堂

一、什么时候开始添加辅食

纯母乳喂养到 6 月龄,且在孩子健康时添加辅食。婴幼儿进餐时间应逐渐与家人一日三餐时间一致。不要过于强求孩子的进食量,以鼓励孩子对辅食感兴趣。添加辅食的信号为:宝宝能吞咽辅食、能坐稳、能用手抓住食物并放进嘴里。

二、辅食添加的顺序和种类

(1) 6~7 月龄:添加婴儿米粉、蔬菜叶汁等。

(2) 8~9 月龄:添加肉泥、蛋黄泥、无刺鱼泥、菜泥(南瓜泥、胡萝卜泥等)、水果泥、嫩豆腐等。

(3) 10~12 月龄:添加稠粥、软饭、面条、面包、馒头、无刺鱼、全蛋、动物肝泥、碎肉末、豆腐、碎菜、水果(块/条)等。

(4) 12 月龄以后,慢慢向成人的饮食模式过渡。

三、如何顺利添加辅食

(1) 喂养模式:6 月龄,一般先给宝宝喂奶至半饱时再喂辅食。满 7 月龄时,辅食可以单独喂一顿,以过渡到辅食喂养与哺乳间隔的模式。

(2) 喂养次数:每天母乳喂养 4~6 次,辅食喂养 2~3 次。尽量将辅食喂养安排在与家人进食时间相近或相同时间段。

(3) 喂养方法:开始时,用母乳、配方奶或水将米粉冲调成稀糊状(能用小勺舀起且不会很快滴落)。用小勺舀起少量米粉糊放在宝宝一侧嘴角让其吮舔。切忌将小勺直接塞进宝宝嘴里,以免令其有窒息感,产生不良的进食体验。第一次只需尝试 1 小勺,第一天可以尝试 1~2 次。第二天视宝宝情况增加进食量或进食次数。每尝试一种新食物,观察 2~3 天,如宝宝适应良好,就可再引入一种新食物。

家长在给宝宝引入新食物时,要注意观察宝宝是否有食物过敏现象,并做好饮食日记,便于筛查。如果宝宝在尝试某种新食物的 1~2 天内出现呕吐、腹泻、湿疹等不良反应,须及时停止喂养。症状消失后再从少量开始尝试,如仍出现相同的不良反应,应尽快咨询医生,确认是否为食物过敏。宝宝患病时应暂时停止引入新的食物,已经适应的食物则可以继续喂养。

知识拓展

如何预防食物过敏

中华医学会儿科学分会定义过敏高危儿童是指,有特应性疾病(包括哮喘、变应性鼻炎、特应性皮炎、食物过敏)家族史者(至少一位一级亲属患过敏性疾病)和曾发生食物或环境过敏原致敏的儿童。针对过敏高危儿童,美国儿科学会和中华医学会儿科学分会提出了相同的观点,他们认为过敏高危儿童纯母乳喂养至4个月可以降低其2岁以内特应性皮炎和牛奶过敏的累积发病率。母乳喂养可以作为初级预防食物过敏及过敏性疾病的方法。对于无法母乳喂养的婴儿，应选择水解蛋白配方奶来预防食物过敏及过敏性疾病。

此外，单一食物引入的方法可以刺激婴儿的味觉发育，也可以帮助观察婴儿是否会出现食物不良反应，特别是过敏反应。因此，在预防食物过敏的添加辅食方法方面，各国指南均建议每次只给婴儿添加一种新食物，等婴儿逐渐适应之后，再添加其他辅食。我国营养学会、中华医学会儿科学分会，欧美、澳大利亚等地区的指南均提出：限制或推迟添加过敏性食物并不能有效预防食物过敏。

误区解读

误区：辅食比配方奶，甚至母乳更好

这种说法是不正确的。1岁以内宝宝的营养以奶为主，辅食的作用并不是补充营养，而是泥糊状食物可以训练宝宝的口腔发育，促进智力发展，为宝宝将来过渡到正确咀嚼食物期做学习准备。乳类中的蛋白质对婴儿来说是没有别的食物可以替代的，钙的吸收率在正常食物中也是最高的。因此，对于宝宝来说，理想的喂养路径是：坚持母乳优先，母乳不足时补充配方奶；随着成长，在科学添加辅食的同时，奶类（包括未来的牛奶等）仍应作为重要的营养来源持续提供。

（陈　瑶）

第七节

佝偻病知多少

小案例

陈女士：我家宝宝15个月了，最近经常冒汗、睡觉爱醒、总爱哭闹，后脑勺的头发也不长，这是得了什么病吗？

全科医生：您的宝宝出现多汗、烦躁、夜间睡不安稳、易惊哭闹、枕秃等表现，很可能是佝偻病初期不典型表现。佝偻病主要指的是维生素D缺乏性佝偻病，是由于维生素D缺乏引起体内钙、磷代谢紊乱，而导致骨骼钙化不良的一种疾病。这一疾病的高危人群是2岁以内的婴幼儿，北方发病率高于南方，且发病缓慢，不容易引起重视，能使小儿抵抗力降低，容易合并肺炎及腹泻等疾病，如果没有经过及时治疗很容易引起骨骼变形，如方颅、鸡胸、漏斗胸、膝内翻、膝外翻等，影响小儿生长发育。有研究指出，佝偻病常见维生素D缺乏，而针对具备高危风险因素的婴幼儿，可利用科学、合理的预防干预手段，减少病情严重程度或避免疾病发生。3岁以内是预防婴幼儿发生佝偻病的黄金阶段，从出生后即可对潜在、存在的风险因素进行评估，在满月后进行干预，检查预防至3岁，对保障婴幼儿良好发育，减少营养性疾病发生有非常重要的意义。现在我们一起来了解一下佝偻病的知识吧！

小课堂

一、佝偻病的表现临床上可分为4期

1. 早期　多见于6个月以内，特别是3个月以内的小婴儿。多为神经兴奋性增高的表现，如易激惹、烦躁、汗多刺激头皮而摇头等。有的孩子后脑勺一圈没有头发(医学术语叫枕秃)。但这些表现仅作为临床早期诊断的参考依据。此时如果带孩子去医院检查化验，碱性磷酸酶可略微增高，血清25-(OH)D下降。

2. 活动期　早期维生素缺乏的婴儿未经治疗，病情继续加重，会出现骨骼改变和运动功能发育迟缓。可出现方颅、漏斗胸或鸡胸样畸形、肋骨与肋软骨交界处出现佝偻病串珠样改变，严重者还可出现膝内翻(O型腿)或膝外翻(X型腿)。

3. 恢复期　以上任何期经治疗及日光照射后，临床症状和体征减轻或消失。

4. 后遗症期　多见于2岁以后的儿童。因婴幼儿期严重佝偻病，残留不同程度的骨骼畸形。

二、佝偻病的预防

维生素D缺乏及维生素D缺乏性佝偻病的预防应从围生期开始，以婴幼儿为重点对象，并持续到青春期。

1. 母亲孕期预防 孕妇应经常到户外活动，多晒太阳，食用富含钙、磷等营养丰富的食物。妊娠后期为秋冬季的妇女宜适当补充维生素 D400~1 000IU/d。如有条件，孕妇在妊娠后 3 个月应监测血 25-(OH)D 的浓度，存在明显维生素 D 缺乏，应补充维生素 D，维持 25-(OH)D 水平达正常范围。

2. 婴儿期预防 婴儿期提倡母乳喂养，离乳期应及时合理添加辅食，哺乳期断乳后，母亲及婴儿宜多食用含维生素 D、钙、磷和蛋白质丰富的食物(如蛋黄、肝类、乳类、鱼、肉等)。家长应尽早带婴儿到户外活动，逐步达到每天 1~2 小时，以散射光为好，裸露皮肤，无玻璃阻挡；6 个月以下的婴儿应避免在阳光下直晒。建议新生儿出生后 1 周内开始补充维生素 D，0~1 岁 400IU/d。

3. 幼儿期和儿童期 建议适当补充维生素 D 400~800IU/d，同时指导儿童多进食含钙丰富的食品，如乳类、奶制品、豆制品、海产品等。5 岁以后至青春期儿童可出现晚发性佝偻病。对于经常易疲劳、乏力、两腿酸软、腿痛、关节痛而无其他原因可解释者，应进一步检查并进行防治。

在应用维生素 D 预防时，母乳喂养的婴儿一般可不另给钙剂。但对于 6 个月后断乳的婴儿、人工喂养的婴儿、食欲低下的儿童、生长过快的儿童、青春期的儿童或有急慢性疾病的患儿，可在医生指导下补充适量钙剂。

知识拓展

如何早期发现佝偻病

怀疑小儿可能患有佝偻病，仅依据小儿有出汗、烦躁、易惊、枕秃等表现，准确率很低，是不可靠的。需结合血液生化检测和骨骺 X 线检查的结果综合判断。血清 25-(OH)D 在佝偻病早期即可明显降低，是可靠的诊断标准。

误区解读

误区：患佝偻病是因为缺钙了

佝偻病很多时候并不是因为缺钙导致，而是因为体内缺乏维生素 D，从而导致身体对钙的吸收减弱，此时即使摄入了足够的钙，也不能被婴儿体内吸收，因此，预防佝偻病，补充维生素 D 必不可少。

(陈 瑶)

第三章

儿童常见过敏性疾病

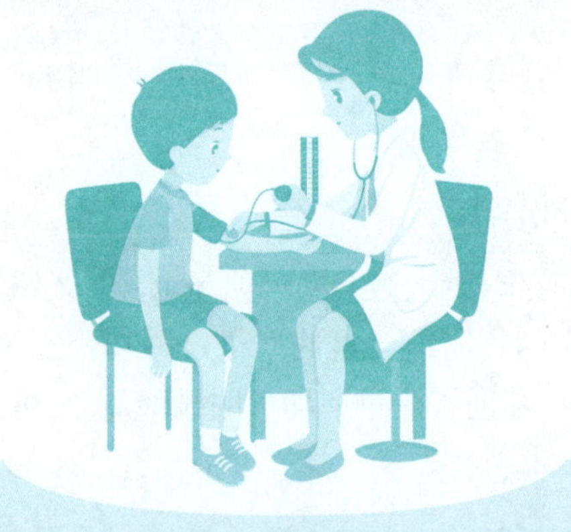

第一节

变应性鼻炎

小案例

某位宝妈:医生,我们家娃最近老是打喷嚏、流清鼻涕,还喜欢揉鼻子、揉眼睛,早上起床的时候还会咳嗽几声,没有发热,有时候带他去公园或者花店,这些症状会更明显一些,这是怎么回事?

全科医生:不要着急,宝宝可能是患了变应性鼻炎。

小课堂

一、什么是变应性鼻炎

变应性鼻炎,又称过敏性鼻炎,它是一种特异性个体接触过敏原后由 IgE 介导的鼻黏膜炎症反应性疾病,即是一种以过敏反应为基础的疾病。

二、哪些儿童容易发生变应性鼻炎

由于变应性鼻炎的病理基础是过敏反应,除了与过敏原相关之外,还与遗传因素有一定关系。患者以过敏体质且又经常接触到相应过敏原的儿童为主。另外,如父母患有过敏性疾病,其子女患变应性鼻炎风险也要高于其他普通人群。

三、变应性鼻炎有哪些表现

变应性鼻炎以反复鼻塞、鼻痒、打喷嚏、流清涕为主要表现,常伴眼痒、结膜充血和/或流泪等不适。

知识拓展

一、医生可能会针对变应性鼻炎进行哪些检查

（一）过敏原检测

有血清特异性 IgE 检测和皮肤点刺试验（SPT）两种，可在一定程度上分辨过敏原情况，为诊断和治疗提供依据及指导。

1. 血清特异性 IgE 检测　可作为诊断变应性鼻炎的特异性指标之一。

2. 皮肤点刺试验　使用标准化变应原试剂，在前臂掌侧皮肤点刺，20 分钟后观察结果。每次试验均应进行阳性和阴性对照，阳性对照采用组胺，阴性对照采用变应原溶媒。按相应的标准化变应原试剂说明书判定结果。需要注意的是，皮肤点刺试验应在停用抗组胺药物至少 7 天后进行。

（二）血常规

部分患儿血常规中可见嗜酸性粒细胞计数或者比例增加。

（三）鼻内镜检查

变应性鼻炎患者鼻内镜检查常见鼻黏膜苍白、水肿，清水样分泌物。

二、如何治疗变应性鼻炎

（一）避免接触过敏原

变应性鼻炎是以过敏反应为发病基础的疾病，因此避免接触过敏原是关键。

（二）药物治疗

1. 抗组胺药　推荐使用第二代或新型 H_1 抗组胺药，对抑制喷嚏和流涕有显著作用。口服用药疗程建议不低于 2 周。

2. 糖皮质激素　可有效缓解鼻塞、流涕和打喷嚏等症状。鼻内糖皮质激素疗程不少于 12 周。对其他药物治疗无反应或不能耐受鼻用药物的重症患者，可采用口服糖皮质激素进行短期治疗。不推荐鼻内注射激素。

3. 白三烯受体拮抗剂　对变应性鼻炎和哮喘有效，如指南推荐孟鲁司特钠适用于 6 岁以上的季节性变应性鼻炎治疗。

4. 鼻内减充血剂　对鼻黏膜充血引起的鼻塞症状有缓解作用，仅建议短期应用，疗程应控制在 5~7 天。

5. 鼻内抗胆碱能药物　可有效抑制鼻黏膜分泌，改善流涕症状。

6. 色酮类药　推荐鼻腔局部使用，对缓解鼻部症状有一定效果，滴眼液对

缓解眼部症状有效。

7. 中医中药治疗　部分传统中医中药治疗变应性鼻炎也很有效，可以适当联合使用。

（三）免疫治疗

通过应用逐渐增加剂量的特异性变应原疫苗，减轻由于变应原暴露引发的症状，使患儿实现临床和免疫耐受，具备远期疗效，可提高患儿的生活质量，阻止变应性疾病的进展，是目前唯一有可能通过免疫调节机制改变疾病自然进程的治疗方式。主要用于常规药物治疗无效的成人和儿童（皮下免疫治疗面向≥5 岁儿童、舌下免疫治疗面向≥3 岁儿童）、由尘螨或花粉导致的变应性鼻炎。常用治疗方式有皮下注射和舌下含服两种。

禁忌证：①合并持续性哮喘[第 1 秒用力呼气容积（FEV_1）或呼气流量峰值（PEF）<预期值的 85%）]；②患者正在使用 β 受体阻断剂；③合并其他免疫性疾病；④5 岁以下儿童；⑤妊娠期妇女；⑥患者无法理解治疗的风险性和局限性，或无法接受治疗方案。

（四）外科手术治疗

以下情况可考虑行外科手术治疗：①鼻塞患者经药物或免疫治疗效果不好，影响生活质量；②鼻腔有明显的解剖学变异，伴有功能障碍；③合并慢性鼻窦炎、鼻息肉，药物治疗效果不佳。

误区解读

误区一：变应性鼻炎一定要用激素治疗

不一定。鼻用激素可有效缓解鼻塞、流涕和打喷嚏等症状，但它只是变应性鼻炎多种治疗药物的其中一种，适用于对其他药物治疗反应差或无反应，或不能耐受其他药物不良反应的患者。

误区二：变应性鼻炎永远治不好，所以不需要治疗

不对。①目前免疫治疗可在一定程度上治愈部分变应性鼻炎患者。②变应性鼻炎治疗的首要目的是改善目前的临床症状，提高患者的生活质量，其次是减缓疾病发展和预防相关并发症的出现。

误区三：经常有人介绍一些“秘方药”，说非常有效，我们可以去试试

不建议。对于“秘方药”，我们要确认是否是“真药”，首先看看是否为正规厂家生产，有没有药准字号；其次要确认对方是否有合法的行医资格。如果都没问题，可以尝试一下；反之，则不建议。

误区四：患有变应性鼻炎的孩子不能去花店

不准确。如果患儿过敏原检测提示花粉过敏，则应该回避；如果不存在花粉过敏，则可以尽情享受鲜花的美丽与芳香。

误区五：变应性鼻炎和哮喘是两种病，没有丝毫关系

不正确。变应性鼻炎和哮喘同属于过敏性疾病，有研究统计，两者存在相关性，也就是说，变应性鼻炎不规律治疗会加大哮喘的患病风险。

小贴士

变应性鼻炎患者家庭处理的“金钥匙”

1. 急性发作期需要规范治疗，切勿随意减停或增加药物。

2. 进行过敏原检测，尽量减少或避免过敏原接触，这对治疗有积极作用。

3. 如有花粉、草籽等过敏，建议不在室内养花种草。

4. 如有螨虫或者尘螨过敏，建议室内不要使用地毯，尽量不要接触毛绒玩具。建议家里定期除螨，另外窗帘、被子和枕头等卧室中的物品定期进行清洗和阳光照晒。

5. 如有毛发、动物皮屑过敏，建议家中不要饲养宠物。

6. 减少空调使用时间，勤开窗通风，保持室内空气的清新。

7. 多吃新鲜蔬菜水果，以保证维生素的摄入，保障均衡饮食，保持积极、愉悦的心态。

8. 在身体条件允许的情况下，建议每周户外慢跑 2~3 次，每次跑步 30 分钟或以上，为了避免冷空气以及灰尘或花粉等对鼻腔直接造成刺激，出门可以戴口罩。

9. 如病情反复，治疗效果欠佳，需及时去正规医院就诊，切忌盲目用药，更不要病急乱投医，去追求所谓的“偏方”“秘方”。

（尹　永）

第二节

正确认识婴儿湿疹

小案例

某位宝妈:医生,我家宝宝3个月了,最近头面部老是出现一块块红的皮疹,还有脱皮,有的地方有点小水疱,宝宝还经常抓,这是怎么回事?

全科医生:不要着急,根据你的描述和宝宝目前的皮肤表现,提示宝宝可能是得了婴儿湿疹。

小课堂

一、什么是婴儿湿疹

婴儿湿疹,俗称“奶癣”,是婴幼儿时期,由多种因素引起的一种变态反应性皮肤病,是一种特殊类型的湿疹,多随着年龄增长自然减少直至消失,少部分可持续发展至成年期。其皮疹具有对称性、多形性、易复发和瘙痒等特点。

湿疹通常会出现在宝宝的两侧面颊、额头、眉间、头皮等部位,严重时躯干和四肢也会出现。

二、湿疹分为哪些类型

根据病程及皮损特点,一般将湿疹分为急性、亚急性、慢性三种类型。

(一)急性湿疹

起病较快,皮损多表现为红斑基础上密集的粟粒大小丘疹、丘疱疹和水疱,常有点状或小片状糜烂面,伴有明显渗出及结痂。瘙痒多剧烈。

（二）亚急性湿疹

常由急性湿疹发展而来，皮损呈暗红色，红斑基础上以小丘疹、鳞屑及结痂为主，可有少量丘疱疹或水疱及糜烂，可有轻度浸润。瘙痒仍较为明显。

（三）慢性湿疹

常由急性及亚急性湿疹迁延而成，或发病即为慢性，表现为患部皮肤肥厚，可有浸润或苔藓样变，皮损多呈暗红色或灰褐色，局部干燥、粗糙、有鳞屑，可伴有色素沉着或色素减退等。常伴有不同程度的瘙痒。

知识拓展

婴儿湿疹可使用哪些药物治疗

（一）抗组胺药及肥大细胞膜稳定剂

该类药物临床应用最广泛，多数学者认为有效，如酮替芬、氯雷他定、西替利嗪等，但是目前尚缺乏高等级循证医学证据证明其疗效，从安全性考虑建议首选无镇静作用的第二代抗组胺药，瘙痒剧烈者夜间可加用有镇静作用的抗组胺药。

（二）抗生素

对于合并细菌感染的患儿，可酌情使用抗生素。可以经验性选择广谱抗生素，或取渗出液行药敏试验后选择应用敏感抗生素；对于无明确细菌感染的患儿，不建议预防性应用抗生素。

（三）糖皮质激素

抗炎作用强，疗效好，适用于严重红肿、泛发性皮疹的患儿，以迅速控制症状，待症状缓解后逐渐减量并停药。停药或减量过程中可能出现“反跳”，长期应用会出现一定的不良反应，故需慎用。

（四）维生素C、葡萄糖酸钙

具有一定的抗过敏作用，适用于湿疹急性发作或红斑、肿胀、瘙痒明显的患儿，但是目前尚缺乏高等级循证医学证据证明其疗效。

（五）免疫抑制剂

多数说明书中没有治疗湿疹皮炎的适应证；仅限于其他疗法无效、有激素应用禁忌证的重症患者，或激素治疗后病情得到明显缓解，需减量或停用激素时的替代治疗；应用此类药物应特别注意骨髓、肝肾不良反应的监测。

（六）免疫调节剂及其他类型药物

如沙利度胺，对于治疗伴严重瘙痒的慢性湿疹有一定疗效。氯喹、羟氯喹对于有光敏感的湿疹有一定疗效。B 族维生素对于面部及阴囊湿疹有辅助治疗作用。维生素 A 可以用于治疗严重角化肥厚性湿疹，但目前均无临床适应证及循证医学证据证明其疗效。

误区解读

误区一：婴儿湿疹可以用酒精消毒

不建议。酒精对皮肤刺激性比较大，婴儿皮肤娇嫩，不建议使用。

误区二：婴儿湿疹一定要用抗生素治疗

不一定。一般没有明确细菌感染的，不建议使用抗生素。有指南提示，对于伴有广泛细菌感染者，比如出现超过体表面积 30% 的脓性渗出、脓疱及脓痂的患者，建议应用敏感抗生素。

误区三：有人说用矿泉水清洗，对婴儿湿疹有治疗作用

可能有效果，但有风险。矿泉水清洗，可以保持患处清洁，安全性优于自来水，但毕竟矿泉水不属于无菌用水，需警惕感染风险。

误区四：有人说将鱼肝油胶囊咬破涂在患处，对婴儿湿疹有治疗作用

有一定治疗作用。临床有报道证实有效性，但药品说明书无适应证，也缺乏高等级循证医学证据证明疗效。

小贴士

婴儿湿疹的家庭保健

1. 对于反复发作的患儿要特别注意饮食，某些食物可能是激发湿疹的诱因，应多进食新鲜蔬菜、水果及易消化食物，保持大便通畅，避免进食鱼类海鲜、罐装腌腊和酸辣刺激性食物。

2. 饮食日记可以很好地帮助发现易引起过敏的食物，对治疗食物相关性湿疹有积极的意义。在记录饮食日记时，一定要有耐心，不要急躁。

3. 如合并急性扁桃体炎、阑尾炎、蛔虫感染等疾病，需要积极治疗原发病。

4. 应定期及时给儿童剪短指甲，避免用力搔抓，并保持皮肤清洁，防止因搔抓引发溃疡而导致皮肤感染。

5. 患儿衣着宜宽松柔软，避免出汗及搔抓皮疹。

6. 保持乐观、开朗、愉快，机体免疫功能能得到增强，药物治疗也能发挥其最佳作用。

7. 如常规治疗护理效果不佳，或出现呼吸困难、口周发绀等症状，需要及时去医院就诊。

（尹　永）

第三节
荨麻疹

小案例

某位宝妈：医生，我家宝宝身上突然出现一块块凸起，有时退了又起了，痒得厉害，而且越挠越多……

全科医生：不要着急，这很可能是荨麻疹。

小课堂

一、什么是荨麻疹

荨麻疹，俗称“风疹块”，是一种常见的皮肤变态反应性疾病，表现为皮肤散在或片状的大小不一的风团，风团也可相互融合成大片皮损，或呈地图样，和/或伴有血管性水肿。

二、荨麻疹有什么特点

荨麻疹的特点是表现为散在、大小不一、多形不规则的风团，伴有明显瘙痒感，发病迅速，消退也很快，退后不留瘢痕，并可以反复发作。可以归纳为，“来去匆匆瘙痒重，愈后无痕反复发”。

三、荨麻疹的病因有哪些

荨麻疹病因很多，常与进食易引起过敏的食物、药物，接触花粉、动物毛屑等过敏原有关。甚至一些感染或物理因素，如冷热风、阳光、摩擦等，亦可引起荨麻疹发作。另外，胃肠道疾病、代谢障碍、内分泌障碍和精神因素也能引发荨麻疹。

四、荨麻疹有哪些表现

荨麻疹的特征性临床表现是突然出现的风团和/或血管性水肿。

风团的特点：中央大小不等的肿胀，几乎所有患者肿胀周围都会出现反应性红斑；瘙痒，时有烧灼感；一过性，皮肤通常在1~24小时内会恢复正常外观。

血管性水肿的特点：突然发生的真皮下部和皮下组织明显肿胀；疼痛但不痒；常累及黏膜的下部；消退比风团慢，可持续长达72小时。

五、荨麻疹有哪些分类

荨麻疹分为自发性荨麻疹和诱导性荨麻疹。

自发性荨麻疹按病程长短分为急性荨麻疹（病程小于6周）和慢性荨麻疹（病程长于6周）。

诱导性荨麻疹按发病因素分为物理性荨麻疹和非物理性荨麻疹。其中物理性荨麻疹包括人工荨麻疹（皮肤划痕症）、冷接触性荨麻疹、延迟压力性荨麻疹、热接触性荨麻疹、日光性荨麻疹、振动性血管性水肿、胆碱能性荨麻疹；非物理性荨麻疹包括水源性荨麻疹和接触性荨麻疹。

知识拓展

一、如何诊断荨麻疹

1. 急性荨麻疹　一般根据典型的体征和病史即可诊断，血常规可初步了解发病是否与感染相关。

2. 慢性荨麻疹　如病情严重、病程较长或对常规剂量的抗组胺药治疗反应差时，可考虑行如血常规、粪虫卵、肝肾功能、免疫球蛋白、红细胞沉降率、C反应蛋白、补体、相关自身抗体和D-二聚体等检查，以排查感染及风湿免疫性疾病等。也可以进行变应原筛查、自体血清皮肤试验、幽门螺杆菌感染检测、甲状腺自身抗体测定和维生素 D 的测定等，以尽可能找出发病因素。

3. 诱导性荨麻疹　可根据诱因的不同，做划痕试验、光敏感试验、冷热临界阈值等检测，以对病情严重程度进行评估。

二、荨麻疹怎么治疗

1. 去除病因，治疗上首选第二代非镇静抗组胺药，常用的有西替利嗪、左西替利嗪、氯雷他定、地氯雷他定、依巴斯汀等。

2. 第二代抗组胺药常规剂量使用 2 周后不能有效控制症状时，可更换抗组胺药品种，或联合其他第二代抗组胺药以提高抗炎作用，或联合第一代抗组胺药睡前服用以延长患者睡眠时间，或在获得患者知情同意情况下将原抗组胺药增加 2~4 倍剂量。

3. 在明确并祛除病因，以及口服抗组胺药治疗效果差或者无效时，可以选择应用激素治疗，但需要注意儿童剂量及相关不良反应。

4. 对于抗组胺药及激素治疗效果不理想的患儿，可考虑选择免疫抑制剂治疗，但需要警惕相关禁忌证及不良反应。

5. 对于急性荨麻疹伴休克、严重的荨麻疹伴血管性水肿患儿有指征应用肾上腺素。

误区解读

误区一：荨麻疹需要应用抗生素

看情况。荨麻疹一般不需要应用抗生素，如果荨麻疹与感染有关，或者局部皮肤破损已经合并感染，则需要酌情应用抗生素。

误区二：患上荨麻疹后需要忌口

看情况。如果行过敏原检测，或者既往日常生活经验得知对某些食物过敏的，建议回避该类食物；根据中医养生禁忌，病情发作期，建议回避辛辣刺激性食物。

误区三：荨麻疹一定会遗传

不一定。对于感染诱发的荨麻疹，一般不会遗传。

误区四：增强体育锻炼对荨麻疹无用

不对。体育锻炼可以增强体质，改善机体免疫功能，对荨麻疹的预防和治疗都有积极的意义。

小贴士

荨麻疹患儿的家庭保健

1. 对于反复发作的患儿要特别注意饮食，某些食物可能是激发荨麻疹的诱因，应多进食新鲜蔬菜、水果及易消化食物，保持大便通畅，避免进食鱼类海鲜、罐装腌腊和酸辣刺激性食物。

2. 饮食日记可以很好地帮助发现易引起过敏的食物，对治疗荨麻疹有相当积极的意义。在记录饮食日记时，一定要有耐心，不要急躁。

3. 接触性荨麻疹患儿应少用含有香料的肥皂，也应尽量不接触橡胶手套及染发剂等化学物品。

4. 患冷热荨麻疹的儿童不建议进行海水浴，也不宜洗冷水浴，冬季应注意保暖。

5. 如合并急性扁桃体炎、阑尾炎、蛔虫感染等疾病，需要积极治疗原发病。

6. 应定期及时给儿童剪短指甲，嘱咐儿童勿用力搔抓，并保持皮肤清洁，防止因搔抓引发溃疡而导致皮肤感染。

7. 患儿衣着宜宽松柔软，避免出汗及搔抓皮疹。

8. 保持乐观、开朗、愉快，机体免疫功能能得到增强，药物治疗也能发挥其最佳作用。

9. 如常规治疗护理效果不佳，或出现呼吸困难、口唇发绀等症状，需要及时去医院就诊。

（尹　永）

第四节
接触性皮炎

小案例

某位宝妈:医生,我们家孩子只戴了几天新买的手表,手腕上就红了一块,起了很多小水疱,之前出去旅游买了一根项链,戴了几天也是出现这种情况,这是怎么回事?

全科医生:不要着急,你们家孩子可能是患了接触性皮炎。

小课堂

一、什么是接触性皮炎

接触性皮炎是皮肤或黏膜单次或多次接触外源性物质后,在接触部位,甚至以外的部位发生的炎症反应。

二、常见的接触性皮炎有哪些分类

按病因分为原发刺激性接触性皮炎和变态反应性接触性皮炎两种。

1. 原发刺激性接触性皮炎　接触物对皮肤有很强的刺激性,任何人接触后均可发生皮炎。

2. 变态反应性接触性皮炎　接触物基本上是无刺激的,少数人接触该物质致敏后,再次接触该物质,经 12~48 小时在接触部位及其附近发生皮炎。

三、接触性皮炎有哪些表现

接触性皮炎临床表现主要为红斑、肿胀、丘疹、水疱,甚至大疱,可伴有瘙痒感，部分患者有疼痛感。

知识拓展

一、如何诊断接触性皮炎

一般根据典型的病史和体征可以直接诊断接触性皮炎。血常规检验可以区分是否存在感染因素或者是否合并感染，过敏原检测可以在一定程度上排查病因，并对诊断和治疗都有一定的积极意义。

二、如何治疗接触性皮炎

（一）一般治疗

在可以明确病因的情况下，首先去除病因，避免接触致敏原；注意休息，增强体育锻炼。

（二）外用药物

炉甘石洗剂：具有收敛、消炎、止痒作用，适用于渗出不是特别多的患儿。

激素类药膏：具有强大的抗炎作用，能有效改善局部症状，可酌情使用。

（三）口服药物

首选第二代非镇静抗组胺药，常用的有西替利嗪、左西替利嗪、氯雷他定、地氯雷他定、依巴斯汀等；第二代抗组胺药常规剂量使用 2 周后不能有效控制症状时，可更换抗组胺药品种，或联合其他第二代抗组胺药以提高抗炎作用，或联合第一代抗组胺药睡前服用以延长患者睡眠时间，或在获得患者知情同意情况下将原抗组胺药增加 2~4 倍剂量；在明确并祛除病因以及口服抗组胺药治疗效果差或者无效时，可以选择应用激素治疗，但需要注意儿童剂量及相关不良反应。

（四）注射类药物

维生素 C、葡萄糖酸钙：具有一定的抗过敏作用，适用于急性发作或红斑、肿胀、瘙痒明显的患儿，但是目前尚缺乏高等级循证医学证据证明其疗效。

糖皮质激素：抗炎作用强，疗效好，适用于严重红肿、泛发性皮疹的患儿，以迅速控制症状，待症状缓解后逐渐减量并停药。停药或减量过程中，可能出现“反跳”，长期应用会出现一定的不良反应，故需慎用。

（五）其他治疗

对于抗组胺药及激素治疗效果不理想的患儿，可考虑选择免疫抑制剂治疗,但需要警惕相关禁忌证及不良反应。

误区解读

误区一:宝宝以前对铂金项链过敏,能接触此类物质

不对。接触性皮炎的首要病因就是对含有某些性质材料物品的过敏,既然已经明确,强烈建议回避接触含有该类物质的物品。

误区二:宝宝患接触性皮炎后,局部渗出很多,可以应用酒精消毒

不建议。一般患处如果没有感染,只需要注意保持清洁即可,不建议局部应用刺激性强的消毒液体(如酒精等)消毒。

误区三:将鱼肝油胶囊咬破涂在患处,对接触性皮炎有治疗作用

有一定治疗作用,可以尝试。临床有报道证实有效性,但药品说明书无适应证,也缺乏高等级循证医学证据证明疗效。

小贴士

接触性皮炎患者的家庭保健

1. 回避致病物品是关键。

2. 出现临床症状,应尽量减少局部刺激。避免过分搔抓,不宜用热水烫洗,还应避免强烈日光或热风刺激。

3. 外用炉甘石洗剂或糖皮质激素霜可止痒消炎,口服抗组胺药(如西替利嗪、氯雷他定等)有较好止痒效果。

4. 保持患处皮肤清洁,如局部出现破溃感染,需及时抗感染治疗。

5. 如若常规治疗、护理效果不佳,或出现破溃渗出增加等症状,需要及时去医院就诊,行专科治疗。

(尹　永)

第五节
那些“星星点点”的丘疹性荨麻疹

小案例

某位宝妈：医生，我们一家前几天回了老家一趟，住了两天，第二天我们家几口人浑身都出现了一点点的丘疹，有的地方还有小水疱，痒得厉害，都挠破了还不解痒，这是怎么回事？

全科医生：先不要着急，你们可能得了丘疹性荨麻疹，也就是我们平时所说的虫咬皮炎。

小课堂

一、什么是丘疹性荨麻疹

丘疹性荨麻疹，又称荨麻疹性苔藓、婴儿苔藓，是婴儿及儿童常见的过敏性皮肤病，往往同一家庭中几人同时发病，春秋季节发生较多。此病是一个以症状特点命名的疾病，实际上就是虫咬皮炎。

二、丘疹性荨麻疹发病原因是什么，有哪些特点

大多数发病主要与昆虫（如蚊子、臭虫、蚤、虱、螨、蠓等）叮咬有关。个体对昆虫叮咬反应不同，昆虫叮咬皮肤后注入唾液，使对这些物质过敏的人群产生丘疹性荨麻疹，属于一种迟发性过敏反应，致敏需 10 天左右，此时再受叮咬则促成皮疹发生，反复叮咬可产生脱敏作用。

三、丘疹性荨麻疹有哪些表现，有什么特点

可表现为散在性、性质稍坚硬、顶端有小疱的丘疹。边缘有纺锤形红晕，

有瘙痒感。

知识拓展

如何治疗丘疹性荨麻疹

（一）抗组胺药

可以改善局部水肿、瘙痒症状。首选第二代抗组胺药，当单一药物疗效不佳或无效时可以联用两种，或者改用第一代抗组胺药，有指南支持加倍应用抗组胺药可以增强药效，而且安全性可以保证，所以也可以在征求患儿家属知情同意的基础上应用。

（二）糖皮质激素

具有抗炎、抗过敏、免疫抑制及抗增生等作用。可以有效减轻渗出、水肿，从而减轻炎症引起的红、肿、热、痛等症状。一般主张局部应用。

（三）局部麻醉药

对丘疹性荨麻疹的刺痛、灼疼、奇痒等自觉症状有着良好的作用。作用机制是局部麻醉药可以暂时、可逆地阻断外周神经末梢上感觉神经冲动的产生和传导，从而使局部的感觉暂时消失，产生良好止痛、止痒作用。

（四）中医中药

中医中药是我国传统医学一份珍贵的礼物，在各种荨麻疹治疗上有着独特的疗效和地位，可以酌情使用。

1. 樟脑制剂　局部外用时会刺激皮肤冷觉感受器，产生清凉感觉，使痒觉被抑制而具有止痒作用。另外，樟脑还有微弱的局部麻醉作用。

2. 薄荷制剂　与樟脑制剂类似，涂于皮肤时，能作用于皮肤的冷觉感受器，产生冷觉反射，引起皮肤血管收缩，从而发挥清凉、止痒的功效。

3. 炉甘石洗剂　具有收敛、消炎、止痒功效。

误区解读

误区一：长时间不睡的席子、被褥之类，用之前除了清洗之外，不需要暴晒

不对。跳蚤和螨虫的叮咬及其皮屑、粪便是最常见的丘疹性荨麻疹病因之一，衣服、床榻用品在使用之前清洗、暴晒，可以有效去除跳蚤和螨虫及其皮屑、粪便，从而防止丘疹性荨麻疹的发生。

误区二：丘疹性荨麻疹春天不会出现

不正确。春天虽然没有螨虫、蚊子，但丘疹性荨麻疹的病因不仅仅是螨虫、蚊子，还和跳蚤、臭虫、虱等相关，所以春天仍然可能发生。

误区三：丘疹性荨麻疹外观症状很像“水痘”，因此可以外用阿昔洛韦乳膏治疗

不正确。水痘属于病毒感染，皮损呈向心性分布。两者尽管局部皮损和症状有些类似，但病因完全不同，所以治疗方法也不同。另外，阿昔洛韦是一种抗病毒药物，对丘疹性荨麻疹是无效的。

误区四：一家人中，如果小孩子出现了丘疹性荨麻疹，大人也一定会出现

不一定。丘疹性荨麻疹的病因是某些昆虫的叮咬，然而这些昆虫的反复叮咬可产生脱敏作用，因此即使被叮咬，症状也一般较轻，甚至不出现。

小贴士

丘疹性荨麻疹患者的家庭保健

1. 首先保持家庭环境卫生，及时消灭跳蚤、螨虫、臭虫等动物，可以有效避免此病。

2. 注意回避可疑食物。

3. 一旦出现该病，可以用肥皂水清洗患处，外用炉甘石洗剂、樟脑薄荷柳酯乳膏或糖皮质激素霜可止痒消炎，擦用药膏时需要警惕个别药物对局部的刺激性。

4. 如果瘙痒症状严重，或皮损、瘙痒症状反复出现，且局部外用药物效果不佳，给生活或学习带来一定影响，可考虑服用一些抗组胺药（如盐酸西替利嗪、氯雷他定、富马酸酮替芬等），这类药物有较好的止痒效果，可以有效改善此类症状，但需要在医生或专业人员的指导下使用。

5. 保持患处皮肤清洁，避免局部过分搔抓，如有破损，需警惕引发皮肤感染。

6. 如若常规治疗护理效果不佳，或出现呼吸困难等症状，需要及时去医院就诊。

（尹　永）

第六节 你知道食物过敏吗

小案例

宝妈甲:医生,我家宝宝一吃杧果,口唇就肿起来……

宝妈乙:医生,我家宝宝一喝酸奶就拉肚子……

全科医生:不要着急,这很可能是食物过敏……

小课堂

一、什么是食物过敏

食物过敏,又称食物超敏反应,是指食物进入人体后,人体对食物中的某种成分产生的异常免疫反应,导致机体生理功能的紊乱和/或组织损伤,进而引发一系列临床症状,可累及多个系统。

二、常见的食物过敏有哪些类型

常见食物过敏包括:速发型食物过敏、新生儿和婴儿的胃肠道过敏、婴儿特应性皮炎、口腔过敏综合征、嗜酸性粒细胞性胃肠炎、食物蛋白介导的肠炎综合征、食物依赖性运动诱发的过敏反应、α-半乳糖过敏征。

三、食物过敏主要有哪些表现

1. 消化系统表现　恶心、呕吐、腹痛、腹胀、腹泻,大便呈黏液样或稀水样,个别患者可表现为过敏性胃肠炎、乳糜泻等。

2. 皮肤黏膜表现　反复发作的口腔黏膜溃疡、流泪、皮肤充血、瘙痒、荨麻疹、血管性水肿，最易受累部位是面、颈及耳。亦可表现为慢性湿疹或原有湿疹症状加重，个别患者可表现为过敏性紫癜。

3. 呼吸系统表现　流涕、喉水肿及支气管哮喘。严重的甚至可能出现过敏性休克。

知识拓展

一、食物过敏可能需要进行哪些检查

1. 血常规　部分患儿可见嗜酸性粒细胞计数或者比例增加。

2. 过敏原测定　有血清特异性 IgE 检测和皮肤点刺试验两种方式，可在一定程度上分辨过敏原情况，为诊断和治疗提供依据。

3. 食物激发试验　食物激发试验阳性是确诊食物过敏的重要依据，是诊断食物过敏的“金标准”，适用于所有类型的食物过敏。

二、如何治疗食物过敏

1. 致敏食物回避　对过敏原明确者，应该主动严格回避。在饮食回避过程中，应密切随访、及时调整膳食结构和补充微量营养素，以维持患儿正常生长发育；对主要食物过敏，应选取合适食物替代，如宝宝对母乳过敏，母亲可以尝试饮食回避辛辣刺激性食物后再次喂养，如果依旧存在母乳过敏症状，可以选取配方奶粉，甚至氨基酸配方奶粉替代。

2. 抗组胺药　口服抗组胺药可有效控制特应性皮炎的瘙痒症状，明显缓解过敏性鼻炎所致的鼻痒、流涕、打喷嚏症状，对过敏性结膜炎所致眼部症状也有一定的缓解作用，还可以改善鼻塞症状。

3. 白三烯受体拮抗剂　可以抑制炎症反应，改善各种过敏症状，尤其是喘息和鼻塞，故已成为儿童哮喘和过敏性鼻炎治疗的一线用药。

4. 糖皮质激素　激素具有强大的抗炎作用，适用于所有类型过敏，对于普通治疗无效或严重过敏者，如严重喘息发作、喉头水肿、血管性水肿及全身过敏反应，可短期全身使用糖皮质激素。

误区解读

误区一：对于过敏的食物需要永远回避

看情况。随着年龄增长，人体免疫力逐步完善和增强，一般引发轻度过敏

反应的食物,其过敏症状可能会减轻或者消失。

误区二:益生菌对食物过敏没有效果

不正确,可能有效果,可以应用。首先,食物过敏可能与肠道微生态有一定关系;其次,目前虽然有报道益生菌及益生元补充对食物过敏有改善作用,但是仍然缺乏高一级的循证医学证据。

小贴士

医学发展到今天,对于食物过敏明确绝对有效的措施依然是严格地回避食用过敏食物。辨别过敏食物最有效的方法是记录饮食日记。

所谓"饮食日记"是指由患儿或家属详细地记录每天所吃的食物和饮料(包括未咽下的,如漱口水、口香糖等)。如果是哺乳期的婴幼儿,乳母应同时记下自己的饮食情况,并详细记录患儿出现的症状。饮食日记要求持续详细记录几周内所有摄入的食物和食物不良反应。如果症状表现是间断性的,这样做就更具有意义。

(尹　永)

第七节 儿童频繁清嗓是为什么

小案例

晨晨今年4岁,刚读幼儿园,最近一段时间总是"嗯、嗯"地清嗓,没有其他感冒症状,就说喉咙有点干、有点痒,感觉像有一口痰,想把痰咳出来,怎么也控制不住。

在详细询问晨晨的病史,完善相关检验检查后,家庭医生说晨晨可能是得了过敏性咽炎。

小课堂

一、什么是过敏性咽炎

过敏性咽炎是常见的咽部黏膜炎性病变，是一种发生在咽部的过敏性疾病，常继发于急性鼻炎、鼻窦炎、急性咽炎等，主要表现是咽部异物感、咽部瘙痒和刺激性干咳。儿童过敏性咽炎主要表现为频繁的“清嗓”。过敏性咽炎多为慢性病程，如果症状比较明显、出现不同程度的呼吸困难，需要及时就医。

二、为什么会得过敏性咽炎

1. 接触过敏原　过敏原直接到达咽部，刺激咽部发生炎症反应。此外，过敏性鼻炎、鼻窦炎等疾病，如治疗不及时，也可以引发过敏性咽炎。

2. 遗传因素　过敏性咽炎具有遗传易感性。

3. 病原菌感染　如细菌或者病毒感染后，会引起咽部黏膜组织破坏，局部发生免疫反应，引起咽部水肿、咽痛等症状。

三、过敏性咽炎的治疗

1. 一般治疗　避免接触过敏原。

2. 药物治疗　适合儿童过敏性咽炎治疗的药物不多，H_1 抗组胺药，如左西替利嗪、地氯雷他定等，为首选药物。白三烯受体拮抗剂，如孟鲁司特钠，可有效缓解患儿咽部黏膜渗出、肿胀、疼痛等。

3. 手术治疗　病情严重时才考虑，如咽喉肿胀引起窒息时，需立即行气管切开术。

4. 中医治疗　根据病情辨证论治，一般以清热、利咽的中药治疗为主。

小贴士

避免或者减少儿童过敏性咽炎的发生：首先，注意保持室内相对湿度，勤开窗通风，加强空气对流，注意室内的干净与整洁，减少室内病原菌和粉尘的浓度。其次，清淡饮食，多给孩子吃一些鸡肉、牛肉等富含优质蛋白质的食物，提高机体免疫力。多吃新鲜的蔬菜和水果，补充体内维生素和微量元素。避免给孩子进食一些容易引起过敏的食物，如海鲜、牛奶等。最后，要让孩子保持轻松愉快的心情，适当增加一些体育锻炼和户外活动，增强机体抵抗力。

（王炎炎）

第四章

儿童常见感染性疾病

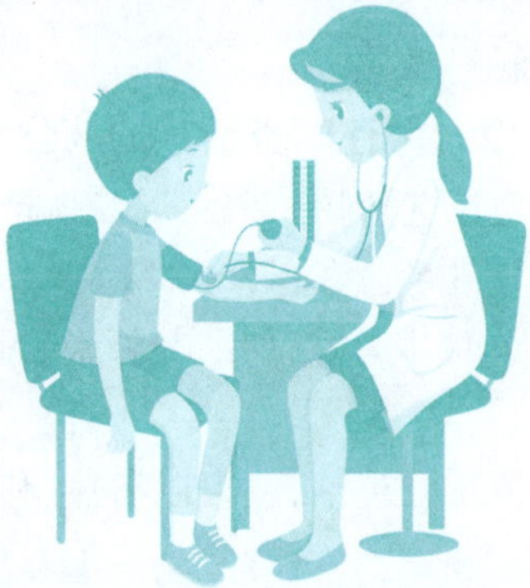

第一节
长长的蛔虫，肠道的感染

小案例

宝妈：医生，最近孩子老是说腹部不舒服，晚上有时还磨牙，昨天我还从孩子的大便里发现了白色细长的虫。

全科医生：根据你提供的虫体标本，可以确诊为蛔虫病。蛔虫病主要由食入感染性虫卵引起，可以表现为腹部不适，严重者可以造成胆道蛔虫症、阑尾炎，甚至肠穿孔等。

那么，宝宝得了蛔虫病应该怎么办？如何去预防？

小课堂

一、什么是蛔虫病

蛔虫病由食入感染期虫卵引起，是儿童最常见的寄生虫病之一。成虫寄生于人体小肠，可引起蛔虫病，幼虫能在人体内移行引起内脏幼虫移行症。异位寄生虫可导致胆道蛔虫症、肠梗阻等严重并发症。

二、得了蛔虫病会有哪些表现

轻者多无明显症状，大量蛔虫感染可引起食欲减退或多食易饥、异食癖；常腹痛，位于脐周，喜按揉，不剧烈；部分患儿烦躁不安、易惊或萎靡、磨牙；虫体的异种蛋白可引起荨麻疹、哮喘等过敏症状。感染严重者可造成营养不良，影响儿童的生长发育。幼虫在移行期到达相应部位，导致该部位出现病变，如肝功能异常、肺部炎症、视网膜炎等。当大量虫体扭结成团、堵塞肠道时，会导致肠梗阻。蛔虫有钻孔习性，常可在大量寄生或某些刺激下，如发热、服驱虫药等，钻入开口于肠壁上的各种腔道，引起胆道蛔虫症、阑尾炎、肠穿孔等。

三、为什么会得蛔虫病

蛔虫的成虫形似蚯蚓，一般长 15~35cm，横径 0.2~0.6cm。寄生在人体小肠内并产卵，雌虫每天可产卵 20 万个，虫卵有受精卵和未受精卵之分。自粪便排出的受精卵，在适宜的条件下经 3 周即发育成感染期虫卵，这种虫卵在隐蔽的土壤或蔬菜上，一般可存活数月至 1 年，一般调味品如酱油、醋、辣椒、盐等，均不能杀灭虫卵。

经口吞入感染期虫卵是儿童感染的主要途径。使用未经无害化处理的人粪施肥、儿童随地大便是蛔虫卵污染土壤、地面、蔬菜的主要方式，小儿饮食、卫生习惯不良，喜在地上爬玩，虫卵沾在手指和身上，特别是指甲缝内，加之饭前便后不洗手，玩具不洁、吮指、喜用嘴含东西，虫卵很容易被带入口中而得病。

四、蛔虫是如何由虫卵发育为成虫的

蛔虫是寄生于人体内的最大线虫，不需要中间宿主，属于直接发育型。随宿主粪便排出体外的受精卵，在潮湿、荫蔽、氧气充足和温度适宜（21~30℃）的外界，约经 3 周时间，卵内的细胞发育为感染期虫卵。人经口食入感染期虫卵，虫卵于小肠内孵化，随即穿入肠壁，通过门静脉系统循环移至肝脏，经右心进入肺泡腔，沿支气管、气管到咽部，又重新被吞咽至小肠并逐步发育为成虫。在移行过程中，幼虫也可随着血流到达其他器官，一般不发育为成虫，但可造成器官损害。成虫有向别处移行和钻孔的习性，可造成并发症。自人体感染到雌虫开始产卵约需 60~75 天，雌虫寿命为 1~2 年。

五、如何预防蛔虫感染

普及卫生知识，注意饮食卫生和个人卫生，对蛔虫感染者进行驱虫治疗。加强粪便管理，养成良好的卫生习惯，做到不随地大便，饭前便后洗手，勤剪指甲，不食不洁的瓜果、蔬菜等，不饮生水，防止食入虫卵。

知识拓展

一、如何治疗蛔虫病

（一）驱虫治疗

甲苯咪唑是治疗蛔虫病的首选药物之一，为广谱驱虫药。2 岁以上儿童顿服 200mg；或每次 100mg，每日 2 次，连服 3 天。虫卵转阴率 90%~100%。另外，枸橼酸哌嗪、左旋咪唑、阿苯达唑也是驱蛔虫药。

（二）并发症的治疗

1. 胆道蛔虫症　治疗原则为解痉止痛，早期驱虫抗感染，蛔虫大多能从胆道退出。发热者适当应用抗感染药物。内科治疗持久不缓解者，可行手术治疗。

2. 肠梗阻　多为不完全性肠梗阻，应禁食、胃肠减压、解痉止痛、补液、纠正失水及酸中毒等，疼痛缓解后可予驱虫治疗。并发肠坏死、穿孔、腹膜炎及完全性肠梗阻者应及时手术。

3. 阑尾炎或腹膜炎　一旦诊断明确，应及时手术治疗。

二、驱蛔虫药有不良反应吗

总体上来说，驱蛔虫药是安全的，不良反应轻微，儿童、成人均能耐受。常用的驱虫药及不良反应包括：甲苯咪唑，偶见胃肠不适、腹泻、呕吐、头痛、头晕、皮疹、发热等；枸橼酸哌嗪，大量使用时偶见恶心、呕吐、腹痛、荨麻疹、震颤、共济失调等，肝肾功能不良及癫痫患儿禁用，有肠梗阻时最好不用，以免引起虫体骚动；左旋咪唑，可有头痛、呕吐、恶心、腹痛，偶有白细胞减少、肝功能损害、皮疹等，肝肾功能不良者慎用；阿苯达唑，可有口干、乏力、头晕、头痛、食欲减退、恶心、腹痛、腹胀等，小于 2 岁者慎用。驱蛔虫药需在医生的指导和观察下服用。

误区解读

误区：儿童夜里磨牙是因为肚子里有蛔虫

“夜里磨牙，肚里（蛔）虫爬”的说法在民间广为流传。但是其实儿童磨牙的原因有很多。

1. 胃肠道或口腔疾病　临睡前给孩子吃不易消化的食物，可能会在孩子睡觉后刺激大脑的相应部位，通过神经传导引起咀嚼肌持续收缩；牙齿排列不齐，咀嚼肌过大或长期用一侧牙咀嚼，以及牙齿咬合关系不好，发生颞下颌关节功能紊乱，也会引起睡眠磨牙；而且牙齿排列不整齐的孩子，其咀嚼肌位置往往也不正常，睡眠时，咀嚼肌常常会无意识地收缩，引起磨牙。

2. 神经系统疾病　如精神运动性癫痫、癔症等。

3. 维生素缺乏　患有维生素 D 缺乏性佝偻病的孩子，由于体内钙、磷代谢紊乱，会引起骨骼脱钙、肌肉酸痛和自主神经功能紊乱，常常会出现多汗、夜惊、烦躁不安和睡眠磨牙。

4. 换牙　孩子 8~11 岁换牙期间，因为牙龈发痒，很容易产生轻微的磨牙现象，这期间轻度磨牙属正常现象，如果比较严重就需要治疗了，过了这个阶段，相关症状通常会自行消失。

5. 精神情绪因素　孩子的情绪和生活习惯也会有一定影响。现在孩子通常学习压力比较大，不少孩子在晚间看恐怖影片、入睡前玩耍过度，这些因素都会引起磨牙。

另外，如果因某件事情长期受到爸爸妈妈的责骂，引起压抑、不安和焦虑情绪，也会出现睡眠磨牙的现象。所以，磨牙不一定是蛔虫感染引起的。

小贴士

发现蛔虫感染的方法：肉眼发现蛔虫即可确诊蛔虫病，也可通过粪便查虫卵。然而，阴性检查结果并不能排除蛔虫感染，因为仅雄虫寄生查不到虫卵，诊断较困难，此时可行驱虫药物诊断性治疗。

（庄文杰）

第二节 让宝宝屁股瘙痒的"小米粒"

小案例

翔翔妈：医生，我家翔翔近来总是用手抠屁股，有时坐着还在凳子角上摩擦，晚上睡觉的时候抓挠得更频繁，所以今天特意带他过来看下。

（全科医生给翔翔进行了检查，排除了肛周湿疹等疾病。）

全科医生：根据你的描述，翔翔可能患上了蛲虫病，蛲虫一般喜欢在夜里"作案"。建议你带翔翔回去，于他入睡后1~3小时观察肛周有无白色小虫出现，或者用透明胶纸紧压肛周粘取虫卵，拿到医院在显微镜下观察是否有虫卵。

当天夜里，翔翔妈果然发现有小虫偷偷爬出了翔翔的肛门，仔细一数竟有三条。

下面我们就来介绍一下蛲虫病的防治知识，宝宝得了蛲虫病应该怎么办？

小课堂

一、什么是蛲虫病

蛲虫病是由蛲虫寄生于人体小肠末端、盲肠和结肠所引起的一种常见寄生虫病，是儿童期最易感染的肠道寄生虫，特别是集体生活的儿童感染率更高。

二、得了蛲虫病会有哪些症状

蛲虫感染可引起局部症状和全身症状，最常见的是肛周和会阴皮肤强烈瘙痒，尤以夜间为甚。局部皮肤可因搔抓而发生皮炎和感染。患儿可出现食欲减退、注意力不集中、夜间突发惊哭、反复哭闹等表现。蛲虫寄生其他器官和侵入邻近器官可引起阑尾炎、阴道炎、盆腔炎和腹膜炎等。

三、为什么会得蛲虫病

当患儿入睡时，蛲虫雌虫从肛门爬出，受温度、湿度改变和空气的刺激大量排卵。虫卵在肛周约 6 小时发育为感染期卵。当虫卵污染患儿手指，再经口食入而感染。感染期卵抵抗力强，在室内一般可存活 3 周，虫卵可散落在衣裤、被褥，或玩具、食物上，经吞食或空气吸入等方式传播。蛲虫病患者和带虫者是唯一的传染源。

四、蛲虫病能治愈吗

蛲虫病经过治疗，能完全治愈。但易于再感染及复发，因此服药 2~4 周后可再进行一次治疗。另外，建议其他家庭成员一起接受治疗。

五、如何预防蛲虫感染

蛲虫病易互相传播，重复感染，做好预防工作十分关键。首先，大力宣传蛲虫病的危害、传播方式等，使家长、老师、保育员充分认识。其次，是要养成良好的卫生习惯，饭前便后洗手，勤剪指甲，勤洗会阴部，纠正儿童吸吮手指的不良习惯，小儿最好穿满裆裤睡觉，勤换勤洗内衣裤。改善环境卫生，对玩具、用具要经常消毒，地面要用湿水打扫，避免扬起灰尘。对感染儿童进行彻底治疗，家庭成员和集体机构中成员应同时进行治疗，治疗期间充分清理环境，清洗衣物。

知识拓展

蛲虫病的治疗

蛲虫病必须采取预防与药物驱虫相结合的方式才能根治。患儿须穿满裆裤，防止手指接触肛门，每天早晨用肥皂温水清洗肛门周围皮肤，以清除虫卵，换下的内衣内裤应予蒸煮或开水浸泡后日晒杀虫。经常烫洗被褥，勤换床单，给玩具消毒。药物治疗方面，恩波吡维铵是治疗蛲虫感染的首选药物，剂量为 5mg/kg（最大量 0.25g），睡前 1 次顿服，2~3 周后重复治疗一次；也可选择甲苯达唑或噻嘧啶口服治疗。每晚睡前清洗会阴和肛周，局部涂擦蛲虫软膏杀虫止痒；或用噻嘧啶栓剂塞肛，连用 3~5 天。

误区解读

误区：蛲虫病对身体没什么危害

错误。蛲虫病是一种肠道寄生虫病，对于这个疾病大家都不陌生，但是很多人对蛲虫病并不在乎。其实，如果不注意，小小的蛲虫也会带来挺大的麻烦。除了导致睡眠不安外，蛲虫还容易钻入身体的各个部位以及器官，给人的身体造成巨大的危害，所以我们应重视并积极治疗蛲虫病。

小贴士

由于蛲虫一般不在肠内产卵，从粪便中不易查到虫卵，家长可在患儿熟睡后 2~3 小时，拨开其臀部，仔细检查肛周，见到乳白色线头样小虫在爬动，即可确定蛲虫感染，如不能肯定，可送医院化验室鉴定确诊。或者将透明胶纸剪成 4~5cm 的长条，绕于玻璃棒或小木片上。黏面向外，于清晨排便前或夜间在孩子肛门周围皱襞处轻压粘取虫卵，送至医院行显微镜下检查。如检查未见虫卵，再重复检查，一般应查 3 次。

（庄文杰）

第三节 小娃娃的大问题——手足口病

小案例

小朋友花花早上起来感觉嘴巴里面痛，爸爸妈妈看花花没有发热，也没有其他不舒服，就将其送到了幼儿园。没想到到了中午，花花不愿意吃饭，午睡也不安稳，老师哄花花时发现有发热，于是通知家长将孩子接回家。当天晚上花花爸妈给老师打电话，说花花得的是手足口病。没几天，班上陆续有好几个小朋友出现一样的情况，不得不停课，由社区医院到幼儿园的相关教室对物品等进行消毒杀菌。

那么，手足口病到底是什么呢？我们一起来了解下吧！

小课堂

一、什么是手足口病

手足口病是一种由肠道病毒引起的急性传染病，常见于5周岁以下儿童，主要表现为手、足、口腔、肛门周围出现疱疹或溃疡，可伴有发热。严重者可出现心、肺、脑等部位并发症，甚至引起死亡。

二、哪些人群容易得手足口病

6月龄到5周岁内的儿童，3周岁以内儿童更常见，与母亲经过胎盘传给孩子的抗体在6月龄以后逐渐消退，孩子自身免疫力弱抵挡不住病毒侵袭有关。

三、孩子出现哪些症状需要警惕可能得了手足口病

手足口病在发病之前，会有2~10天潜伏期(无症状或症状不明显)，一般情况下潜伏期大约为3~5天。当孩子有这些情况时，家长需要高度警惕：发热，手、足、口、臀部或肛门周围出现红色小点。孩子有时候会有咳嗽、流鼻涕、不愿意吃东西等情况，当有这些症状的时候，建议家长带孩子去医院看看，早期治疗可以有效控制手足口病的病情。

四、手足口病需与哪些疾病进行鉴别

和手足口病表现相似的疾病很多，但是主要和以下几种病进行鉴别：食物过敏引起的口周荨麻疹，不典型的麻疹、水痘、带状疱疹、川崎病等。尤其是单纯疱疹病毒感染引起的嘴巴周围或口腔里面发疹和早期手足口病很相似，需要分辨清楚。

表现不典型的手足口病容易和单纯疱疹性口炎和疱疹性咽峡炎混淆，因此一旦发现儿童出现发热，口腔里面出现疱疹，需及时至儿科就诊。

五、什么时候需要就诊

一旦孩子出现上面讲到的一些症状，我们强烈建议家长带孩子到儿科就

诊，无论是否是手足口病，都应该尽早送孩子去就诊，一旦确认得病，就可以早期治疗，避免相互传染。

知识拓展

一、哪些病原体可引起手足口病

引起手足口病的肠道病毒有20多种，柯萨奇病毒A组的16、4、5、9、10型，B组的2、5型，以及肠道病毒71型(EV71)，均为手足口病常见的病原体。其中，由柯萨奇病毒引起的是轻症手足口病；EV71引起的手足口病的发病症状不典型，发展速度快，容易侵犯神经系统，往往容易演变为重症手足口病。

二、重症手足口病会有哪些表现

由EV71引起的手足口病，起病症状不典型，体温在39℃以上，而且经常不表现出疱疹或者仅在肛门周围出现疱疹，因此容易被延误诊治。这种手足口病病情进展速度快，常常出现呼吸、心率加快等症状，病毒在早期即可侵犯神经系统，导致儿童出现一系列症状，如精神萎靡、眼球上翻、痉挛、呕吐、嗜睡，甚至惊厥、昏迷。

三、得了手足口病该怎么办

大多数的手足口病属于自限性疾病(即不需特别治疗就会自行痊愈)，一般轻症可在儿科医生或全科医生的指导下在家里休养，休养时主要任务是控制体温，注意和其他小孩子隔离，饮食清淡，仔细清理被抓破的皮疹，避免感染。对于发热的孩子，要注意控制体温，体温超过38.5℃的首选物理降温(用温水擦洗孩子颈部、腋下、腹股沟等处皮肤，严禁用酒精擦以免孩子皮肤过敏或皮肤吸收酒精)，如果物理降温效果不好，可以用退烧药，比如布洛芬混悬液。

重症手足口病病情发展迅速，会出现高热、呕吐、惊厥，甚至昏迷等严重症状，应尽早就诊，住院治疗。

误区解读

误区:5周岁以上儿童和成人不会感染手足口病

实际上5周岁以上儿童和成人还是会感染手足口病的，只是症状较轻，成人通常不表现出症状。这种属于隐性感染者，虽然不出现症状，但是具有传染性，属于手足口病的传染源之一。

小贴士

手足口病重在预防，具体的预防措施如下。

1. 饭前便后勤洗手。

2. 儿童穿过的衣物要充分消毒暴晒，玩过的玩具和使用的奶瓶、餐具应当进行高温煮沸消毒。奶嘴等不宜高温消毒的物品也应冲洗干净后，充分晾晒以后使用，建议多配备几套奶嘴，以方便轮换使用。

3. 手足口病流行期间，尽可能不要带儿童进入人群密集的公共场所，如一定要去，建议给儿童佩戴口罩。

4. 6月龄以上的孩子建议注射手足口病疫苗。

（胡　剑）

第四节

什么是水痘

小案例

爸爸妈妈：我家宝宝脸上身上长了不少红疹子，头皮上也有，宝宝经常用手挠，有的疹子还有小水疱，宝宝还有点发热，请问这是怎么回事，应该怎么办？

全科医生：有些爸爸妈妈可能碰到过类似的问题，宝宝可能是得了水痘。家长对水痘可能不是很了解，下面我们就来具体介绍一下。

小课堂

一、什么是水痘

水痘是由水痘-带状疱疹病毒初次感染引起的急性传染病，临床以斑疹、丘疹、疱疹和结痂的皮疹共同存在为特征，具有较强的传染性，以冬春季多见。

二、哪些宝宝容易得水痘

任何年龄均可发病，以学龄前儿童多见。

三、水痘是怎么传染的

患者是唯一的传染源。主要通过空气飞沫和接触传播，传染性极强。

四、水痘患者什么时候有传染性

发病前 1~2 天至皮疹干燥结痂，均有传染性。

五、水痘有哪些典型表现

（一）潜伏期

一般为 14 天左右（10~20 天），此期一般不会有什么症状。

（二）前驱期

婴幼儿常无前驱症状或症状轻微，皮疹和全身症状多同时出现。年长儿可有畏寒、低热、头痛、乏力、咽痛等表现，一般持续 1~2 天出现皮疹。

（三）出疹期

发热数小时至 24 小时出现皮疹。皮疹先出现于躯干和头部，后波及面部和四肢。初为红色斑疹，数小时后变为丘疹，再经数小时发展为疱疹。疱疹为单房性，疱液初清亮，成珠状，后稍混浊，周围有红晕。1~2 天后，疱疹从中心开始干枯、结痂、红晕消失。1 周左右痂皮脱落，一般不留瘢痕。皮疹呈向心性分布，主要位于躯干，其次为头面部，四肢相对较少，手掌、足底更少。黏膜也常受累，可见于口咽部、眼结膜、外阴、肛门等处。皮疹分批出现，可见丘疹、疱疹和结痂的皮疹同时存在。

知识拓展

一、水痘需要做哪些检查

（一）血常规

白细胞总数正常或偏低。

（二）疱疹刮片

刮取新鲜疱疹基底组织涂片，通过特殊染色可发现多核巨细胞，用苏木素-伊红染色可见核内包涵体。

（三）血清学检查

补体结合抗体高滴度或者双份血清抗体滴度 4 倍以上升高，可明确诊断。

（四）病毒分离

将疱疹液直接接种于人胚成纤维细胞，分离出病毒再进一步鉴定，该方法运用较少，仅用于不典型病例。

（五）核酸检测

聚合酶链式反应（PCR）法检测患儿皮损或者疱液中的病毒 DNA 片段，是敏感、快速的早期诊断方法。

二、水痘的治疗

（一）一般治疗

对水痘患儿应早期隔离，直至全部皮疹结痂为止。

病情轻的患儿给予易消化的饮食，注意补充水分，重者必要时予以静脉输液。局部治疗以止痒和防止继发感染为主。皮肤瘙痒可局部涂抹润肤剂和口服抗组胺药，如西替利嗪、氯雷他定等，继发感染可用抗生素软膏。发热患儿应卧床休息，补充足够的水分，保持水、电解质平衡，应避免使用阿司匹林退热，患水痘时使用阿司匹林可能诱发瑞氏综合征，可使用对乙酰氨基酚或者布洛芬等退热治疗。

（二）抗病毒治疗

阿昔洛韦是目前治疗水痘-带状疱疹病毒的首选抗病毒药物。此外，也可选用 α-干扰素等进行抗病毒治疗。

（三）并发症治疗

继发细菌感染时应及早给予抗生素，并发脑炎时应适当使用脱水剂。

误区解读

误区一：水痘是一种病毒感染引起的疾病，它自己就会好的，不需要治疗

水痘多为自限性疾病，10天左右可自愈。但是，水痘的并发症也不少，常见皮肤继发细菌感染，比如脓疱疮、丹毒等，严重时可引起败血症。此外，水痘还可并发血小板减少、肺炎、脑炎、吉兰-巴雷综合征等。少数病例可发生心肌炎、肝炎、肾炎等。因此，积极合理治疗，防治并发症非常重要。

误区二：宝宝只是在其他小朋友水痘发病前2天一起玩过，发病后就没在一起，不用担心被传染

水痘患者在出疹前24~48小时至水疱结痂期间，均具有传染性，有可能会被传染，建议在72小时内应急接种水痘疫苗，以预防水痘的发生。

小贴士

预防水痘，主要有以下措施：①控制传染源，隔离患儿至皮疹全部结痂为止。②对于已接触患儿的易感儿童，应检疫3周。③对于免疫功能低下、应用免疫抑制剂的儿童，如果接触过水痘患儿，应尽早（在暴露后的10天内）使用丙种球蛋白或水痘-带状疱疹免疫球蛋白。④对于易感儿童，接种水痘减毒活疫苗，可预防水痘，如果在暴露于水痘患者后72小时内，应急接种水痘疫苗，可预防水痘的发生。

水痘患儿护理，应注意：①保持皮肤清洁，防止继发细菌感染。②修剪宝宝指甲，防止因瘙痒抓挠继发细菌感染。

（高来龙）

第五节

什么是幼儿急疹

小案例

王女士:前几天我家宝宝1周岁了,邀请亲朋好友聚了个餐,第二天宝宝就开始发热了,在家里测体温39℃,就给宝宝喂了布洛芬混悬液。现在发热是退了,但是全身出现好多红疹。发热期间没有咳嗽、流鼻涕、腹泻,就没用其他药,现在的皮肤红疹是不是说明宝宝对布洛芬过敏呢?我们参加聚餐的大人也没有人感冒、咳嗽、不舒服,小孩怎么就莫名其妙发热了呢?

全科医生:别着急,对大多数宝宝来说,周岁左右大概率要发生幼儿急疹,宝宝的首次发热也多半是由于幼儿急疹。现在宝宝体温恢复正常,皮肤出现红疹,符合幼儿急疹“热退疹出”的典型表现。这种红疹和药物过敏导致的皮疹在形态上是有所不同的,我们可以继续观察一下,红疹会自行消退。

小课堂

一、为什么会发热

人的体温受体温调节中枢所调控,并通过神经、体液因素使产热和散热过程呈动态平衡,保持体温在相对恒定的范围内。当机体在致热原的作用下或各种原因引起体温调节中枢的功能障碍时,体温升高、超出正常范围,称为发热。引起发热的病因甚多,临床上可分为感染性与非感染性两大类。其中各种病原体都可引起感染性发热,如病毒、细菌、支原体、立克次体、螺旋体、真菌、寄生虫等。

二、什么是幼儿急疹

幼儿急疹，又名婴儿玫瑰疹，多由人类疱疹病毒-6型（human herpes virus type 6，HHV-6）感染引起，是婴幼儿时期常见的急性出疹性疾病，临床表现为无明显诱因的急性起病，发热3~5天，热退疹出，多不伴其他表现，部分患儿可伴有腹泻症状，呈自限性，一般认为临床过程较轻。

三、幼儿急疹对人体有哪些危害

大多幼儿急疹患儿临床过程较轻，不会留有后遗症。鉴于HHV-6为疱疹病毒属，有亲神经性，极少数幼儿急疹患儿可能发生热性惊厥、脑功能障碍、心肌损害。

四、幼儿急疹为什么在周岁前易发

HHV-6是一种普遍存在的病原体，健康成人体内大多可检出抗体。新生儿可以从母体获得HHV-6抗体，但是随着年龄的增长，来自母乳的抗体效价下降，婴幼儿感染率逐渐上升，在出生后6~9个月时感染率达到高峰，到2岁时，几乎所有的儿童都会被感染。

五、幼儿急疹的自然病程是怎样的

宝宝首先出现发热，体温可高达40℃，发热持续3~4天后，体温突然下降，一般24小时内降至正常，退热后或者体温下降过程中皮肤出现淡玫瑰红色的皮疹，直径2~4mm，初起时散在分布，以后相邻近的皮疹可以融合成大片。皮疹集中在颈部、躯干，四肢相对较少。24小时内皮疹出满，1~2天内消失，皮疹无水疱，退后无脱皮或脱屑、无色素沉着。

六、宝宝发生了幼儿急疹怎样护理

因为发热导致水分丢失增加，需要给宝宝多补充水分，吃容易消化的食物。发热时可以使用物理降温，如湿毛巾冷敷，持续高热可适量使用退热药。保持室内空气流通，控制室内温度和湿度，使宝宝处于舒适的环境中。如果宝宝出现呼吸急促、口唇发绀、退热后仍精神不振等异常表现，需要及时就医。

知识拓展

有些小孩发热时抽筋是怎么回事

发热时抽筋，医学上称为热性惊厥或高热惊厥，多发于6月龄~5岁儿童，发热初起或体温快速上升期出现，是婴幼儿时期常见的惊厥性疾病，儿童期患病率3%~5%。本病是排除性诊断，应与中枢神经系统感染、癫痫、中毒性脑病、代谢紊乱、急性中毒或遗传代谢病等其他病因所致的惊厥发作相鉴别。婴幼儿大脑皮质功能发育未完全，所以易发惊厥。该病总体预后良好，95%以上的热性惊厥患儿日后并不患癫痫。

误区解读

误区一：发热时要捂出汗

不对。在发热的体温上升期，会有畏寒的感觉，甚至皮肤温度下降，成人在该期自我感觉要盖被子保暖。随后发热进入高热期，该期的持续时间可因病因不同而有差异，患者开始出汗并逐渐增多。由于病因的控制和消除，人体进入体温下降期，该期出汗多、皮肤潮湿。体温上升期、高热期、体温下降期三个阶段是连续的过程，捂汗会阻碍身体散热，使本该散热的身体核心温度继续升高，有发生器官功能衰竭的风险。此外，捂汗还可能导致脱水和电解质紊乱等问题。

因此，当发热时，应该处于轻松舒适的环境，穿着宽松透气的衣服，避免过度覆盖被子或衣物。可以使用退热药缓解发热不适，并多喝水来补充身体的水分。同时，注意监测体温。

误区二：爱孩子就要经常亲亲他们

不要随便亲儿童。亲吻儿童可能通过唾液传播病毒、细菌等病原体，导致疾病传染，尤其是当成人已建立自己的抗体保护体系而没有临床症状的情况下。有些儿童可能是过敏体质，对成人的化妆品、护肤品、香水等会产生过敏反应。随意亲吻或接触儿童也会给儿童带来困扰和不舒适感，甚至影响儿童心理发育。

误区三：宝宝发热后要趁早使用抗生素

对于宝宝的发热，不应随意使用抗生素。大多数儿童发热是建立免疫屏障的一种表现，多由病毒感染引起，而非细菌感染，而抗生素是针对细菌感染的药物。同时，治疗细菌感染也需要由医生选择合适抗菌谱的抗生素，不建议家长随意使用。

小贴士

幼儿急疹病程自限，大多预后良好，并发症少且病情较轻。因该病大多为幼儿的首次发热，家长易产生惊慌和焦虑情绪，应避免盲目使用抗生素。家长平时多注意幼儿的营养状态，以便患病消耗时有良好的营养储备。

（蔡东平）

第六节　全身皮疹，要警惕猩红热

小案例

宝妈：孙医生，我儿子昨天发热了，今早起床发现皮肤有红色的皮疹，刚开始只是在耳后有一点，现在全身出满了皮疹，这怎么办呢？

全科孙医生：别着急，春季4—5月，是儿童猩红热的好发季节，其特点是发热，发热后24小时内出疹，短时间内蔓延至全身，根据你描述的特点，估计他可能是患了猩红热，下面，我们来科普一下猩红热的知识吧！

小课堂

一、什么是猩红热

猩红热是由产生红疹毒素的A组乙型溶血性链球菌所引起的急性呼吸道传染病，也是一种常见的出疹性疾病。其临床特征有：发热、咽峡炎、全身弥漫性鲜红色皮疹、疹退后有明显脱屑或片状脱皮，少数患儿在发病 2~3 周后可发生急性风湿热、肾小球肾炎等并发症。

二、猩红热好发于什么时间

一年四季均可发生，但以春季的 4—5 月、冬季的 11—12 月多见。

三、猩红热好发于哪些人群

1. 发病年龄以 2~10 岁多见。此时的孩子好奇心旺盛，喜欢到处摸一摸，并且不注意洗手，从而容易感染疾病。

2. 皮肤有破损的人群，细菌会顺着破损的皮肤进入体内。

3. 自身免疫力低下的人群。

4. 患有急性咽炎、急性扁桃体炎、中耳炎的人群，本身有细菌感染，感染扩散容易并发猩红热。

四、猩红热如何传播

猩红热的传染性很强，可通过以下途径感染：①从受感染者咳嗽和打喷嚏的飞沫中吸入细菌；②接触患有链球菌皮肤感染的人的皮肤；③共用受污染的毛巾、浴缸、衣物或床单；④从没有症状但喉咙或皮肤上带有细菌的人那里感染。

五、儿童猩红热临床上分哪几种类型

①普通型；②脓毒型；③中毒型。

六、儿童猩红热的临床表现有哪些

潜伏期为 1~7 天，一般为 2~3 天。主要症状有发热、咽峡炎、全身弥漫性鲜红色皮疹和疹后明显脱屑。皮疹的特点：发热后 24 小时内出现，开始于耳后、颈部及上胸部，迅速蔓延至全身；多数在 48 小时达到高峰，按出疹顺序开始消退；疹退后有脱屑。

（一）普通型

典型临床表现为：①发热：多为持续性，体温可达 39℃左右，可伴有头痛、全身不适等全身中毒症状。②咽峡炎：表现为咽痛、吞咽痛，局部充血并可有脓性渗出液，颌下及颈淋巴结呈非化脓性炎症改变。③皮疹：发热后 24 小时内出现，始于耳后、颈部及上胸部，然后迅速蔓延至全身；典型表现为在皮肤上出现均匀分布的弥漫充血性针尖大小的丘疹，压之退色，伴有痒感。部分患者可见带黄白色脓头且不易破溃的皮疹，称为“粟粒疹”。严重的患者出现出血性皮疹。在皮肤皱褶处，当皮疹密集或由于摩擦出血呈紫色线状时，称为“线状疹”。如颜面部仅有充血而无皮疹，口鼻周围充血不明显，相比之下显得发白，称为“口周苍白圈”，腭部可见充血或出血性黏膜内疹。病程初期舌覆白苔，红肿的舌乳头凸出于白苔之外，称为“草莓舌”。2~3 天后白苔开始脱落，舌面光滑呈肉红色，舌乳头仍凸起，称为“杨梅舌”。多数情况下，皮疹于 48 小时达高峰，然后按出疹顺序开始消退，2~3 天内退尽，严重者可持续 1 周左右。疹退后开始皮肤脱屑，皮疹密集处脱屑更为明显，尤以粟粒疹为重，可呈片状脱皮，手、足、指（趾）处可呈套状，而面部、躯干常为糠屑状。近年来以轻症患者较多，常常仅有低热、轻度咽痛等症状；皮疹稀少，消退较快，脱屑较轻，但仍可引起变态反应性并发症。

（二）脓毒型

咽峡部可见化脓性改变，有时为脓性假膜，甚至溃疡。也可发生化脓性中耳炎、鼻窦炎、乳突炎、颈淋巴结炎、颈部软组织炎等，还可引起败血症。目前已罕见。

（三）中毒型

主要表现为中毒症状，如高热、头痛、剧烈呕吐，甚至出现神志不清、中毒性心肌炎及感染性休克。咽峡局部症状不重但可为明显出血性皮疹。目前亦很少见。

七、如何诊断猩红热

符合以下 3 条，考虑诊断为猩红热。

1. 有与猩红热或咽峡炎患者接触病史或当地有猩红热流行史。
2. 临床上具有猩红热特征性表现。
3. 实验室检查白细胞数高达（10~20）$\times 10^9$/L，中性粒细胞占 80% 以上，胞质内可见中毒颗粒。出疹后嗜酸性粒细胞增多，可占 5% 甚至 10%。咽拭子、脓液培养获得 A 组链球菌为确诊依据。

知识拓展

一、医生可能会针对猩红热做哪些检查

通常会安排血常规、尿液分析的检查，也可做咽拭子培养、脓性分泌物（溶血性链球菌）培养。

二、如何治疗猩红热

（一）一般治疗

急性期应卧床休息，呼吸道隔离。

（二）病原治疗

A组乙型溶血性链球菌对青霉素敏感，青霉素是最主要的治疗药物，如患儿对青霉素过敏，可选择阿奇霉素、红霉素等大环内酯类抗生素，复方磺胺甲噁唑（SMZ-TMP）也有效果。疗程7天。

（三）对症支持治疗

高热者物理降温并使用解热镇痛药物，发热患者应多饮水，补充丢失的液体，进食易消化饮食等。皮肤瘙痒者可以使用炉甘石洗剂等止痒药物。对已化脓病灶，如症状持续不缓解，可考虑切开引流或手术治疗。

误区解读

误区一：猩红热是皮肤传染病，不需要呼吸道隔离

不对。猩红热是具有皮肤表现的呼吸道传染病，传播途径主要是经空气飞沫传播，人群普遍易感，需要呼吸道隔离，建议戴外科口罩预防。

误区二：猩红热隔离至热退即可入学

不对。在应用对猩红热敏感的抗生素后，80%猩红热患儿可退热，4天左右咽峡炎消失，皮疹消退，但解除隔离的条件是咽拭子培养3次阴性，无化脓性并发症出现，隔离满7天，可解除隔离并入学。

小贴士

猩红热目前尚无疫苗可预防，预防性措施应以加强儿童个人卫生和环境卫生为主。

1. 及时就医　在疾病高发季节，尤其是周围出现猩红热患者时，一旦发觉儿童出现发热或皮疹，应及时送往医院进行诊断和治疗。

2. 治疗和隔离患者　患儿应注意卧床休息，进行住院治疗或居家隔离。抗生素治疗必须足程足量。足量抗生素治疗24小时后，一般不再具有传染性，但解除隔离需咽拭子培养3次阴性，隔离时间不少于7天。

3. 通风和消毒　患儿居室要经常开窗通风换气。患儿使用的食具、手绢等应煮沸消毒。患儿痊愈后，要进行一次彻底消毒，玩具、家具要用肥皂水或消毒液擦洗一遍，不能擦洗的，可在户外暴晒 1~2 小时。

4. 加强学校卫生 保持环境卫生、做好消毒工作。

（孙俊生）

第七节 宝宝身上长痱子了怎么办

小案例

爸爸妈妈：近来天气炎热，我家宝宝脸上、脖子上、腿上、身上长出了好多疹子，请问这是怎么回事，我们应该注意什么问题？

全科医生：夏天天气炎热，估计很多爸爸妈妈都会碰到类似的问题，有时候会比较困惑，下面我们就来介绍一下痱子，以及宝宝长了痱子应该怎么办。

小课堂

一、什么是痱子

痱子又称汗疹，是由于汗液排泄不畅、潴留于皮内引起的汗腺周围发炎。

二、哪些宝宝容易长痱子

在湿热地区，温度高、闷热的夏季，肥胖或出汗多的婴幼儿易长痱子。

三、痱子有哪些类型

根据汗管堵塞部位的深度和疱液的内容，可分为：晶形粟粒疹（又称白痱）常见于新生儿，突然暴晒或暴晒之后儿童亦可发生；红色粟粒疹（又称红痱）多见于婴幼儿和儿童；脓疱性粟粒疹（又称脓痱）。

四、痱子容易长在哪些部位

痱子好发生在宝宝的面部、颈部、躯干、大腿内侧、肘窝处。

五、什么是晶形粟粒疹

晶形粟粒疹常见于新生儿,突然大汗或者暴晒之后的儿童亦可发生;主要是角层下潴留汗液所致;表现为多数散发或者簇集的直径 1~2mm 或者更大的含清液的表浅水疱疹,容易破;密集分布在前额、颈部、胸背部以及手臂屈侧;无自觉症状,一般 1~2 日内水疱破裂干涸,吸收后留有薄薄的细小鳞屑。

六、什么是红色粟粒疹

红色粟粒疹多见于婴幼儿及儿童;主要是汗液潴留在真皮层所致;突然发生,迅速增多,多为红色小丘疹或丘疱疹,可散发,也可融合成片;好发于脸部、颈部、胸部以及皮肤皱褶处;一般有痒、灼热和刺痛等感觉,宝宝可烦躁不安,遇热后症状会加重;多数一周左右可消退,留少许细屑。

七、什么是脓疱性粟粒疹

脓疱性粟粒疹以痱子顶部有针尖大小的孤立、表浅、与毛囊无关的粟粒脓疱为特点;小脓疱位于真皮内,以汗腺为中心,破后可继发感染;多发生在皮肤皱褶处、四肢屈侧或者阴部,尤其容易发生在头皮处。

知识拓展

痱子的治疗方法

①使用清暑化湿中成药;②使用复方炉甘石洗剂止痒;③继发感染可用抗生素乳膏治疗,如夫西地酸乳膏、莫匹罗星软膏,严重者需要口服或者静脉用抗菌药物;④伴有中、重度贫血,营养不良或者体弱患儿及时给予支持疗法,纠正贫血,补充蛋白质,改善营养情况。

误区解读

误区一:痱子脱屑是由于皮肤干燥引起的,使用油膏外涂比较好

痱子主要是汗液渗出至周围组织使汗腺导管闭塞,发生皮肤及汗腺周围炎。使用油膏护理会妨碍汗液蒸发，反而有可能使宝宝痱子情况加重。

误区二：患痱子的宝宝出汗多，皮肤容易油腻，使用碱性肥皂有助于皮肤清洁

碱性肥皂对宝宝的皮肤有较强刺激作用，有可能使宝宝的痱子情况加重，因此应忌用。

小贴士

①注意室内通风，给宝宝勤洗温水澡，保持皮肤干燥、清洁；②宜穿宽松单薄的衣服；③小婴儿要注意喂水或者勤翻身；④儿童应避免在烈日下玩耍；⑤忌用碱性肥皂。

（高来龙）

第八节 宝宝得了脓疱疮怎么办

小案例

爸爸妈妈：我家宝宝嘴巴周围、身上、手上和腿上长了不少水疱，刚开始水疱比较小，后来慢慢变大，水疱里的水开始好像是黄色的，后来变浑浊了，像脓一样，请问这是怎么回事，我们应该怎么办？

全科医生：在温度高、湿度大的地方，免疫力弱的宝宝特别是外伤后容易出现类似情况，爸爸妈妈会比较困惑到底是怎么回事，其实宝宝有可能得了脓疱疮。下面我们就来介绍一下脓疱疮，以及宝宝得了脓疱疮应该怎么办。

小课堂

一、什么是脓疱疮

脓疱疮，又名脓疱病、接触传染性脓疱疮，俗称“黄水疮”。是一种由化脓性球菌引起的皮肤病。

二、脓疱疮会传染吗

脓疱疮有传染性，通常是通过人与人的直接接触传染、搔抓感染部位而自身传播，也可以通过接触患者的污染物，如梳子、刷子、玩具、卧具或者图书感染。

三、哪些宝宝容易得脓疱疮

免疫功能低下的宝宝在温度高、湿度大、气压低、外伤、搔抓等因素作用下容易诱发脓疱疮。

四、脓疱疮有哪些类型

脓疱疮主要分为两型：大疱型脓疱疮，又名葡萄球菌脓疱疮，最常见于新生儿，各个年龄阶段均可散发；非大疱型脓疱疮，是脓疱疮中最常见的一种类型，约占70%，好发于口周、外鼻孔、耳郭和四肢。

此外，还有两个特殊类型：新生儿脓疱疮，此型实际是新生儿时期的大疱型脓疱疮；深脓疱，状似接触传染性脓疱病，主要发生在小儿臀部和下肢。

五、大疱型脓疱疮有哪些特点

大疱型脓疱疮最常见于新生儿，各年龄阶段均可散发；其致病菌大多数为金黄色葡萄球菌；皮损好发于躯干和四肢，初起为散在水疱，在1~2日内迅速增大到2cm以上的浅表性大疱，疱液开始为淡黄色，清亮，约1日后，疱液变浑浊；由于重力作用，脓汁沉积，可形成特征性半月积脓现象；脓疱通常很快破溃，皮损多为疱破后遗留的表浅糜烂面，周围残留痂皮，糜烂面干燥后形成淡黄色脓痂；一般多无全身症状，少数可有乏力、发热、腹泻等全身症状；新生儿可并发败血症、肺炎或脑膜炎，严重者可导致死亡。

六、非大疱型脓疱疮有哪些特点

非大疱型脓疱疮好发于口周、外鼻孔、耳郭和四肢；皮疹开始为局部出现一个 2~4mm 的红斑，红斑迅速发展形成一个小水疱或脓疱，疱壁薄，易破溃，其渗液干燥后形成典型的蜜黄色痂覆盖在表面。皮损可直接蔓延至邻近的皮肤，或者融合成片；常继发于外伤或瘙痒性皮肤病；自觉痒，重症患者可并发淋巴管炎、蜂窝织炎和发热等全身症状；链球菌感染的脓疱疮于感染后 1~3 周可继发急性链球菌感染后肾小球肾炎。

七、什么是新生儿脓疱疮

新生儿脓疱疮是指新生儿时期的大疱型脓疱疮。

八、深脓疱有哪些特点

深脓疱多由 A 组乙型溶血性链球菌引起，有时与金黄色葡萄球菌混合感染；主要发生在小儿臀部及下肢；多见于体质差、营养不良及卫生条件不好的小儿；起病时为一红色丘疹、丘疱疹或水疱，不久即侵入深部，边缘整齐陡峭，表面形成深褐色痂，去痂后可见深溃疡；一般 2~4 周后治愈，愈后可有瘢痕并留下暂时性色素沉着。

知识拓展

脓疱疮的治疗方法

（一）局部治疗

多数患儿为无并发症的轻度或者中度化脓性皮肤感染，以局部外用药治疗为主。可以选择 2% 莫匹罗星软膏、红霉素软膏等涂患处。外用药前最好先清洁局部皮损。常用清洁液可选择 1%~3% 硼酸溶液，1∶2 000 黄连素溶液，1∶5 000 高锰酸钾溶液，0.1% 雷凡诺尔溶液等。

（二）全身治疗

对于皮损广泛及有并发症的患儿，应当在医生的指导下及早使用抗生素治疗。

误区解读

误区一：得了脓疱疮自己涂点药膏就好了，不需要去医院看

多数脓疱疮症状不重，以局部外用药治疗为主。但是，一些免疫功能低下的宝宝，尤其是新生儿可并发一些严重的疾病，因此建议爸爸妈妈须带宝宝到

正规医院规范治疗，切不可掉以轻心。

误区二：脓疱疮好了以后就没事了，也不会有其他问题

链球菌感染引起的脓疱疮有可能会继发链球菌感染后肾小球肾炎，因此，家长须密切关注宝宝的后续身体情况。一旦出现眼皮肿、血尿、少尿等症状须及时带宝宝就医。

误区三：得了脓疱疮局部涂点药就好了，“是药三分毒”，不要给宝宝口服药物

对于皮损广泛及有并发症的患者，及早应用抗生素是必须的，家长朋友们一定要遵从医嘱，否则容易耽误宝宝病情。

小贴士

①注意宝宝皮肤护理，保持皮肤清洁卫生；②及时治疗其他引起皮肤瘙痒的疾病，防止宝宝抓挠引起皮损；③患儿接触过的物品须煮沸消毒；④一旦诊断明确，须及时隔离患儿，尤其在托幼机构，避免疾病流行。

（高来龙）

第九节 宝宝得了尿布皮炎怎么办

小案例

爸爸妈妈：我家宝宝的小屁屁穿尿不湿的地方长出了不少红斑、小疹子，皮肤还有点烂，请问这是怎么回事，我们应该怎么办？

全科医生：很多爸爸妈妈估计都会碰到类似的问题，有时候会比较困惑，其实宝宝可能得了尿布皮炎。

下面我们就来介绍一下尿布皮炎，以及我们应该怎么办。

小课堂

一、什么是尿布皮炎

尿布皮炎是指尿布区域发生的局限性皮炎。

二、哪些宝宝容易得尿布皮炎

1~4 月龄的宝宝容易得尿布皮炎，新生儿也比较常见。

三、宝宝为什么会得尿布皮炎

尿布皮炎是由多种因素引发的，主要有以下原因。

1. 尿布区域的皮肤长期受尿、便刺激，湿尿片及不透气尿布的包裹将皮肤浸软。
2. 皮肤受潮、受湿，局部抵抗力低，皮肤表面及粪便中细菌分解尿中尿素，产生大量氨，浸泡和刺激皮肤。
3. 局部湿度、温度及 pH 升高，皮肤反复摩擦。
4. 尿布上的肥皂及肥皂粉未洗净。
5. 腹泻时，粪便中含有较多脂肪酸、变形杆菌和微生物。

四、尿布皮炎有哪些类型

根据皮肤损害，一般分为脂溢性皮炎型、红斑浸渍型、糜烂溃疡型、银屑病样型。

五、宝宝得了尿布皮炎有哪些特点

1. 尿布皮炎一年四季均可发生，以秋冬季多见。
2. 皮肤损害局限于尿布区域。
3. 皮肤可见红斑、丘疹、糜烂、小脓疱及溃疡。
4. 不累及皮肤皱褶处。

知识拓展

尿布皮炎的治疗方法

1. 轻者局部暴露即可减轻。

2. 外用5%鞣酸软膏或者40%氧化锌油，可以加快创面干燥及表皮再生。

3. 如果继发感染，外用曲安奈德益康唑乳膏、氧化锌糊剂等。

4. 严重者需要综合治疗，加强护理，必要时服用抗生素，红光照射局部等。

误区解读

误区：尿布皮炎主要由局部潮湿引起，只要多撒点爽身粉就可以了

尿布区域由于汗液、尿液浸渍比较潮湿，多撒爽身粉容易粘牢皮肤结成块，宝宝皮肤比较娇嫩，反复摩擦容易使皮肤破溃，反而加重病情。

小贴士

在家庭护理中，可通过以下几点来预防尿布皮炎的发生：①选择干爽型纸尿裤，勤换尿布；②尿布用清水洗净，晒干，以免刺激皮肤；③宝宝每次便后清水清洗，用棉布吸干，保持局部清洁干燥。

（高来龙）

第十节 得了流行性腮腺炎怎么办

小案例

宝妈：孙医生，我儿子的耳根肿了，触摸时有疼痛感，刚才测体温38.5℃，这是怎么回事？

全科孙医生：以耳垂为中心的肿大、触痛、发热，估计是流行性腮腺炎，下面，我们来科普一下流行性腮腺炎的知识吧！

小课堂

一、什么是流行性腮腺炎

流行性腮腺炎，是由腮腺炎病毒引起的急性呼吸道传染病，以腮腺非化脓性炎症、腮腺区肿痛为临床特征，唾液腺和其他多种腺体组织及神经系统可受累。人是腮腺炎病毒的唯一自然宿主，流行性腮腺炎患者和隐性感染者是本病的传染源，一次感染后多可获得终身免疫。

二、流行性腮腺炎好发于哪些年龄段的儿童

流行性腮腺炎主要影响 4~15 岁的儿童，其中 4~9 岁为高危险人群。

三、流行性腮腺炎的临床表现有哪些

前驱症状一般较轻，表现为体温中度升高、头痛、肌肉酸痛等。腮腺肿大常是本病的首发体征，持续 7~10 天，常一侧腮腺先肿，2~3 天后对侧腮腺亦出现肿大，有时肿胀仅为单侧，腮腺肿大的特点是以耳垂为中心，向前、后、下扩大，边缘不清，触之有弹性，有疼痛及触痛，表面皮肤不红，可有热感，张口、咀嚼，特别是吃酸性食物时疼痛加重。

四、流行性腮腺炎如何传播

主要通过空气飞沫传播，传染性强，也可通过接触被病毒污染的物品传播。

五、如何诊断流行性腮腺炎

如患者在发病前 2~3 周内与腮腺炎患儿或隐性感染者有接触，一侧或双侧以耳垂为中心腮腺肿大，有典型的疼痛、发热等，可被视为重要的诊断线索。血清中检出腮腺炎病毒特异性抗体 IgM 可作出明确的诊断。

六、流行性腮腺炎的并发症有哪些

腮腺炎病毒具有神经系统及腺体的高亲和性，故常出现神经系统、腺体的并发症。

1. 脑膜脑炎　是儿童期最常见的并发症。
2. 耳聋　为听神经受累，发病率不高。

3. 睾丸炎　是男孩最常见的并发症，如双侧受累可导致不育症。
4. 卵巢炎　症状多较轻，一般不影响受孕。
5. 胰腺炎　病程中出现腹痛，应警惕。
6. 心肌炎　较常见。
7. 其他　肾炎等，较为少见。

七、流行性腮腺炎患者应在哪些科室就诊

流行性腮腺炎是急性呼吸道传染病，在儿科、感染病科就诊。

知识拓展

一、流行性腮腺炎需要做哪些检查

实验室检查，包括血常规、尿常规、血淀粉酶、尿淀粉酶、血脂肪酶、血清腮腺炎病毒特异性抗体 IgM、血清腮腺炎病毒抗原；影像学检查，包括心电图、腹部彩色多普勒超声等。

二、如何治疗流行性腮腺炎

（一）非药物治疗

①隔离治疗，直至患儿腮腺肿胀完全消退，方可解除隔离；②卧床休息；③保持口腔清洁，清淡流质或半流质饮食，忌食酸性食物，保证足够的饮水量。

（二）药物治疗

①抗病毒治疗，发病早期可应用利巴韦林抗病毒治疗，也可选用干扰素治疗。②中药治疗，应用清热解毒、软坚消痛的药物。③解热镇痛、对症支持治疗，发热温度较高、食欲较差时，应补充水、电解质和能量，以减轻症状；头痛和腮腺胀痛者可应用镇痛药，睾丸胀痛可用冰敷或用丁字带托起。④并发症治疗，并发脑膜脑炎、心肌炎者，可应用地塞米松治疗。

误区解读

误区一：腮腺炎都是病毒性感染引起的

不正确。引起腮腺炎的病毒，除了腮腺炎病毒之外，还包括甲型流感病毒、副流感病毒、肠道病毒中的柯萨奇 A 组病毒及淋巴细胞脉络丛脑膜炎病毒等。另外，还有细菌感染引起的化脓性腮腺炎，表现为一侧性腮腺肿大，不伴

睾丸炎或卵巢炎，挤压腮腺时有脓液自腮腺管口流出，外周血中白细胞总数和中性粒细胞计数明显增高。

误区二：流行性腮腺炎是病毒感染，只要不发热，就不用到医院就诊

不完全正确。流行性腮腺炎是病毒感染，是自限性疾病，发热、以耳垂为中心的肿大是其重要特点，但部分人可能会出现并发症如脑膜脑炎、心肌炎、胰腺炎、生殖腺炎等，此时应及时到医院就诊。

（孙俊生）

第十一节 宝宝得了疱疹性咽峡炎怎么办

小案例

王小宝（化名）妈妈：我家宝宝最近出现发热、嗓子痛、食欲下降，口腔咽喉部还长了灰白色的疱疹，医生说得了疱疹性咽峡炎，这个病严重吗？会不会传染？

全科医生：疱疹性咽峡炎虽然会引起发热，使患儿咽峡部疼痛，但大多为轻症，预后良好，家长不必过分担心。不过这个病毒传染性很强，传播快，应注意隔离治疗，患儿用过的餐具、玩具等进行消毒处理，防止交叉感染。那么，什么是疱疹性咽峡炎，又该如何治疗呢？

小课堂

一、什么是疱疹性咽峡炎

疱疹性咽峡炎是由肠道病毒感染引起的儿童急性上呼吸道感染性疾病，主要病原是柯萨奇病毒 A 型和肠道病毒 71 型。发病率高，四季散发，春夏季

是流行季节。多见于6岁以下学龄前儿童,潜伏期为3~5天,病程一般4~6天,预后良好。

二、为什么会得疱疹性咽峡炎

疱疹性咽峡炎患儿和隐性感染者都是重要的传染源,呼吸道排出病毒一般持续1~3周,粪便持续排出病毒可达2~3个月。肠道病毒适合在湿、热的环境下生存,可经胃肠道(粪-口途径)、呼吸道传播,也可因接触患者口鼻分泌物、皮肤或黏膜疱疹液及被污染的手及物品等造成传播,饮用或食入被病毒污染的水和食物也可感染。

三、哪些人易得疱疹性咽峡炎

人对肠道病毒普遍易感,不同年龄组的人群均可患病。1~6岁学龄前儿童感染后临床症状比较明显。感染后对同血清型病毒产生免疫,获得特异性免疫力,但不同血清型的病毒间不能产生交叉免疫,同一患儿仍可因感染不同血清型的病毒而导致重复的感染发病。

四、有什么表现时,要警惕疱疹性咽峡炎的发生

急性起病,突发发热和咽痛,多为低热或中度发热,部分患儿为高热,可高达40℃以上,发热持续2~4天,可伴有咳嗽、流涕、呕吐、腹泻、头痛、腹痛、肌痛、精神差、食欲差、流涎、哭闹等,咽痛严重者可影响吞咽。重者持续发热、肢体抖动、呼吸和心率增快。

局部体征:初起时咽部充血,散在灰白色疱疹,周围有红晕,直径2~4mm,数目多少不等,1~2天破溃形成小溃疡,多见于腭咽弓、软腭、悬雍垂及扁桃体上。

五、需要与什么疾病鉴别

(一)单纯疱疹性口炎

单纯疱疹病毒I型感染,急性口腔黏膜感染,传染性强,经飞沫传播,终年可见,无季节性,有发热和局部淋巴结肿大,疱疹可发生于口腔黏膜任何部位,但常见于齿龈和颊黏膜,可同时累及唇及口周皮肤。累及皮肤者可先有红斑,而后出现成簇小水疱,壁薄、透明,周围有红晕,初起时发痒,继而有痛感。水疱不久溃破,形成浅表溃疡,溃疡形状不一,上面有黄白色的膜样渗出物。

(二)溃疡性口腔炎

婴幼儿较常发病。多由革兰氏阳性球菌引起,常见于营养不良、免疫力

低下患儿，病初口腔黏膜广泛充血、水肿，黏液增多，继之表现为大小不等、界限清楚的糜烂，可融合成大片并有纤维素渗出，形成的伪膜呈灰白色或浅黄色，擦去伪膜呈出血性糜烂面。溃疡处疼痛明显。有轻微口臭、局部淋巴结常肿大。全身症状轻重不一，多有发热、烦躁、食欲减退或因局部疼痛而不能进食。

（三）麻疹

由麻疹病毒引起，是传染性很强的急性呼吸道传染病，出疹前 24~48 小时可见口腔黏膜斑，常见于颊黏膜近臼齿处，直径 0.5~1.0mm，也可见于下唇内侧面与牙龈之间、软腭及咽弓等处，外有红色晕圈，可累及整个颊黏膜并蔓延至唇部黏膜，黏膜斑在皮疹出现后即逐渐消失。

（四）水痘

水痘-带状疱疹病毒感染，疱疹可见于口腔任何部位，口腔黏膜也可看到水疱破溃后形成的溃疡，常有疼痛，皮疹向心性分布，头皮、眼结膜及会阴部均可累及。全年均可发生，冬春季节多见，呈散发性，传染性极强。

六、什么情况下，应当就医

具有以下特征，尤其 3 岁以下的患儿，有可能在短期内发展为危重病例，应及时到医院发热门诊、急诊科或感染病科就诊。

（一）持续高热

体温（腋温）大于 39℃，常规退热效果不佳，或高热持续超过 48 小时。

（二）神经系统异常

精神萎靡、嗜睡、呕吐、头痛、易惊、情绪激动或烦躁不安、肢体抖动、颈项强直、眼球震颤、急性手脚无力、站立或坐立不稳等。

（三）呼吸异常

呼吸增快、减慢或节律不正常，安静状态下（体温正常时）：5 岁以上儿童 >30 次/min；1~5 岁儿童 >40 次/min；2~12 月龄儿童 >50 次/min；新生儿~2 月龄儿童 >60 次/min。

（四）循环功能障碍

出冷汗、四肢发凉、皮肤花纹，心率增快或减慢、血压升高、毛细血管再充盈时间延长（>2 秒）等。

七、家庭处理方法

1. 注意隔离，避免交叉感染，做好呼吸道隔离，居家隔离 2 周。
2. 注意休息，保持室内清洁及空气流通。

3. 清淡饮食，不宜进食过烫、辛辣、酸、粗、硬等刺激性食物，应进流食或半流食，少食多餐。

4. 进行口腔护理，饭后淡盐水或生理盐水漱口，低龄患儿可用生理盐水擦拭口腔。

5. 发热患儿，衣被不宜过厚；鼓励患儿多饮水；保持皮肤清洁，及时更换汗湿的衣服；勤监测体温，警惕高热惊厥发生。

6. 进食困难及高热不退的患儿应适当补液，防止电解质紊乱。

7. 密切观察患儿精神状况和饮食状态，如是否精神差、嗜睡、烦躁不安、面色苍白等。

8. 控制高热，体温 38.5℃以上，物理降温，如用退热贴、头部冷敷、枕冰袋、腹股沟处放置冰袋等，遵照医嘱给予退热药物：布洛芬口服，5~10mg/(kg·次)，或对乙酰氨基酚口服，10~15mg/(kg·次)；两次用药的最短间隔时间为 4 小时，24 小时不超过 4 次。

知识拓展

一、疱疹性咽峡炎的临床处理方法

（一）一般治疗

1. 护理方法　请参考家庭处理方法。

2. 退热治疗　请参考家庭处理方法。

3. 止惊厥治疗　高热惊厥，需及时进行治疗，可首选咪达唑仑缓慢静脉注射，0.1~0.3mg/(kg·次)，体重<40kg 者，最大剂量不超过 5mg/次，体重>40kg 者，最大剂量不超过 10mg/次，无静脉通路时可选择咪达唑仑肌内注射；苯巴比妥肌内注射，10mg/(kg·次)；地西泮缓慢静脉注射，0.3~0.5mg/(kg·次)，最大剂量不超过 10mg/次，注射速度 1~2mg/min。也可使用水合氯醛灌肠抗惊厥。

（二）病因治疗

尚无特效抗肠道病毒药物。部分病例病初血常规白细胞计数、中性粒细胞比例及 C 反应蛋白升高；建议次日复查以上指标，若明显下降或正常，无细菌感染的依据，则无须使用抗菌药物。

1. 干扰素 α(INF-α)　喷雾或雾化有一定疗效，局部用药使用便捷，儿童易接受，安全有效。IFN-α2b 喷雾剂：100 万 U/d，每 1~2 小时 1 次，疗程 3~4 天。也可使用 INF-α 雾化吸入：2~4μg/(kg·次)或 20 万~40 万 U/(kg·次)，1~2 次/d，疗程 3~4 天。

2. 利巴韦林　不常规推荐利巴韦林治疗疱疹性咽峡炎。利巴韦林静脉滴注 10~15mg/(kg·d),早期使用可能有一定疗效,但若使用利巴韦林应密切关注其不良反应和生殖毒性。

二、疱疹性咽峡炎的预后

全身和咽部症状一般在 1 周左右自愈,预后良好,个别重症患儿会出现脑炎、无菌性脑膜炎、急性弛缓性麻痹、肺水肿和/或肺出血、心肌炎等并发症,甚至死亡。

误区解读

误区一:疱疹性咽峡炎是自限性疾病,没有必要去医院做检查和治疗

有必要。疱疹性咽峡炎有并发重症的概率,建议医院就诊筛查排除重症。严重时危及生命,要马上进行治疗干预,以免悲剧的发生。有些家长认为孩子的血少,抽血对孩子身体伤害大,这种想法是错误的,我们常规的抽血检查,只是取极少量的血,并不会对孩子造成任何伤害。

误区二:疱疹性咽峡炎痊愈后不会再感染

一般来讲,感染后对同血清型病毒产生免疫,获得特异性免疫力,会有较长时间的免疫,但绝不是永久免疫;不同血清型的病毒间不能产生交叉免疫,同一患儿仍可因感染不同血清型的病毒而导致重复的感染发病。

小贴士

预防疱疹性咽峡炎有妙招

1. 不要和患有疱疹性咽峡炎的人有亲密接触,疱疹性咽峡炎主要通过粪-口途径和呼吸道传播。

2. 家长不要亲吻孩子,不和孩子共用餐具,不要用嘴吹凉孩子的食物,被褥及玩具定期清洗消毒。

3. 养成良好的卫生习惯,勤洗手,注意饮食卫生。

4. 加强体育锻炼,保证充足的睡眠,多饮温开水,多吃新鲜蔬菜及营养丰富易消化的食物,增强免疫力。

5. 居室多通风，在疾病高发期间，避免带孩子去人群密集、空气流动性差的地方。

6. 适龄儿童可接种 EV71 灭活疫苗，预防由 EV71 病毒所引起的手足口病和疱疹性咽峡炎等疾病，减少重症、死亡病例的发生。

（刘娟娟）

第五章

儿童呼吸系统常见疾病

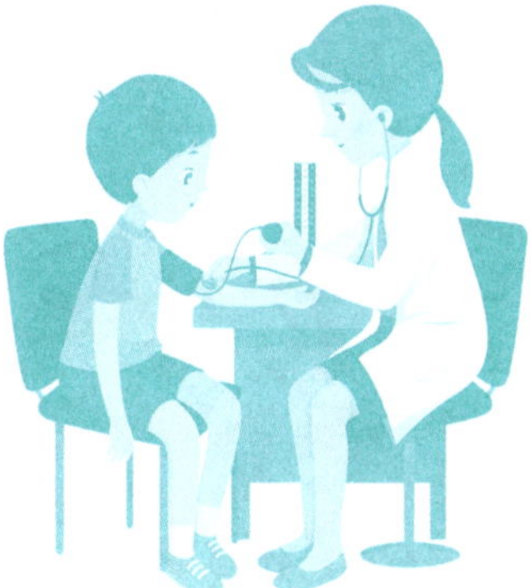

第一节 我该拿鼻窦炎怎么办

小案例

某位宝妈：医生，我们家孩子最近一段时间总是爱打喷嚏，流黄脓鼻涕，早起会咳嗽几声，偶尔还会头痛，在医院拍了一个X线片，说是得了鼻窦炎，听说鼻窦炎治不好，我该怎么办？

全科医生：不要着急，按你说的，宝宝鼻窦炎的诊断应该是很明确了，虽然鼻窦炎不能完全治愈，但是只要规范治疗，可以有效控制症状，减少发作，并防止发生并发症。

小课堂

一、什么是鼻窦炎

鼻窦炎，顾名思义即为一个或多个鼻窦的黏膜发生炎症。累及的鼻窦可包括：上颌窦、筛窦、额窦和蝶窦。

二、鼻窦炎有哪些分类

1. 按病程分　病程小于12周为急性鼻窦炎；病程大于12周为慢性鼻窦炎。

2. 按感染源分　包括细菌性鼻窦炎和真菌性鼻窦炎。

三、鼻窦炎有哪些表现

鼻窦炎急性期主要表现为鼻塞，鼻腔的分泌物增加，出现脓肿和黏液，可伴有鼻窦局部区域的疼痛和/或头痛等；慢性期则主要为头痛和流鼻涕，且鼻涕多为脓性。

知识拓展

一、如何诊断鼻窦炎

鼻窦炎的诊断主要依靠症状，包括主要症状和次要症状。主要症状是鼻塞，黏性或黏脓性鼻涕；次要症状是头面部胀痛，嗅觉减退或丧失；同时具有上述两种或两种以上相关症状，且鼻塞、黏性或黏脓性鼻涕必具其一，即可诊断鼻窦炎。

二、如何治疗鼻窦炎

（一）一般治疗

注意休息，加强锻炼，增强机体免疫力，养成良好的鼻部卫生习惯。

（二）药物治疗

1. 鼻用激素　激素具有强大的、显著的抗炎、抗水肿和免疫抑制作用，可以有效减轻鼻黏膜水肿，从而改善鼻塞等症状，是鼻窦炎药物治疗中最重要的药物。

2. 口服激素　当单纯鼻用激素治疗无效，或者合并慢性鼻窦炎伴有鼻息肉，尤其是严重复发性鼻息肉患者，或者伴有哮喘、严重变态反应、阿司匹林耐受不良及变应性真菌性鼻窦炎等患者，可给予短期口服糖皮质激素治疗，应用激素时需注意此类药物的适应证、禁忌证及相关不良反应。

3. 抗菌药物　鼻窦炎的发病与微生物感染有一定关系，但细菌不是鼻窦炎发病的唯一和关键因素，因此治疗以抗炎为主，抗感染治疗应严格掌握适应证，对于鼻窦炎稳定期不推荐抗菌药物治疗。对于有抗生素应用指征的首选口服阿莫西林/克拉维酸钾、次选第二代或第三代头孢菌素，近年来有报道大环内酯类抗生素在鼻窦炎治疗中有良好的临床效果。应用抗生素时，可根据经验或者鼻分泌物药敏效果进行选择，但需注意此类药物的适应证、禁忌证及相关不良反应。

4. 白三烯受体拮抗剂　该类药物可以有效抑制半胱氨酸白三烯与半胱氨酸白三烯受体结合，从而起到抗炎作用，该类药品对于鼻窦炎的治疗作用已经有多项研究和指南支持。

5. 抗组胺药　变态反应在鼻窦炎的发病中起一定作用，且是难治性鼻窦炎的一个重要相关因素，抗组胺药可以有效改善鼻痒、鼻塞等鼻部症状。

6. 黏液溶解促排剂　可以通过调节黏液至正常范围并降低其黏滞度或提高黏膜纤毛清除率或刺激咳嗽反射的作用，来改善鼻窦炎的鼻塞、流涕、咳嗽等症状。

7. 减充血剂　可通过鼻黏膜及血管收缩，缓解鼻黏膜的充血和肿胀，从而减轻鼻窦引流通道的阻塞，改善鼻腔通气和引流。需注意此类相关药物的禁忌证及不良反应。

（三）鼻腔冲洗

生理盐水冲洗鼻腔，适用于所有类型的鼻炎及鼻窦炎各个病程时期的辅助治疗，尤其适用于各种类型鼻炎和/或鼻窦炎急性发作期。此种治疗方法可以有效去除鼻腔鼻窦的分泌物，增强纤毛活动，破坏和清除各种抗原、生物膜及炎性介质，保护鼻窦黏膜，减轻鼻黏膜水肿，改善鼻塞症状，另外随着鼻腔鼻窦分泌物的清除，可在一定程度上减轻局部细菌负荷，对各种鼻窦炎治疗都有着积极的作用。鼻腔冲洗可搭配任何一种治疗手段治疗鼻窦炎，也可以单独应用，更可以长期应用，但是需要注意的是，鼻腔冲洗时要防止发生误吸，中耳炎发作期间不建议进行鼻腔冲洗。

误区解读

误区一：纯净水、矿泉水很干净，可以用来做鼻腔冲洗

不正确。纯净水、矿泉水相对于生理盐水都是低渗液，鼻腔冲洗需要用生理盐水或者生理盐水等渗液；纯净水、矿泉水的“干净”并不等于无菌。

误区二：很多人父子两辈都患有鼻窦炎，所以鼻窦炎是遗传的

不正确。鼻窦炎主要因素是感染性因素，基本与遗传不相关。

误区三：鼻窦炎会传染

错误。鼻窦炎虽然与感染相关，但是没有传染性。

误区四：鼻窦炎就是流鼻涕、偶尔头痛，而且也治不好，所以不需要治疗

不正确。鼻窦炎属于感染性疾病，研究表明与多种疾病的发病有直接或间接的关系，如哮喘、中耳炎等；另外，鼻窦炎还可以引起严重的并发症，如眼部及颅内并发症。治疗目的是改善既有症状，预防或减少并发症的发生。所以鼻窦炎需要长期规范的治疗。

小贴士

一、得了鼻窦炎，该怎么办

（一）鼻窦炎发作前期和/或稳定期

1. 适当锻炼身体，增强体质，可以增强对感冒的抵抗力，减少鼻窦炎的发作。

2. 让儿童掌握正确的擤鼻涕方法：按住一侧鼻翼，适度用力擤鼻涕，而非双侧鼻翼同时压住。

3. 游泳时，要掌握正确的换气法，即以口换气，而非用鼻换气，以防止水自鼻腔吸入，引发感染。

4. 天凉时注意保暖，注意戴口罩，预防感冒复发，可减少鼻窦炎发作。

（二）鼻窦炎急性发作期

1. 鼻窦炎发作时需要抗感染治疗，需要在医生指导下选择抗生素，切忌盲目用药。

2. 鼻窦炎发作时需要引流和/或鼻腔冲洗治疗，注意正确方法，防止误吸和咽鼓管倒流引发肺部感染和中耳炎。

3. 鼻窦炎急性发作期，不宜乘坐飞机。

（三）其他

有些患儿合并鼻甲肥大、鼻中隔偏曲、鼻息肉并影响鼻窦引流和抗感染治疗效果的，需五官科专科治疗。

二、应用鼻用激素后出现鼻腔干燥，甚至鼻出血怎么办

1. 如果出血量多，首先停用鼻用激素，然后及时去医院就医。

2. 多饮水、用热水蒸气熏鼻，也有报道临时短期应用金霉素眼膏涂鼻腔可改善鼻腔干燥情况。

3. 增加室内空气湿度，也可以改善鼻腔干燥症状。

4. 回避“发物”摄入，对改善鼻腔干燥也很有积极意义，常见的“发物”有：生姜、韭菜、花椒、香葱、胡椒等调料，还有一些食用肉类，如牛肉、羊肉、狗肉等。

（尹　永）

第二节
教你来认识急性支气管炎

小案例

某位妈妈：医生，我们家孩子感冒好几天了，咳嗽、有黄痰，还发热，吃药也不见好，今天去拍片说得了支气管炎……

全科医生：是的，支气管炎多由上呼吸道感染继发转化而来，胸部X片检查有助于排查支气管炎……

小课堂

一、什么是急性支气管炎

急性支气管炎是一种支气管黏膜的急性炎症，可以由生物性因素或非生物性因素引起，是婴幼儿常见的一种下呼吸道感染。主要由急性上呼吸道感染转化而来，起始一般为病毒感染，可以继发或者合并细菌、支原体等病原体感染。

二、急性支气管炎的主要临床表现有哪些

急性支气管炎主要的临床症状为上呼吸道感染后出现咳嗽，随之进展为发作性呼吸困难，咳嗽与喘憋同时发生，其上呼吸道感染表现有：发热、鼻塞、流涕、咳嗽、咳痰、咽痛、声音嘶哑等。

三、哪些儿童容易发生急性支气管炎

混合喂养儿童、人工喂养儿童、早产儿及患有免疫缺陷病、呼吸道发育畸

形、先天性心脏病儿童的支气管炎发病率高于一般儿童。

知识拓展

一、急性支气管炎可能需要进行哪些检查

（一）实验室检查

实验室检查有助于辅助判断感染种类及程度，也可以在一定程度上评价治疗效果。常见的实验室检查有：血常规、C反应蛋白测定、降钙素原检测、抗链球菌溶血素O试验、呼吸道病原体检测、支原体检测等。

（二）影像学检查

1. X线平片　可以判断是否患有支气管炎及支气管炎的程度，对诊断和治疗都有指导意义。

2. CT扫描　胸部CT相较于胸片可以更清晰地判断支气管炎病情，还可以排查肺部及支气管的畸形、异物等。

检查化验的目的是明确诊断，指导治疗，可根据具体病情酌情选择。

二、如何治疗急性支气管炎

（一）一般治疗

注意休息、保证睡眠、补充水分，加强营养；愉悦的心情、良好的环境有助于疾病的转归和康复；适度体育锻炼，可以增强机体免疫力，增强对各种病原体的抵抗和加速疾病的恢复。

（二）对症治疗

1. 退热　当患儿出现发热，体温<38.5℃，或患儿一般精神状况良好，无特殊不适，可仅予以物理降温，适当减少衣物、适时适度补充水分、擦浴、贴退热贴等；当体温达到38.5℃及以上并伴有明显不适时，或既往有热性惊厥病史，需要应用非甾体抗炎药进行退热，推荐使用对乙酰氨基酚或布洛芬。

2. 镇咳　咳嗽是机体的保护性反射，可以清除呼吸道的分泌物等，但是过度的咳嗽也是有损害的，因而需要适当采取镇咳治疗。儿童常用的止咳药有支气管扩张剂（如克伦特罗等）、抗组胺药（氯雷他定、西替利嗪等）。

3. 祛痰　通过黏液溶解剂和调节剂以使痰液液化或黏滞性降低而使痰液更容易咳出，从而降低相关感染的风险。

（三）抗感染治疗

支气管炎病原体以病毒为主，包括呼吸道合胞病毒、流感病毒、副流感病

毒、腺病毒、鼻病毒等，细菌不是主要致病源，故无指征不用抗生素。

（四）雾化治疗

雾化治疗是指通过雾化设备将具有抗炎、减轻气道水肿、扩张支气管、化痰、减少气道分泌等作用的药物送入呼吸道，常用的药物有氟替卡松、布地奈德、丙酸倍氯米松、异丙托溴铵、特布他林、N-乙酰半胱氨酸等。该治疗方法的优点有用药剂量小、见效快、不良反应少、使用方便、疗效显著。

三、患了急性支气管炎，什么时候需要就医

当患儿出现高热不退、反复发热、咳嗽咳痰症状加重、喘息，伴有胸痛，一般精神状况很差，或上述症状在经过一般治疗后未能好转甚至加重时，需及时前往医院进一步诊疗。

误区解读

误区一：母乳喂养儿童支气管炎发病率高

不正确。1 岁内母乳喂养的儿童发生支气管炎的概率低于混合喂养和人工喂养的儿童，而混合喂养的儿童发生支气管炎的概率低于人工喂养的儿童，这与母乳中含有一定量的免疫球蛋白 A 有关系。

误区二：自然分娩的儿童支气管炎发病率高

不正确。1 岁内的剖宫产儿童支气管炎发病率高于自然分娩的儿童。

误区三：足月分娩的儿童支气管炎发病率高

不正确。足月分娩儿童的支气管炎发病率低于早产儿童，这与足月儿各系统发育尤其是呼吸系统发育较早产儿完善有关系。

误区四：流感疫苗只是预防流感，对支气管炎没有保护作用

不正确。支气管炎多由上呼吸道感染转化而来，流感疫苗可以针对性减少流感发病次数和/或程度，所以，可以认为流感疫苗在一定程度上减轻或减少相关儿童支气管炎的发病率。

误区五：屋内喷洒白醋可以预防感冒和支气管炎

不正确。屋内喷洒白醋并不能起到消毒作用，不能预防感冒和支气管炎，而且，白醋属于易挥发物质，挥发到空气中后反而会刺激呼吸道，所以，绝对不要去做这件事。

小贴士

急性支气管炎患儿的家庭处理方法:①发病初期主要是急性上呼吸道感染症状,要保证患儿充足休息和水分摄入,并及时予以相应治疗;②注意营养,同时避免辛辣刺激性食物摄入,回避过敏或易敏食物;③室内经常开窗透气,保证新鲜空气流通,同时注意保暖;④禁止任何人在家里吸烟。

(尹　永)

第三节 宝宝鼻子总出血怎么办

小案例

某位妈妈:医生,我家宝宝有鼻炎,平时就喜欢自己揉鼻子、挖鼻子,说了也不听,今天突然鼻子出血了,该怎么办啊?

全科医生:您先别着急,鼻出血先让孩子保持端坐位,用手指紧压出血一侧鼻翼,或双侧鼻翼,注意轮换,然后迅速来医院就诊。

小课堂

一、什么是鼻出血

鼻出血,又称为鼻衄,是由于鼻腔内黏膜血管扩张破裂出血引发的疾病。可由鼻部疾病引起,也可由全身疾病所致。

二、常见的鼻出血部位有哪些

鼻衄可发生于鼻腔任何部位，与血管分布有密切关系，以前部出血的利特尔区和后部出血的吴氏静脉丛部位多见。因鼻中隔前下部有鼻腭动脉、筛前动脉、上唇动脉中隔支、腭大动脉支密切吻合，形成血管丛，而鼻中隔前下部黏膜较薄，血管极易损伤，因此较易出血。后者位于下鼻道外侧壁后方，由怒张的静脉和蝶腭动脉分支构成，血管也易损伤出血。

三、常见的鼻出血病因有哪些

常见的鼻出血病因分为局部原因、全身疾病原因，环境及饮食因素等。

1. 局部原因　包括鼻部外伤，鼻部炎症、鼻中隔病变、鼻腔异物、肿瘤等。

2. 全身疾病原因　包括高热、血液病、心血管病、急性传染病、中毒等。

3. 环境因素　长期处在气候干燥的环境中，可引起鼻黏膜干燥，当达到一定程度的时候，可出现鼻出血。

4. 饮食因素　一些辛辣刺激性食物，含酒精饮料摄入等，会加重鼻黏膜干燥情况，进而在一定程度上增加鼻出血发生的风险。

四、哪些儿童容易发生鼻出血

有鼻部外伤史、鼻炎、鼻腔畸形、鼻咽部肿瘤、某些血液病（如血友病、血小板减少症等）、心血管病（如高血压等）等的患儿，或者长期处在干燥环境中的儿童，容易出现鼻出血。

五、鼻出血有哪些表现

鼻出血可以表现为单侧或者双侧的鼻孔出血，鼻出血以外的临床表现主要与出血部位以及出血量有关系。如果出血部位在后鼻孔或者出血量比较大，可伴有咯血，当吞入血较多时候还可能出现呕血、黑便，出血量大的患儿甚至可以出现休克。

知识拓展

一、鼻出血可能需要进行哪些检查

检查的目的是明确诊断和/或治疗，临床可以根据实际情况和需要，酌情选取。

1. 实验室检查 血常规、凝血功能等。

2. 影像学检查 X 线片、CT，可以了解鼻咽部有没有畸形、异物等。

3. 鼻内镜 通过鼻内镜检查可以判断鼻出血发生的部位，同时又可以辅助止血治疗。

二、如何治疗鼻出血

（一）一般治疗

由于鼻出血常引起患儿和家属情绪紧张、焦虑、恐惧，因此要消除患儿的紧张情绪，轻者可取坐位，病情严重者可取半卧位，疑有休克者取平卧位，勿将血液咽下，以免刺激胃肠道引起呕吐，或加重全身症状。

（二）止血方法

由于病情轻重和出血部位不同，止血方法也不相同。

1. 指压法 轻度出血者，可用拇指、食指捏双侧鼻翼 10~15 分钟，张口深呼吸，指压期间用冷水袋或湿毛巾敷前额和后颈，可促使血管收缩，减少出血。

2. 鼻腔填塞止血法 分为传统的凡士林纱布填塞和气囊填塞压迫止血两种。

3. 药棉填塞法 对于少量或鼻黏膜弥漫性出血的患者可用 1% 麻黄素盐水加 0.1% 肾上腺素棉片，塞入出血部位，收缩血管，达到止血目的。

4. 内镜下止血法 包括局部的激光治疗、血管结扎法、血管硬化以及烧灼法等。

（三）全身治疗

主要是止血药物应用以及原发病及并发症的治疗，比如血液系统疾病中的血友病患者鼻出血，主要是针对血友病本身，及时补充血小板；心脑血管疾病中高血压患者鼻出血要积极控制血压；鼻部异物患者引起的鼻出血要及时安全地取出异物；鼻部肿瘤患者鼻出血要在专科规范治疗肿瘤；服用华法林或者利伐沙班等药物引发鼻出血需要评估原发病之后决定是否停药或者更换药物治疗。

误区解读

误区一：鼻出血不需要平卧

不正确。平卧可以降低血压，也有助于稳定患儿紧张情绪，从而减少出血。平卧时需要将头部偏向一侧，以防止误吸，切不可仰卧。

误区二：鼻出血只要把鼻孔填塞堵住就可以了

不完全对。对于前鼻道出血，填塞压迫住出血点是有效的，但是对于未能有效压迫出血点的前鼻道、后鼻道出血，或者鼻咽部出血，都是无效的。

误区三：室内启用空调时，不需要放置水或同时启用加湿器

不正确。空调启用时会使室内空气干燥，从而加大鼻出血的风险，室内放置水或启用空气加湿器，可以调节室内空气湿度。

小贴士

发生鼻出血时，我们首先要保持冷静，不要慌张，可以运用一些简易的方法止血，如指压止血法，然后迅速送医就诊。

（尹　永）

第四节 急性上呼吸道感染知多少

小案例

爸爸妈妈：医生，昨天晚上宝宝洗完澡没有及时穿衣服，现在喘气很粗，鼻塞得厉害，清水鼻涕也是哗啦啦的，还有点咳嗽，请问我们应该怎么办？

全科医生：您好，不要着急，结合您叙述的病史和体征，宝宝应该是着凉后出现了急性上呼吸道感染。

下面，我们就来介绍一下儿童的急性上呼吸道感染。

小课堂

一、什么是急性上呼吸道感染

急性上呼吸道感染，为外鼻孔至环状软骨下缘包括鼻腔、咽或喉部急性炎

症的总称。广义上的上呼吸道感染包括普通感冒、咽炎、喉炎、咽峡炎、咽-扁桃体炎、咽结合膜热等。狭义的上呼吸道感染就是我们常说的“感冒”。急性上呼吸道感染是小儿最常见的急性呼吸道感染性疾病。

二、哪些宝宝容易得急性上呼吸道感染

营养不良、缺乏锻炼或过度疲劳以及有过敏体质的宝宝,因身体防御能力降低,容易得急性上呼吸道感染。

三、哪些宝宝得急性上呼吸道感染后容易出现严重症状

伴有消化不良、佝偻病,以及有原发免疫缺陷病或后天获得性免疫功能低下的宝宝,容易出现严重症状,需要警惕。

四、常见的急性上呼吸道感染原因有哪些,有什么特点

急性上呼吸道感染约90%由病毒引起,包括鼻病毒、冠状病毒、腺病毒、流感和副流感病毒、呼吸道合胞病毒、埃可病毒和柯萨奇病毒、人偏肺病毒等。此外,上呼吸道感染还可由细菌和肺炎支原体引起,可单纯发生或继发于病毒感染,侵入上呼吸道的继发性细菌感染大多属于乙型溶血性链球菌A族、肺炎链球菌、流感嗜血杆菌和葡萄球菌等,卡他莫拉菌为鼻咽部正常定植菌群之一,但有时在呼吸道可发展为致病菌。肺炎支原体不但会引起肺炎,还可以引起上呼吸道感染。急性上呼吸道感染大多呈自限性。

五、急性上呼吸道感染可有哪些表现

急性上呼吸道感染病情轻重程度相差很大,一般年长儿病情较轻,婴幼儿时期则重症较多。

(一)轻症

只有鼻部症状,如流清鼻涕、鼻塞、打喷嚏等,也可有流泪、咳嗽或咽部不适,可在3~4天内自然痊愈。如感染涉及鼻咽部,常有发热、咽痛、扁桃体炎,有时淋巴结可轻度肿大,发热可持续一周左右。在婴幼儿群体常可伴有呕吐和/或腹泻等消化道症状,临床上称之为“胃肠型感冒”。

(二)重症

体温可达39~40℃或更高,伴有畏寒、头痛、全身无力、食欲锐减、睡眠不安等,鼻咽部分泌物可引起较频繁的咳嗽。咽部充血,发生疱疹和溃疡时,称为疱疹性咽炎。有时红肿明显波及扁桃体,咽痛和全身症状加重。颌下淋巴结显著肿大,压痛明显。如果炎症波及鼻窦、中耳或气管,则发生相应症状,全

身症状也较严重。急性腹痛有时很剧烈,多在脐部周围,无压痛,早期出现,多为暂时性,可能与肠蠕动亢进有关;也可持续存在,多为并发急性肠系膜淋巴结炎所致。

(三)其他

部分患儿高热时可能会出现高热惊厥,多见于婴幼儿,于起病后1~2日内发生,很少反复发生。

知识拓展

一、得了急性上呼吸道感染,需要做哪些检查

(一)实验室检验

血常规、C反应蛋白等,可初步鉴别细菌或病毒感染,为治疗提供指导和支持,也可以评估治疗效果。

(二)影像学检查

胸部X线平片或CT,可排查有无支气管炎或肺炎等。

需要指出的是,检查化验的目的是明确诊断、指导精细化治疗和/或评估治疗效果,具体的化验和检查项目,可根据具体病情酌情选择。

二、得了急性上呼吸道感染,应该采取哪些治疗方法

(一)一般治疗

注意休息,多喝水,勤开窗换气,保持室内空气新鲜。

(二)药物治疗

1. 对症治疗　①解热镇痛药(如对乙酰氨基酚、布洛芬等):具有解热镇痛作用,可以有效改善发热、头痛、咽痛、浑身酸痛等症状;②抗组胺药(如西替利嗪、左西替利嗪、氯雷他定、地氯雷他定、酮替芬等):具有抗过敏作用,可以有效改善上呼吸道感染所致的流涕、流泪、打喷嚏、咳嗽等症状;③鼻黏膜血管收缩药(如盐酸伪麻黄碱等):具有选择性收缩上呼吸道黏膜血管作用,从而消除或减轻上呼吸道感染所致的鼻塞、流涕、打喷嚏、咳嗽等症状,此类药物对儿童应用有一定年龄要求,应酌情选用;④中枢兴奋药(如咖啡因等):可以增强解热镇痛药的效果,并能减轻上呼吸道感染本身所导致的和/或其他药物(如抗组胺药)所致的嗜睡、头晕、乏力等症状。

2. 抗感染治疗　①抗病毒药物:如金刚烷胺,具有抗"亚-甲型"流感病毒,抑制病毒复制作用,但近年多项研究提示该药目前已经出现很高的耐药

性，故抗病毒效力已有限；②磷酸奥司他韦：具有抑制甲型流感病毒和乙型流感病毒的复制和致病性作用等，如果明确诊断流感，可使用该类药物，此外该类药物还具有流感预防效力，所以在流感流行季节，易感人群（儿童、老人，长期服用激素或免疫抑制剂、免疫功能低下人群）可以预防使用，具体剂量应当按照医嘱和/或药品说明书确定。一般复方感冒药大多都含有上述成分，可视具体人群及症状酌情选用。

（三）中医药治疗

中医药对感冒治疗具有独特的临床疗效，但需要具体辨证施治。

三、什么是风寒感冒

除鼻塞、打喷嚏、咳嗽、头痛等感冒的一般症状外，还有畏寒、低热、无汗、头痛、浑身肌肉酸痛、流清涕、吐稀薄白色痰、有汗、咽喉红肿疼痛等特点。

四、什么是风热感冒

除鼻塞、流涕、咳嗽、头痛等感冒的一般症状外，还有发热重、痰液黏稠呈黄色、喉咙痛等表现，而且通常在出现感冒症状之前就痛，痰液通常呈黄色或带黑色，可能便秘。

五、什么是暑湿感冒

夏季发病，表现为高热无汗、头痛、身重困倦、胸闷恶心、食欲缺乏，或呕吐、腹泻，或鼻塞、流涕、咳嗽，舌苔薄白或腻。

误区解读

误区一：急性上呼吸道感染是冻出来的

有可能。随着体温下降，人的免疫力也是相应下降的，另外感冒病毒适合在低温下复制繁殖，从而可能促使或者诱发急性上呼吸道感染。

误区二：急性上呼吸道感染发热时可以捂汗

不可以。发热捂汗是坊间传言中的一种陋习，没有科学性，反而会使体温不易回落，容易引起其他症状，如热性惊厥等。

误区三：流感疫苗可以完全预防急性上呼吸道感染

不一定。其一，流感疫苗只针对接种的那一种或几种病毒有效果，如果这次感染的病毒不是相应接种的类型，就不能起到预防作用，反过来说，即使是和接种的疫苗属于同一种病毒，其预防率也不是100%，因为具体效果受很多因素影响；其二，预防接种后免疫应答有一定时间，也就是说打完流感疫苗后产生相应的抗体需要一定的时间，在这段窗口期，相应的流感免疫保护是不完全的；其三，免疫应答有个体差异性，也就说每个人在进行流感疫苗接种后，抗体产生的时间和数量都存在差异，这也直接影响着流感疫苗的免疫保护效果。但是，从免疫预防的角度来看，进行流感疫苗接种是预防流感最为切实有效的手段，建议大家在没有接种禁忌的情况下适时进行流感疫苗的接种。

误区四：流感疫苗去年打过了，今年就不需要再打了

不正确。流感疫苗的有效保护期只有一年，所以每年都需要进行接种，只有这样才能获得及时有效的预防保护效力。

误区五：感冒是小病，不需要治疗，挺挺就过去了

不正确。感冒虽然属于自限性疾病，也无特效药和根治药物，其治疗的主要目的是改善患者症状，但依旧有继发支气管炎、肺炎的可能性，还可能诱发心肌炎，甚至可以威胁患者生命。所以当出现发热不退、反复发热，咳嗽加重、咳黄脓痰、喘息、胸痛、精神状态差，或常规对症治疗转归效果不佳时，需及时至医院进一步诊断治疗。

小贴士

急性上呼吸道感染的家庭处理方法

1. 患儿需要注意休息，清淡饮食、忌食辛辣油腻食物，多饮水或果汁，以补充足够的水分。

2. 症状很轻时，一般不需要特殊治疗。如有发热、头痛、浑身酸痛乏力，可适当对症处理，泡热水澡可以缓解相应症状，并缩短病程；如出现高热、咳嗽、咳痰、喘息、胸闷、心悸等症状，需要及时去医院诊治。

3. 室内经常开窗透气，经常翻晒被褥，都可以减少上呼吸道感染的发生。

4. 在流感流行季节，应避免至人流动量大的公共场所。减少或避免参加集体活动，以避免交叉感染。另外，为避免交叉感染，原则上也应适当回避已经有上呼吸道感染患者的拜访。同时，应当禁止家庭成员或者外来人员在家中吸烟。

5. 加强体育锻炼，增强体质，保证充足睡眠，不挑食、不偏食，保证营养均衡，可以增强对上呼吸道感染的抵抗力以及恢复能力。

6. 接种流感疫苗，可以增强对相应流感的抵抗力。

7. 急性上呼吸道感染一般不需要应用抗生素治疗。

（尹　永）

第五节
关于扁桃体发炎的那些事儿

小案例

某位妈妈：医生，我们家孩子前几天出去旅游，出汗吹了风，加上又太累了，回来之后就说咽部疼痛，还有点发热，张嘴一看，扁桃体又化脓了，我该怎么办呢？

全科医生：结合病史和查体，宝宝应该患了急性化脓性扁桃体炎。扁桃体炎是怎么回事儿呢？下面，我们就来具体介绍一下。

小课堂

一、什么是急性扁桃体炎

急性扁桃体炎是腭扁桃体的一种非特异性急性炎症，常伴有轻重程度不等的咽黏膜及咽淋巴环的急性炎症。

二、急性扁桃体炎主要由哪些原因引起

急性扁桃体炎主要原因是溶血性链球菌感染，其次是肺炎链球菌、葡萄球菌、腺病毒等感染。

三、急性扁桃体炎可有哪些表现

急性扁桃体炎主要表现为发热、咽痛、喉部异物感、吞咽困难、耳部放射痛等。

知识拓展

一、宝宝患了急性扁桃体炎，我们可以进行哪些检查化验

(一) 实验室检查

行血常规、C反应蛋白等相关化验可以评估急性扁桃体炎的感染情况，复查有助于评估治疗效果。

(二) 咽拭子检查

有助于判断病原菌，从而采取针对性用药治疗。

二、宝宝患了急性扁桃体炎，我们可以怎样治疗

(一) 对症治疗

1. 一般治疗　发热、病情较重或年老体弱者应卧床休息，多饮水，保持室内空气流通，防止受凉。

2. 药物治疗　解热镇痛药：有头痛、发热、全身肌肉酸痛等症状者，可酌情使用解热镇痛药。镇咳：对于咳嗽症状较为明显者，可酌情选用镇咳药。

(二) 病因治疗

抗菌药物治疗：单纯病毒感染无须使用抗菌药物，有白细胞计数升高、咽部脓苔、咳黄痰等细菌感染证据时，可酌情选用青霉素、头孢菌素、大环内酯类抗生素。

(三) 中医药治疗

中医药在急性扁桃体炎的治疗上有着良好的作用，可以根据需要辨证施治。

误区解读

误区一：发热到38.5℃及以上，一定要口服退热药

看情况。发热是细菌或病毒感染后机体一种正常的免疫反应表现，口服退热药的主要目的是缓解发热带来的不适感和并发症。因此，对于体温在38.5℃以下，但是一般状况良好的患儿，可以暂时不予以口服退热药物，仅予以增加饮水，减少衣物，贴退热贴、擦浴等物理方法降温，并观察；对于有过热性惊厥病史的患儿，建议在体温≥38.5℃时口服退热药退热，以防止热性惊厥再次发作，退热药可选择布洛芬或对乙酰氨基酚。

误区二：急性扁桃体炎不需要忌口

错误。急性扁桃体炎急性期（即急性扁桃体炎发作期后数天或存在咽痛时）建议清淡饮食，避免摄入辛辣油腻刺激性食物，以减少咽部不适感。

误区三：孩子经常出现扁桃体化脓，有必要进行扁桃体摘除

看情况。扁桃体摘除术有严格的适应证，对于达到适应证的手术治疗，比起非手术治疗更能获益。以下情况建议手术治疗：①咽喉感染发作的最小频率为过去 1 年间发生次数≥7 次，或在过去 2 年平均每年发生的咽喉感染≥5 次，或在 3 年间平均每年发生的咽喉感染≥3 次；②临床特点包括体温>38.3℃，颈部淋巴结肿大（淋巴结直径>2cm），或扁桃体有渗出物，或 A 组 B 溶血性链球菌培养阳性；③证实或怀疑采用了抗生素常规剂量治疗；④医疗记录有链球菌感染，有每次感染时临床症状的病情记录；如果没有医疗记录，随后观察的咽喉感染发作次数为 2 次且病史与临床特征一致。

误区四：扁桃体肿大不是宝宝打呼噜的原因

错误。扁桃体发炎肿大后会引起鼻咽气道的相对狭窄，尤其是在仰卧睡觉时，易出现儿童“打呼噜”症状。

小贴士

急性发作期，患儿需要注意休息，多饮水或果汁，以补充足够的水分和维生素；病程中建议清淡饮食、禁食辛辣油腻食物，避免虾蟹贝类食物摄入，避免进食芒果、菠萝等刺激性水果，以减少咽部不适等症状；发热时要根据具体情况，采取适当措施退热。

平时要养成良好的作息习惯，保证有效睡眠，适当进行体育锻炼，增强体质，可以提高机体对各种病原体的抵抗力；生活中注意搞好环境卫生，室内应光线充足、空气流通、保持适宜的温度和湿度，气温变化明显时注意保暖，预防感冒。

（尹　永）

第六节

哮喘真的那么可怕吗

小案例

爸爸妈妈：我家宝宝反复咳嗽，喉咙里经常发出“呼呼呼”的声音，特别是后半夜和凌晨比较厉害，跑步后咳嗽更加厉害，还伴有气急，请问这是怎么回事，我们应该怎么办？

全科医生：很多爸爸妈妈都碰到过类似问题，其实宝宝可能是得了支气管哮喘。下面，我们就来具体介绍一下。

小课堂

一、什么是支气管哮喘

支气管哮喘是一种以慢性气道炎症和气道高反应为特征的异质性疾病，以反复发作的喘息、咳嗽、气促、胸闷为主要临床表现，常在夜间和/或凌晨发作或加剧。

二、哪些宝宝容易得支气管哮喘

有湿疹、变应性鼻炎等过敏性疾病病史，或哮喘等过敏性疾病家族史的宝宝，容易得支气管哮喘。

三、支气管哮喘有哪些典型表现

典型支气管哮喘有以下表现。

1. 诱因多样性　常有上呼吸道感染、变应原暴露、剧烈运动、大笑、哭闹、气候变化等诱因。

2. 反复发作性 当遇到诱因时突然发作或呈发作性加重。

3. 时间节律性 常在夜间及凌晨发作或加重。

4. 季节性 常在秋冬季节或换季时发作或加重。

5. 可逆性 平喘药通常能够缓解症状，可有明显的缓解期。

四、诊断支气管哮喘需要满足哪些条件

支气管哮喘的诊断主要依据为呼吸道症状、体征及肺功能检查，证实存在可变的呼吸气流受限，并排除可引起相关症状的其他疾病。符合以下几点可以诊断为支气管哮喘：①反复喘息、咳嗽、气促、胸闷，多与接触变应原、冷空气，物理或化学性刺激、呼吸道感染、运动以及过度通气（如大笑和哭闹）等有关，常在夜间和/或凌晨发作或加剧；②发作时双肺可闻及散在或弥漫性呼气相哮鸣音，呼气相延长；③上述症状经抗哮喘治疗后改善，或自行缓解；④除外其他疾病所引起的喘息、咳嗽、气促和胸闷。

知识拓展

一、支气管哮喘可能需要做哪些检查

（一）血常规

嗜酸性粒细胞可增高在 6% 以上，有特应体质的患儿可高达 20%~30%。

（二）痰液检查

急性发作时多呈白色泡沫样痰，有时可见到半透明且有弹性的胶冻样颗粒的“哮喘珠”。痰细胞学检查有较多的嗜酸性粒细胞（通常大于 2.5%），并可见到嗜酸性粒细胞脱颗粒的现象。合并感染时，嗜酸性粒细胞比例降低，而中性粒细胞比例增高。

（三）肺功能检查

1. 评价是否存在气流受限

（1）肺容量变化：哮喘发作期残气容积、肺总量和残气肺总量比值均增大，缓解期可恢复正常。

（2）肺通气功能：发作期第一秒用力肺活量实测值预计值比降低，缓解期患儿大多数肺通气功能正常或有小气道通气功能障碍。

（3）气道阻力：发作期可出现各类型气道阻力增高，非发作期可检出潜在性气道阻力增高。

(4) 潮气呼吸分析:婴幼儿哮喘可采用该法评价肺功能,以小气道阻塞性通气功能障碍多见。

2. 评价是否存在气流受限的可逆性　也称支气管舒张试验。支气管舒张试验阳性有助于哮喘诊断。

3. 评价气道高反应性　也称为支气管激发试验,气道反应性的高低与气道炎症的严重程度密切相关。气道反应性的测定应在哮喘的缓解期进行,至少 1 周内无哮喘发作,第一秒用力肺活量实测值不得低于预计值的 70%。且应在停用支气管舒张剂 12 小时,停用抗组胺药物和吸入激素 48 小时,停用口服激素 72 小时后,才能进行。

(四) 特异性过敏原诊断

1. 体内试验　常用皮肤点刺试验,变应原包括吸入性变应原(如室尘、螨、花粉、霉菌、动物皮毛等)和食物性变应原。点刺试验前 3 天停用抗组胺类药物。

2. 体外试验　血清特异性 IgE 测定,根据特异性 IgE 抗体浓度来进行分级,等级越高,说明更容易对该类过敏。0 级:<0.35kU/L;1 级:0.35~0.70kU/L;2 级:0.71~3.50kU/L;3 级:3.51~17.5kU/L;4 级:17.6~50.0kU/L;5 级:50.1~100.0kU/L;6 级:>100.0kU/L。

(五) 影像学检查

无并发症的哮喘患儿,肺部 X 线检查大多无特殊发现。但在重症哮喘和婴幼儿哮喘急性发作时,较多见两肺透亮度增加或肺气肿表现。肺部 X 线对于反复发作喘息性疾病鉴别诊断较有意义,比如先天畸形、支气管肺发育不良等,对于婴幼儿反复喘息应将肺部 X 线列为常规检查。

(六) 非侵入性气道炎症标志物检查

随着非侵入性气道炎症标志物的研究进展,呼出气一氧化氮、痰嗜酸性粒细胞等可作为非侵入性的哮喘气道炎症标志物,哮喘患者比非哮喘人群水平增高。

二、支气管哮喘的治疗方法

哮喘控制类药物:

(一) 糖皮质激素药物

糖皮质激素是最有效的抗变态反应炎症的药物。

1. 吸入糖皮质激素　此类药物局部抗炎作用强,直接作用于呼吸道,所需剂量较小,全身不良反应较少。吸入糖皮质激素是长期治疗持续性哮喘的首选药物,主要包括以下剂型:①气雾剂,目前临床常用主要有 3 种,包括丙酸倍氯米松气雾剂、布地奈德气雾剂和丙酸氟替卡松气雾剂；②干粉剂，包括丙酸倍氯米松粉末吸入剂、布地奈德和氟替卡松干粉吸入剂。如果吸入方法掌握得当，使用干粉吸入剂比普通定量气雾剂更方便，吸入下呼吸道的药物量也较多；③雾化溶液，布地奈德雾化混悬液通过压缩空气或高流量类氧气为动力的射流装置雾化吸入，起效较快，对患者吸气要求也不高，适用于哮喘急性发作期的治疗。

2. 口服给药　急性发作病情较重的哮喘或重度持续哮喘吸入大剂量激素治疗无效的，应尽早口服糖皮质激素，以防止病情恶化。

3. 静脉用药　严重哮喘发作时，应静脉及时给予大剂量氢化可的松（每次 5~10mg/kg）或甲泼尼龙（每次 1~4mg/kg），无糖皮质激素依赖倾向者，可在短期（3~5 天）内停药，症状控制后改为吸入激素。

（二）抗白三烯类药物

目前，我国应用的主要是孟鲁司特钠咀嚼片。此类药物能够抑制半胱氨酰白三烯的致喘和致炎作用，产生轻度支气管扩张和减轻变应原、运动、病毒感染等诱发的支气管痉挛作用，并具有一定的抗炎作用。

（三）长效吸入型 β_2 受体激动剂

我国用于临床的长效吸入型 β_2 受体激动剂有两种：①沙美特罗，经气雾剂或准纳器装置给药，给药后 30 分钟起效，平喘作用维持 12 小时以上，推荐剂量 50μg，每天吸入 2 次；②福莫特罗，经都保装置给药，给药后 3~5 分钟起效，平喘作用维持 8~12 小时，推荐剂量 4.5~9μg，每天吸入 2 次。

（四）缓释茶碱

缓释茶碱具有半衰期长、血药浓度平稳、对胃肠道刺激小的优点，目前缓释茶碱制剂都是口服的，其作用速度不快，一般用于慢性持续哮喘的治疗，不适合急性发作期的治疗。值得注意的是与 β_2 受体激动剂联合应用时易于诱发心律失常，应慎用，并适当减少剂量。

（五）色甘酸钠

色甘酸钠主要适用于轻度持续哮喘的长期治疗，可预防变应原、运动、干冷空气等诱发的气道阻塞，可减轻哮喘症状，防止病情加重。

（六）长效口服 β_2 受体激动剂

主要有盐酸丙卡特罗、特布他林控释片等，可明显减轻哮喘的夜间症状，一般不主张长期使用。

（七）抗 IgE 抗体

对 IgE 介导的过敏性哮喘具有较好的效果，存在价格昂贵等缺点，仅用于血清 IgE 明显升高、吸入糖皮质激素无法控制的 12 岁以上重度持续性过敏性哮喘患儿。

（八）抗过敏药物

口服抗过敏药物，如西替利嗪、氯雷他定、酮替芬等对于明显特应性体质者，比如伴变应性鼻炎和湿疹等患儿的过敏症状的控制有较好效果，可有助于哮喘的控制。

（九）变应原特异性免疫治疗

目前，我国儿童哮喘的特异性免疫治疗主要针对的过敏原为尘螨，临床验证其疗效和安全性良好，通常疗程为 3~5 年，适应对象为过敏性鼻炎和轻、中度尘螨过敏性哮喘。

哮喘缓解类药物：

（一）短效 β_2 受体激动剂

有舒张气道平滑肌、缓解支气管痉挛的作用。常用的药物有沙丁胺醇和特布他林等。主要给药途径有：①吸入给药：包括气雾剂、干粉剂、溶液；通常在数分钟内起效，疗效可维持数小时；②口服给药：服药后 15~30 分钟起效，疗效维持 4~6 小时；③注射给药：哮喘严重发作时由于气道阻塞，吸入用药效果较差，可以通过肌内注射或静脉注射紧急给药，由于全身不良反应发生率较高，现很少使用。

（二）抗胆碱能药物

目前，临床上使用的主要为溴化异丙托品的气雾剂和溶液。

（三）短效茶碱

具有舒张平滑肌的作用，并具有强心、利尿、兴奋呼吸中枢和呼吸肌等作用，低剂量茶碱具有抗炎和免疫调节作用。主要有口服和静脉两种给药途径。

误区解读

误区一：宝宝哮喘发作时用点抗生素有助于哮喘控制

哮喘的急性发作大多是由上呼吸道感染（病毒感染多见）、变应原暴露、剧烈运动、大笑、哭闹、气候变化等诱因引起的。哮喘是一种慢性气道炎症，而不是细菌感染。除非合并细菌感染，否则应用抗生素对哮喘控制无益。

误区二：不要让宝宝运动，有助于预防哮喘发作

在哮喘未控制时，运动可诱发哮喘急性发作，应控制运动量，避免剧烈运动，以不诱发哮喘发作为宜。当哮喘得到控制时，无须避免体育运动，可选择合适的运动锻炼，增强体质。

误区三：宝宝有喘息就是得了支气管哮喘

喘息是学龄前儿童呼吸系统疾病中常见的临床表现，非哮喘的学龄前儿童也可能会发生反复喘息。

如果喘息儿童出现以下情况则可能提示哮喘：①多于每个月 1 次的频繁发作性喘息；②活动诱发的咳嗽或喘息；③非病毒感染导致的间歇性夜间咳嗽；④喘息症状持续至 3 岁以后；⑤抗哮喘治疗有效，但停药后又复发。

误区四：听说支气管哮喘不能根治，哮喘是很可怕的疾病

目前支气管哮喘确实还不能根治。通过有效的哮喘防治教育与管理，建立医患之间的伙伴关系，可以实现哮喘临床控制。只要有效控制哮喘症状，维持哮喘宝宝正常的活动能力，减少哮喘发作的风险，减少肺损伤及药物不良反应，哮喘并不可怕。

小贴士

如何预防儿童哮喘的发作

（一）尘螨诱发哮喘的预防措施

1. 取走地毯和厚重的窗帘以及软椅坐垫，每周用热水洗床单和毛毯。
2. 最好用塑料、皮革或简单的木质家具，而少用纤维填充家具。
3. 最好用带滤网的吸尘器。
4. 外出旅行最好选择无地毯的房间。

（二）室内霉菌诱发哮喘的预防措施

1. 清扫家中潮湿和有霉斑区域，尤其是卫生间和厨房。
2. 天花板、地板隔板下、墙面装饰材料的背面，尤其是曾被水淹渍的地方，必须彻底清扫并干燥。
3. 注意清洗和干燥室内的滤网。
4. 室内尽量减少大面积的水养植物池和盆栽植物。

（三）蟑螂诱发哮喘的预防措施

1. 杀死蟑螂，并彻底清除蟑螂尸体及排泄物。
2. 剩余食物放入容器内。
3. 家中不要堆放报纸、纸箱和空瓶。

（四）有皮毛的动物诱发哮喘的预防措施

1. 哮喘患儿的家中不要养宠物。
2. 尽量减少与养宠物的人和家庭接触。

3. 哮喘患儿应尽量少去动物园游玩。

（五）花粉诱发哮喘的预防措施

1. 哮喘患儿家中尽量不要养花。

2. 在花粉高峰期(春季树木花粉，夏秋杂草花粉)，关好门窗，多待在室内。

3. 花粉高峰期出行时建议戴口罩。

4. 常常关注天气预报，注意花粉浓度的预报，做好事先防备。

（六）烟草烟雾诱发哮喘的预防措施

1. 哮喘患儿的家庭成员必须戒烟。

2. 当有做饭的烟雾或燃烧木材时，须开窗通风。

3. 当室外充满汽车尾气、工厂的污染，空气质量指数差，尤其是 PM_{10} 浓度高时，须关闭窗户。

（七）体育运动诱发哮喘的预防措施

1. 在哮喘达到控制时，无须避免体育运动。

2. 部分患儿在剧烈运动前需预防服用缓解药。

3. 持续地控制类药物治疗能减少运动后哮喘的发生。

4. 哮喘控制的患儿可选择多种类型的体育运动。

（高来龙）

第七节 关于肺炎，你应该知道什么

小案例

爸爸妈妈：我家宝宝咳嗽一周多了，这两天咳嗽、咳黄痰明显增多了，气还有点急，今天开始发热了，胃口也小了，请问这是怎么回事，我们应该怎么办？

全科医生：很多爸爸妈妈都碰到过类似问题，结合宝宝病史和相关的检查，宝宝可能得了肺炎。下面我们就来介绍一下关于肺炎，爸爸妈妈应该知道些什么。

小课堂

一、什么是小儿肺炎

小儿肺炎是由于各种病原体感染引起的肺部炎症，是小儿的一种主要常见病，多见于婴幼儿，也是婴儿时期主要死亡原因。

二、哪些宝宝容易得小儿肺炎

婴幼儿、早产儿，尤其是合并有腹泻、营养不良、贫血、佝偻病、免疫缺陷、支气管肺发育畸形或不良、先天性心脏病的婴幼儿更容易得小儿肺炎。

三、哪些症状提示宝宝可能得了肺炎

当宝宝有发热、咳嗽、喘鸣、呼吸增快、呼吸困难、胸壁吸气性凹陷、屏气、胸痛、头痛或腹痛等症状时，需要考虑宝宝可能得了肺炎，需及时到医院检查，以明确诊断。

四、小儿肺炎有哪些分类

按照病原体分类，可分为细菌性肺炎、病毒性肺炎、真菌性肺炎、支原体肺炎、衣原体肺炎、非感染因素引起的肺炎等；按照病情分类，可分为轻症肺炎和重症肺炎；从病原学和抗生素合理使用角度，可分为社区获得性肺炎和医院获得性肺炎。

五、什么是社区获得性肺炎、医院获得性肺炎

社区获得性肺炎是指无明显免疫抑制的患儿在医院外或住院 48 小时内发生的肺炎。医院获得性肺炎是指住院 48 小时后发生的肺炎。

六、小儿肺炎哪些情况下需住院治疗

具备下列情况之一，建议收住院治疗：①呼吸空气条件下，动脉血氧饱和度≤0.92（海平面）或≤0.90（高原）或有中心性发绀。②呼吸空气条件下，婴儿呼吸>70 次/min，年长儿>50 次/min，除外发热、哭吵等因素影响。③呼吸困难：

胸壁吸气性凹陷、鼻翼扇动；间歇性呼吸暂停，呼吸呻吟。④持续发热3~5天不退者或有先天性心脏病、先天性支气管肺发育不良、先天性呼吸道畸形、重度贫血、重度营养不良等基础疾病者。⑤胸片等影像资料证实双侧或多肺叶受累或肺叶实变并肺不张、胸腔积液或短期内病变进展者。⑥拒食或脱水征者。⑦家庭不能提供恰当充分的观察和监护，或2月龄以下社区获得性肺炎患儿。

知识拓展

一、小儿肺炎的临床检查

（一）一般检查

1. 血常规　外周血白细胞计数与中性粒细胞百分比是传统判断小儿肺炎患者是否为细菌感染的筛查工具。近来研究发现，不能单独应用两者来预测细菌或病毒感染，需结合临床病史及其他实验室检查综合判断。

2. 急性期反应指标　住院或有肺炎相关并发症的应该做该项检查，结合临床可评估对治疗的反应。血沉、C反应蛋白或血清降钙素原虽不能完全区分是细菌或病毒感染，但仍有一定的提示意义。当C反应蛋白和血沉都增高，而白细胞不高时，应该考虑支原体肺炎的可能。

3. 血氧饱和度测定　低氧血症是小儿肺炎死亡的危险因素。住院患儿和疑似低氧血症的患儿都应监测动脉血氧饱和度。

4. 血清尿素和电解质　对重症和有脱水症状的肺炎患儿，应检测血清电解质水平，以评估水电解质失衡状态。

（二）肺炎特异性病原微生物检测

不推荐对所有肺炎患儿常规开展病原微生物检测，但对住院患儿，尤其是经验治疗无效及有并发症的重症患儿，应积极开展微生物诊断查找病原，指导进一步合理使用抗菌药物。

二、小儿肺炎的治疗

（一）原则

轻症肺炎可以在门诊/家中治疗，要注意定期随访，同时家长朋友应做好家庭护理、预防脱水、病情观察等，如治疗48小时无效、高热不退，或病情恶化出现呼吸急促、呼吸困难、发绀等，必须及时转诊治疗。重症肺炎患儿应收住院治疗。

（二）对症支持治疗

根据患儿是否存在低氧血症情况给予氧疗，预防和纠正脱水等对症支持治疗。

（三）糖皮质激素治疗

肺炎患儿无常规使用糖皮质激素的指征，更不能将糖皮质激素当作“退热剂”，应严格把握糖皮质激素适应证。

（四）抗病原微生物治疗

1. 抗菌药物的使用指征　抗菌药物治疗应限于细菌性肺炎、支原体肺炎和衣原体肺炎、真菌性肺炎等，单纯病毒性肺炎无抗菌药物使用指征，但须注意细菌、病毒、支原体、衣原体等混合感染的可能性。

2. 抗菌药物的选择

（1）轻症肺炎：可在门诊治疗，可以口服抗菌药物治疗，不强调抗菌药物联合应用，不必过多考虑病原菌耐药。

1）对1~3月龄患儿：首选大环内酯类抗菌药物。

2）对4月龄~5岁患儿：首选阿莫西林，也可以选择阿莫西林/克拉维酸、头孢克洛、头孢丙烯、头孢地尼等。如怀疑早期金黄色葡萄球菌性肺炎，应优先考虑口服头孢地尼。我国肺炎球菌对大环内酯类抗菌药物耐药突出，阿奇霉素作为替代选择。

3）对>5岁患儿：首选大环内酯类药物口服，若起病急，伴脓痰，应考虑肺炎球菌感染，可联合阿莫西林口服。

（2）重症肺炎：应住院治疗，初始经验性选择胃肠外抗菌药物治疗，多选择静脉途径给药。

（3）抗菌药物疗程：肺炎抗菌药物一般用至热退且病情平稳、全身症状明显改善、呼吸道症状部分改善后3~5天。病原微生物不同，病情轻重不等、存在菌血症与否等因素均影响疗程。一般肺炎链球菌肺炎疗程7~10天，流感嗜血杆菌肺炎、金黄色葡萄球菌性肺炎14天左右，而耐甲氧西林金黄色葡萄球菌性肺炎疗程宜延长至21~28天，革兰氏阴性杆菌肺炎疗程14~21天，支原体肺炎、衣原体肺炎疗程平均10~14天，病情严重者可适当延长，嗜肺军团菌肺炎疗程21~28天。

（4）抗菌药物疗效评估：初始治疗48小时后应作病情和疗效评估，重点观察体温的下降，全身症状包括烦躁、气促等是否改善，而外周血白细胞和C反应蛋白的恢复常常滞后，胸片肺部病灶的吸收更需时日，因此不能作为抗菌药物疗效的主要依据。初始治疗72小时症状无改善或一度改善又恶化，应再次评估，根据评估结果重新调整治疗方案。

(5) 抗菌药物序贯疗法：在感染初期经胃肠外(主要是静脉途径)给予2~3 天抗菌药物，待临床感染征象明显改善且基本稳定后及时改为口服抗菌药物。

(6) 病毒性肺炎的治疗：目前有肯定疗效的抗病毒药物较少，流感病毒引起的肺炎可选用奥司他韦等神经氨酸酶抑制剂，对甲型、乙型流感均有效，疗程一般 5 天。对于巨细胞病毒肺炎，更昔洛韦是一线治疗药物，疗程至少 10 天，用药过程中需关注外周血中性粒细胞和血小板。

误区解读

误区：肺炎都是有咳嗽和发热的，宝宝发热不咳嗽或者咳嗽不发热不可能是肺炎

肺炎的症状表现多样，部分肺炎起病急骤，以发热、拒食、呕吐、嗜睡、烦躁或喘憋等症状首发；而弱小婴幼儿大多起病迟缓，发热不高，咳嗽和肺部体征均不明显，常见症状有拒食、呛奶、呕吐或呼吸困难。当宝宝出现上述情况时建议带孩子及时就医，以免贻误病情。

小贴士

肺炎预防措施

1. 加强护理和体格锻炼　宝宝婴儿时期应注意营养，提倡母乳喂养，及时增添辅食，养成良好的饮食和卫生习惯，多晒太阳。防治佝偻病及营养不良是预防重症肺炎的关键。勤洗手，避免被动吸烟。从小锻炼身体，室内勤开窗通风，多在户外活动，让宝宝身体耐寒，对环境温度变化的适应能力增强，就不容易发生呼吸道感染和肺炎。

2. 预防呼吸道感染及呼吸道传染病　婴幼儿应尽可能避免接触呼吸道感染的患者。注意防治容易并发重症肺炎的呼吸道传染病，如百日咳、流感和麻疹等。尤其患有免疫缺陷性疾病、先天性心脏病等基础疾病或服用免疫抑制剂的宝宝更要注意。疫苗接种可有效降低儿童肺炎的患病率。目前，流感疫苗、肺炎链球菌疫苗、流感嗜血杆菌疫苗、麻疹疫苗、百日咳疫苗都比较成功，呼吸道合胞病毒疫苗、腺病毒疫苗处于研发阶段。

3. 预防再感染　已患肺炎的婴幼儿抵抗力弱，容易再次感染其他疾病，应尽量避免带宝宝到人多拥挤、空气不流通的环境中，比如商场、游乐场所、大型

聚会等，还需要尽量避免接触其他患病的宝宝。

（高来龙）

第八节

聊聊雾化吸入这件事

小案例

某位妈妈：医生，我家宝宝咳嗽一直没完全好，都快三周了，今天去儿童医院看，医生建议进行雾化吸入治疗，说雾化吸入效果好，有很多优势。但是我也没太听懂，雾化吸入到底是什么啊？您能跟我讲讲吗？

全科医生：嗯，可以的。首先雾化吸入也是一种给药方法，对各种咳嗽、喘息有着很好的疗效，下面为您科普一下。

小课堂

一、什么是雾化吸入

雾化吸入疗法是利用气体射流原理，将水滴撞击的微小雾滴悬浮于气体中，形成气雾剂而输入呼吸道，是进行呼吸道湿化或药物吸入的治疗方法，作为全身治疗的辅助和补充。

二、雾化吸入的种类有哪些

超声雾化吸入法，压缩式雾化吸入法，氧气雾化吸入法，定量吸入器吸入法，准纳器吸入法。其中比较常用的是压缩式雾化吸入法和氧气雾化吸入法。

三、雾化吸入的作用是什么

1. 通过增加气道湿度来湿化气道。

2. 通过促进化痰排痰(气道黏液溶解,促进或改善气管纤毛运动)来清洁气道。

3. 控制呼吸道感染。

4. 减轻支气管痉挛性收缩,解除痉挛,从而改善通气功能。

四、常用的雾化吸入的药物有哪些

1. 气管扩张剂　特布他林,异丙托溴铵。

2. 糖皮质激素　氟替卡松、布地奈德、二丙酸倍氯米松。

3. 黏液溶解剂　N-乙酰半胱氨酸。

4. 抗生素　这类药物比较少,目前有的如妥布霉素等。

5. 高渗氯化钠溶液和高渗碳酸氢钠溶液。

6. 其他药物　如肝素等。

知识拓展

一、雾化吸入有哪些优势

雾化吸入疗法使药物直接作用于病变部位,与口服法相比具有以下优点:用药剂量小、见效快、不良反应少、使用方便、疗效显著。

雾化吸入时呼吸道局部药物浓度高,可避免或减少全身使用激素,患者只需被动配合,就能保证药物的发挥,已成为当今较为理想的一种给药途径。

二、雾化吸入的周期

普通上呼吸道感染,一般是 3~5 天,具体的还需要依据患者病情转归情况而定,这需要专业医生指导决定;对于哮喘患者,依据全球哮喘防治倡议(GINA)推荐的“1-2-7”疗法,即“布地奈德雾化吸入 1mg/次,2 次/d,一疗程 7 天”。但是患者自身有着个体差异,病情是多变的,所以具体问题还是需要具体对待。

三、雾化吸入安全吗

雾化吸入无论从给药方式还是给药剂量来说,都是一种极其安全的用药方法，但是其禁忌证还是有的，需要避开。

四、雾化吸入的适应证有哪些

雾化吸入适应证很广，对于支气管哮喘、上呼吸道感染、支气管炎、喘息性支气管炎、肺部感染都有很好的治疗效果。近年来，雾化吸入疗法已扩展到支气管麻醉、抗过敏的脱敏治疗，甚至糖尿病的治疗上。相信随着制药技术和医疗技术的不断发展，雾化吸入这种优良的给药方法会在更广阔的领域造福人民大众。

五、雾化吸入的禁忌证有哪些

雾化吸入的禁忌证比较少，目前对于气胸的患者是不适用的，对于那些有过自发性气胸或者肺大疱的患者也需要格外慎重。另外，对喘憋、呼吸不畅和缺氧严重以及肺炎合并心力衰竭的患者，须先改善上述症状后再予以雾化吸入，且吸入时间宜短不宜长。

六、雾化吸入与咳嗽

雾化吸入在应用相应的药物后可以起到扩张气道、清洁气道等作用，所以对于咳嗽具有良好的治疗效果。

七、雾化吸入与喘息

雾化吸入在应用相应的药物后可以起到减轻支气管痉挛性收缩，解除痉挛，从而改善通气功能等作用，所以对于各种类型的喘息均有良好的治疗效果。

八、雾化吸入与鼻炎

通过雾化吸入，可以有效减轻鼻腔黏膜的充血水肿，减轻局部的炎症，促进鼻腔分泌物的排泄，所以对于鼻炎，雾化吸入也是一种很有效的治疗方法。

九、雾化吸入与扁桃体炎

雾化吸入无疑可以改善和减轻扁桃体局部的炎症、减少扁桃体局部渗出、减轻咽部肿痛和咽部瘙痒不适感，从而对扁桃体炎起到治疗作用。

十、雾化吸入与鼾症

鼾症的根本原因是气道相对狭窄，引起狭窄最常见的原因有鼻窦炎、慢性扁桃体炎、腺样体增生等。而雾化吸入对这几种病因进行针对性用药后都能起到治疗效果，因此在一定程度上，雾化吸入不失为一种有效的治疗方法。

十一、雾化吸入与先天性心脏病

由于雾化吸入时气流气压是增加的，吸入的氧浓度会有一定程度的降低，因此对于那些心功能不全的先天性心脏病患者还是需要慎重的。但是如果是心功能正常的先天性心脏病患者，或者经过治疗已经恢复正常的先天性心脏病患者是没有禁忌的。

误区解读

误区：雾化吸入治疗通常会影响儿童发育

不对。雾化吸入用药中有一类药物属于激素，大家知道长期应用激素会对儿童发育有一定影响。但是雾化吸入应用药量很小，时间也短。国内外多项长期研究结果表明，对于哮喘的患儿，长期应用吸入性布地奈德后，可能对近期身高增长有一定的减缓作用，但不会影响患儿的最终身高。也就是说，在后续的发育中，这类患儿能追赶上普通儿童的身高，并恢复到正常。

小贴士

一、雾化吸入前需要做哪些准备

1. 雾化吸入前检查面罩是否完好，是否清洁。
2. 雾化吸入前半小时内不要吃东西，避免因刺激引起呕吐。
3. 禁止在雾化吸入附近吸烟、点明火。

二、雾化吸入后需要做哪些处理

1. 雾化吸入后必须漱口、洗脸，以免药物雾滴存留于口腔及面部引起鹅口疮或皮肤过敏。
2. 吸入后雾化面罩用清水涮净、甩干、备用。
3. 雾化吸入后要注意给患者拍背，以促进痰液的排出。

三、雾化吸入的面罩

雾化吸入面罩属于塑料制品，建议定期更换。另外为了防止交叉感染，禁止共用面罩。

（尹　永）

第六章

儿童常见消化系统疾病

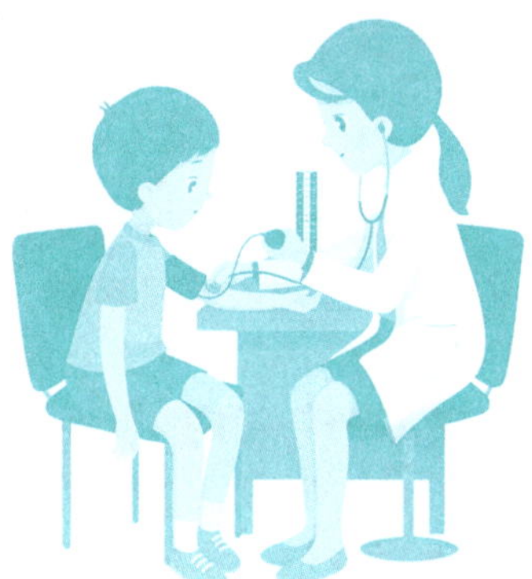

第一节 小孩子拉肚子有大文章

小案例

3岁的小天天昨天下午解了3次稀便，爸爸妈妈以为是吃的东西不对，于是调整了饮食，晚上只让他喝了少量米粥。不承想到了晚上小天天开始解水样便，拉了七八次还不停，于是赶紧去了医院，经过检查才知道是感染轮状病毒导致的腹泻。

小课堂

一、什么是儿童腹泻

儿童腹泻，主要症状和成人一样，就是大便性状改变、不成形，解稀便或水样便，大便的次数增多。对于婴儿，腹泻是指大便较正常情况稀薄或水分多，或者排便次数达到其常规次数的2倍。年龄较大儿童腹泻是指每日稀便或水样便≥3次。

二、哪些儿童容易得腹泻

一般来说，6个月至2岁的婴幼儿，非母乳喂养儿及混合喂养儿、早产或体弱儿童，散居或个人卫生习惯不佳的儿童易得腹泻。

三、儿童腹泻有哪些类型

（一）按照病程分类

1. 急性腹泻　持续时间在2周以内的腹泻。

2. 迁延性腹泻　持续时间 2 周到 2 个月的腹泻。

3. 慢性腹泻　持续时间在 2 个月以上的腹泻。

（二）按病因分类

1. 感染性腹泻　包括病毒、细菌、真菌、寄生虫等感染所致。

2. 非感染性腹泻　由喂养不当、过敏、吸收不良、气候突变等因素引起。

四、儿童腹泻的家庭处理方法和注意事项

（一）补液

儿童出现腹泻，大多可通过口服补液疗法纠正，首先应确保其饮用足够的水和其他液体，以避免脱水。最简便的应急办法就是在家里准备一些口服补液盐。

（二）饮食

儿童出现腹泻也可以继续正常饮食。可以食用的食物包括：瘦肉类，大米、土豆和面包，奶类（除非患儿在奶类的消化方面有问题），水果和蔬菜。但需要注意避免高脂食物，以及含大量糖的饮料和运动饮料，因为这些可能会加重腹泻。

（三）避免乱用药

不要给予患儿止泻药物。儿童腹泻通常不需要使用这些药物，并且这些药物可能并不安全。

五、什么情况下儿童腹泻需要及时去医院就诊

当出现以下情况应及时就医：血性腹泻，小于 12 月龄且已超过数小时不愿吃喝，出现严重腹痛，行为举止异常，无精打采且对外界刺激没有反应，脱水（表现包括口干，口渴，婴儿和年幼儿童持续 4~6 小时无尿或尿布不湿、年长儿童持续 6~8 小时无尿，哭泣时无眼泪）。

知识拓展

一、正常儿童排便频率是多少

不同年龄儿童排便频率不一样。对于出生后第 1 周的婴儿一日排便可达 4 次或更多次，粪便为软质或流质，有时一日排便 10 次对某些婴儿而言也是正常的；出生后最初 3 个月，部分婴儿一日排便 2 次或更多次，另一些婴儿则一周仅排便 1 次；2 岁前，大多数儿童一日排便至少 1 次。粪便质软但成形。

每个儿童的排便频率都有差异。一些儿童在每餐后排便，另一些隔日排便1次。

二、什么是轮状病毒腹泻

轮状病毒腹泻是由轮状病毒感染引起的腹泻，是秋冬季婴幼儿最常见的腹泻。可经粪-口传播或呼吸道传播。其大便为黄色水样或蛋花汤样带少量黏液，病程通常3~8天。常并发脱水、酸中毒和电解质紊乱，也可引起惊厥、心肌损害(验血发现心肌酶升高)等症状。

误区解读

误区：儿童腹泻时不能吃东西，应当禁食

错误。部分家长认为限制饮食可以使肠道得到适当休息，进而减轻腹泻症状。但过度限制饮食会导致出现腹泻—营养不良—腹泻的恶性循环。因此，在儿童腹泻时并不主张禁食。

小贴士

如何预防儿童腹泻

1. 注意饮食卫生和水源、餐具、玩具、设备的清洁和定期消毒，并教育孩子养成良好的卫生习惯。
2. 鼓励母乳喂养，有助于预防儿童腹泻。
3. 均衡营养，防止营养不良。
4. 接种疫苗(如轮状病毒疫苗)。
5. 避免滥用抗生素。

(胡　剑)

第二节

轮状病毒肠炎知多少

小案例

爸爸妈妈：医生，今天我们去打疫苗，看到有的宝宝接种了自费的轮状病毒疫苗，这个疫苗就是预防轮状病毒肠炎的吧？

全科医生：是的，轮状病毒疫苗主要是预防轮状病毒感染的疫苗，属于口服剂型的减毒活疫苗。国内有口服单价轮状病毒减毒活疫苗（RV1）和口服五价轮状病毒减毒活疫苗（Vero 细胞）（RV5）两种。这类疫苗主要预防轮状病毒肠炎。

小课堂

一、什么是轮状病毒肠炎

由于轮状病毒感染而引发急性胃肠炎导致的腹泻，俗称“秋季腹泻”。

二、哪些宝宝容易得轮状病毒肠炎

轮状病毒肠炎由于轮状病毒感染引起，属于一种传染病，易感人群为 0~6 周岁儿童，以 6 月龄~2 周岁的儿童多见。因为 6 月龄内儿童有母乳源性抗体保护，且外出交际范围小，而 4 岁以上大龄儿童多数已经感染过轮状病毒，再次感染很少出现腹泻等症状。所以未进行母乳喂养的儿童更容易发生轮状病毒感染，另外大龄儿童、老年人在免疫力不足时也可以发生感染。

三、轮状病毒肠炎的发生与哪些因素有关

传染病发生取决于三个条件：易感人群、传染源、传播途径。所以轮状病

毒肠炎的发生与下列因素有关：年龄、喂养方式、疫苗接种、机体免疫力、轮状病毒肠炎患者及相关物品接触史。

四、轮状病毒肠炎有哪些特点及临床表现

该病秋末冬初多发，以 6 月龄~2 周岁的儿童多见。潜伏期 1~3 天，起病急，多呈自限性，自然病程一般 3~8 天。成人或大龄儿童症状轻微，病程可缩短至 2~3 天，呕吐少见；而营养不良或免疫缺陷者腹泻迁延，病程>14 天，且易继发细菌感染。该病按临床表现分四期：潜伏期（1~3 天），病毒在肠道上皮复制，此期无症状。前驱期（1~2 天），30%~50% 患儿首发流涕、咳嗽、低热（37.3~38.0℃），易误诊为感冒，80% 以上患儿出现喷射性呕吐，持续 1~3 天，可导致早期脱水。极期（3~5 天），每日 5~20 次水泻，特征性表现为蛋花汤样便，可伴有不同程度脱水，轻中度脱水占 70%、重度脱水需警惕，具体鉴别点见下文列表。恢复期（6~8 天），呕吐停止，腹泻渐减，部分患儿出现继发性乳糖不耐受（腹胀、泡沫便），持续 1~2 周。个别病例除水电解质失衡外，还可能并发心肌炎、脑炎、肝炎、肾功能损害等严重并发症。

知识拓展

一、脱水的分类

脱水按照脱水性质可以分成三类：等渗性脱水、低渗性脱水和高渗性脱水，具体见表 6-2-1。

表 6-2-1　脱水的分类

项目	等渗性脱水	低渗性脱水	高渗性脱水
定义	失水和失盐程度差不多	失水少于失盐	失水多于失盐
别称	急性/混合性脱水	慢性/继发性脱水	原发性脱水
渗透压	不变	降低	升高
常见病因	消化液急性丢失：大量腹泻、呕吐、肠瘘； 体液急性丢失：急性肠梗阻、大面积烧伤早期	消化液慢性丢失：慢性肠梗阻、长期胃肠减压、皮肤大面积创伤慢性渗液； 使用钠利尿剂	大量出汗：中暑、高热； 高血糖昏迷； 溶质性利尿； 大面积烧伤； 摄水减少：禁食
临床表现	恶心、呕吐、乏力、少尿，严重者可出现休克表现	恶心、呕吐、乏力，体位性低血压、休克	乏力，狂躁，甚至出现幻觉、谵妄

续表

项目	等渗性脱水	低渗性脱水	高渗性脱水
口渴	明显	不明显	极度口渴
血压	降低	严重降低，易休克	正常，严重时可降低

二、脱水的程度

脱水按照程度可以分为轻度脱水、中度脱水、重度脱水三类，具体见表 6-2-2。

表 6-2-2　脱水的程度

项目	轻度脱水	中度脱水	重度脱水
定义	液体丢失占体重 3%~5%	液体丢失占体重 5%~10%	液体丢失>10% 体重
估失水量	<50ml/kg 体重	50~100ml/kg 体重	>100ml/kg 体重
一般状态	良好、清醒	烦躁、易激惹	嗜睡、昏迷
口渴程度	口渴，饮水正常	口渴，饮水急	饮水差或不能饮水
前囟	正常	轻度凹陷	凹陷
眼眶	正常	凹陷	明显凹陷
黏膜	湿润	干燥	非常干燥
眼泪	有	有或无	无
皮肤灌注	正常	正常	减少，出现花纹
皮肤弹性	正常	轻度降低	降低
尿量	正常	少尿	严重少尿或无尿
呼吸	正常	深，也可深快	深而快
心率	正常	增快	增快
脉搏	正常	减弱（可触及）	明显减弱
血压	正常	体位性低血压	低血压
处理建议	居家处置，防止进一步脱水及营养不良	评测体重，口服补液	立即静脉补液

误区解读

误区一：轮状病毒肠炎属于自限性疾病，所以不需要治疗

不正确。轮状病毒肠炎虽然属于自限性疾病，多数病例的自然病程为 3~7 天，但是部分病例在呕吐腹泻时可出现不同程度的脱水及水电解质异常，需要临床干预。少数病例可发展为迁延性或慢性腹泻。此外，个别病例除水电解质失衡外，还可并发心肌炎、脑炎、肝炎、肾功能损害、粒细胞减少及血小板减少等严重并发症。

误区二：接种轮状病毒疫苗后对轮状病毒就有免疫力了，可以不用担心了

不正确。首先，接种疫苗后，机体产生有效的抗体滴度需要一定的时间，在窗口期仍有可能感染。其次，目前发现自然界存在的轮状病毒有7种，而现今的疫苗只有单价轮状病毒减毒活疫苗（RV1）和口服五价轮状病毒减毒活疫苗（Vero细胞）两种，前者预防A群轮状病毒感染，受种对象为2月龄~3周岁婴幼儿，需要每年接种一次。后者预防血清型G1、G2、G3、G4、G9轮状病毒感染，受种对象为6~32周龄婴幼儿，全程3剂次，每剂次间隔4~10周。两者均不能完全覆盖所有的轮状病毒。最后，每一种疫苗的免疫保护力并不是百分之百的。所以接种轮状病毒疫苗可以获得一定的免疫力，保护患儿避免大多数的轮状病毒感染发生，但是仍不能百分之百避免，因此在日常生活中还是需要做好相关防护。

误区三：轮状病毒肠炎是胃肠道炎症，所以可以口服头孢等抗生素

不正确。轮状病毒肠炎是由于轮状病毒感染引起，应用抗生素治疗无效，而且滥用抗生素会引起不同程度的肠道菌群失调，反而不利于疾病恢复。甚至可引起伪膜性肠炎、鹅口疮等菌群失调性疾病。

小贴士

一、常见腹泻病原体的大便性状比较

不同病因引发的腹泻，大便性状往往不同，表6-2-3列举了常见腹泻大便的特点。

表6-2-3　常见腹泻病原体的大便性状比较

病原体	大便颜色	大便性状特点	气味/其他特征	伴随症状
诺如病毒	黄绿色	水样便，含水量高，无黏液或血丝	强烈腐败恶臭	儿童喷射状呕吐（>90%），成人腹泻为主；低热
轮状病毒	黄绿色	蛋花样便（漂浮白色絮状乳凝块），量多低渗	酸腐臭味	婴幼儿高热、脱水；病程5~8天

续表

病原体	大便颜色	大便性状特点	气味/其他特征	伴随症状
产肠毒素大肠杆菌(ETEC)	米泔水样	大量水样便,无脓血	轻度异味	旅行者腹泻,伴痉挛性腹痛;无发热
肠侵袭性大肠杆菌(EIEC)	脓血混杂	黏液脓血便,里急后重	腥臭	高热、下腹绞痛;类似菌痢
肠出血性大肠杆菌(EHEC)	鲜红色	鲜血便(无脓液),初为水样后转血性	无特殊	痉挛性腹痛
鼠伤寒沙门氏菌	黄绿色	黏液脓血便,性状多变(稀便→脓血便)	腥臭味	高热(>39℃)、脱水;新生儿可见"白陶土便"
艰难梭菌	黄绿色	伪膜便(漂浮灰白色膜状物)	腐败恶臭	抗生素使用后迁延腹泻;腹痛腹胀

二、如何预防轮状病毒肠炎的发生

1. 合理喂养。首先,提倡母乳喂养,尤其6月龄以内婴儿。母乳喂养可以提供部分母源性抗体,还可以提高婴幼儿对各种病毒细菌的抵抗力。其次,合理添加辅食,均衡营养,保证婴幼儿正常的身体发育及免疫力构建。

2. 要注意培养良好的卫生习惯。对于奶瓶、水壶、食具、便器、玩具等物品要定期清洁消毒。

3. 要培养良好的作息及生活习惯,避免长期熬夜、日夜颠倒,保证婴幼儿的正常睡眠,注意冷暖,合理增减衣物。

4. 合理锻炼,增强体质,提高机体免疫力。

5. 暂时回避和轮状病毒肠炎发作期的患儿玩耍,避免交叉感染。

6. 注意避免滥用抗生素。

7. 及时接种疫苗,获得相应抵抗力。

三、哪些人群具有轮状病毒的传染性

轮状病毒肠炎潜伏期1~3天,患者在症状出现前1天粪便开始排毒,病程第3~4天为排毒高峰期,大多数患者在病后7天排毒停止,少数患者排毒可持续14天。整个排毒期间都具有传染性,易感人群应该适当回避。

四、婴幼儿辅食添加原则

应遵循由一种到多种、由少量到适量、由稀到干、由细到粗、由简单到复杂、婴幼儿身体健康时候添加等原则。

五、儿童每日需水量

儿童每日需水量按照体重和年龄有不同标准，具体见表 6-2-4。

表 6-2-4 儿童每日需水量

分类标准		每日需水量
按体重	3~10kg	100ml/kg 体重
	11~20kg	1 000ml+（体重-10）×50ml/kg 体重
	21~30kg	1 500ml+（体重-20）×20ml/kg 体重
按年龄	1 周岁以内	120~160ml/kg 体重
	1~3 周岁	100~140ml/kg 体重
	4~9 周岁	70~110ml/kg 体重
	10~14 周岁	50~90ml/kg 体重

（尹 永）

第三节 诺如病毒您了解吗

小案例

爸爸妈妈：医生，我们和朋友约好了带宝宝出去玩，但是朋友说她家宝宝刚刚感染了诺如病毒。听说这个病毒传染性很强，我们是不是应该回避一下？

全科医生：是的，诺如病毒感染引发的急性胃肠炎多发生在秋冬季节，是一种传染病，而且传染性比较强。下面，我们就来介绍一下这种疾病。

小课堂

一、什么是诺如病毒

诺如病毒，可引起急性感染性胃肠炎。目前发现的诺如病毒分为GⅠ、GⅡ、GⅢ、GⅣ、GⅤ和GⅥ共6个类型，其中仅有GⅠ、GⅡ和GⅣ可感染人类，而GⅢ、GⅤ、GⅥ分别感染牛、鼠和狗。目前，国内最常见的诺如病毒为GⅡ、GⅠ型。

二、什么是诺如病毒感染

是指由诺如病毒感染引起急性胃肠炎，多发生在冬季。有研究表明，全球52.7%的病例和41.2%的暴发发生在冬季（北半球是12月—次年2月，南半球是6—8月），78.9%的病例和71.0%的暴发出现在凉爽的季节（北半球是10月—次年3月，南半球是4—9月）。

三、诺如病毒有哪些特点

诺如病毒具有变异快、感染剂量低，感染后潜伏期短、排毒时间长、免疫保护时间短、环境抵抗力强，且传播途径多样、全人群普遍易感等特点。

四、哪些人容易感染诺如病毒

诺如病毒全人群易感，尤其是免疫力相对弱的儿童和老人，以及处于各种疾病急性期和有免疫缺陷性疾病的人群。

五、诺如病毒感染的发生与哪些因素有关

诺如病毒感染属于一种传染病，而传染病发生取决于三个条件：易感人群、传染源、传播途径。所以诺如病毒感染发生与下列因素有关：年龄、喂养方式、饮食、机体免疫力、基础疾病、个人及家庭卫生条件和习惯、诺如病毒感染患者及相关物品接触史等。

六、诺如病毒感染有哪些特点及临床表现

诺如病毒感染的主要症状为恶心、呕吐、腹痛和腹泻。其中，儿童患者呕吐普遍，成人患者腹泻多见。此外，头痛、轻度发热、寒战和肌肉痛也是常见症状，严重者出现脱水等其他并发症。

七、诺如病毒感染的腹泻有哪些特点

该病每日腹泻一般 4~8 次，粪便多为稀水便或水样便，无黏液脓血，粪便常规检查中白细胞多为阴性。

八、诺如病毒通过哪些途径传播

诺如病毒传播方式包括接触传播、食源性传播和经水传播三种。

1. 接触传播　通过粪口途径（包括摄入粪便或呕吐物产生的气溶胶）或接触被排泄物污染的环境和物品（尤其是患病儿童患病期间的玩具和衣物）而传播。

2. 食源性传播　通过食用被诺如病毒污染的食物进行传播，食物污染环节主要由感染诺如病毒的餐饮从业人员在备餐和供餐中污染食物，以及食物在生产、运输和分发过程中被含有诺如病毒的人类排泄物或其他物质（如水等）所污染。牡蛎等贝类海产品和生食的蔬果类是引起暴发的常见食品。

3. 经水传播　由于桶装水、市政供水、井水等其他饮用水源被污染所致。

知识拓展

诺如病毒感染与轮状病毒肠炎有哪些区别

诺如病毒感染与轮状病毒肠炎的比较具体见表 6-3-1。

表 6-3-1　诺如病毒感染与轮状病毒肠炎的比较

项目	诺如病毒感染	轮状病毒肠炎
病原体	诺如病毒	轮状病毒
易感人群	“男女通吃，老少咸宜”，全人群易感	0~6 周岁儿童
流行季节	秋冬季节	秋季
潜伏期	多在 24~48 小时，少数在 18~72 小时	一般 1~3 天
病程	一般 48~72 小时	一般 3~7 天
传染源	患者	患者和隐性感染者
传播途径	粪-口途径、气溶胶	粪-口途径
排毒媒介	粪便、呕吐物	粪便
排毒时间	患者在潜伏期即可排出诺如病毒，排毒高峰在发病后第 2~5 天，持续约 2~3 周，最长排毒期有报道超过 56 天，在免疫抑制患者中可更长	患者在症状出现前 1 天粪便开始排毒，病程第 3~4 天为排毒高峰期，大多数在病后第 7 天停止排毒，少数患者可排毒 14 天

续表

项目	诺如病毒感染	轮状病毒肠炎
临床特征	"呕吐专业户"; 可伴腹痛、发热、脱水; 头痛、全身酸痛	"腹泻达人"; 可伴腹痛、发热、脱水
治疗	无特效药,可多次感染	无特效药,次年可二次感染
疫苗	至今无疫苗	已有单价和五价两种疫苗

误区解读

误区一:诺如病毒感染一般 1~3 天就会好转,所以可以不用去医院就诊

不完全正确。诺如病毒感染虽然属于自限性疾病,多数自然病程在 3~7 天,但是部分病例在呕吐腹泻时可出现不同程度的脱水及水电解质异常,需要临床干预。个别病例除水电解质失衡外,还会并发坏死性小肠结肠炎、弥散性血管内凝血(DIC)等严重并发症,可危及生命。

误区二:诺如病毒感染需要用抗生素

应用抗生素治疗无效,而且滥用抗生素会引起不同程度的肠道菌群失调,甚至可引起伪膜性肠炎、鹅口疮等菌群失调性疾病,反而不利于疾病恢复。

误区三:诺如病毒感染后体内就会产生抗体,痊愈以后就可以免疫了

目前研究表明,诺如病毒感染后机体可产生相应的抗体,但是抗体没有长期免疫作用。约半数患者病后可获短期对同株病毒的免疫,而不能对其他毒株产生交叉保护作用,所以极易出现反复感染。

误区四:诺如病毒感染和轮状病毒肠炎非常相似,宝宝接种轮状病毒疫苗后也有相应的免疫力

不正确。诺如病毒感染和轮状病毒肠炎都是病毒感染,但是病原体并不相同,前者是诺如病毒,后者是轮状病毒。接种轮状病毒疫苗只能产生一定的对轮状病毒的免疫力,对诺如病毒则没有。

小贴士

如何做好手卫生

做好手卫生总原则是:洗手步骤完整、洗手时间充足、洗手部位无遗漏。

1. 掌握正确的洗手方法　建议学习并普及“七步洗手法”，即内、外、夹、弓、大、立、腕。具体如下：内（洗手掌）流水湿润双手，涂抹洗手液，掌心相对，手指并拢相互揉搓；外（洗背侧指缝）：手心对手背，沿指缝揉搓，双手交替进行；夹（洗掌侧指缝）掌心相对，双手交叉，沿指缝揉搓；弓（洗指背）弯曲手指关节，半握拳将指背置于另一掌心旋转揉搓，双手交替；大（洗拇指）一手握住另一手大拇指旋转揉搓，双手交替；立（洗指尖）指尖并拢，置于另一掌心旋转揉搓，双手交替；腕（洗手腕及手臂）揉搓手腕至腕上 10cm 处，双手交替。

2. 洗手要选择合适时机　吃东西前、玩玩具后、接触腹泻患儿后、接触腹泻患儿的分泌物或排泄物或污染的物品后、大小便后。

3. 洗手时合理应用手部清洁物品　日常建议选择流动的水洗手，搭配日常无香精肥皂或洗手液清洁，户外无洗手条件时可以选择苯扎氯铵凝胶等消毒物品应急。

4. 洗手掌握充足时间　全程揉搓时间≥15 秒（每步约 2 秒），儿童动作不娴熟，建议总洗手时长 40~60 秒。

（尹　永）

第四节

小儿腹痛要警惕肠套叠

小案例

丁丁 2 岁，从昨天晚上开始，进食后就吐，总说肚子痛，丁丁爷爷奶奶以为只是简单的吃坏了肚子，所以没有重视。到了第二天早上，丁丁的腹痛、呕吐症状并没有缓解，这才到医院就诊，急诊科予以腹部 B 超检查显示肠套叠，需要紧急处理。

小课堂

一、什么是肠套叠

肠套叠是某一段肠管套入邻近肠管内引起的肠梗阻，类似于伸缩式望远镜收起时的状态，导致肠内容物通过障碍。

二、哪些人群容易发生肠套叠

肠套叠多见于 2 岁以下的婴幼儿，其中 1 岁以下占 60%，成人和新生儿少见。男童发生率高于女童，肥胖小儿易发。

三、小儿肠套叠有哪些表现

起病急，通常会有频繁发作的腹痛，伴哭闹不止、反复呕吐、腹部包块、果酱样大便等表现。

四、什么情况下要紧急就医

小儿反复哭闹，进食后呕吐，未见明显腹泻，类似症状持续 4 小时以上，应考虑肠套叠，应当紧急就医，予以及时处理，以免引起严重不良后果。

五、小儿肠套叠不及时处理会发生哪些不良后果

小儿肠套叠如果未得到及时发现、及时处理，嵌入的那段肠道容易缺血坏死，继而引发腹膜炎、脓毒症，甚至休克，伴发电解质紊乱和脱水等全身症状，严重者可导致死亡。

知识拓展

一、肠套叠的病因

肠套叠按病因分类可以分为原发性肠套叠和继发性肠套叠，儿童肠套叠一般为原发性，即原因不明的肠套叠，可能是某些导致肠道蠕动节律紊乱的因素引起，其他比较少见的原因有感染、肠道发育异常等。继发性肠套叠多见于成人，主要是由肠道内的良恶性肿瘤、息肉、结核、粘连等引起。

二、肠套叠的鉴别诊断

（一）急性胃肠炎

一般由细菌或者病毒感染引起，主要表现为呕吐、腹泻、腹痛以及食欲欠佳，经常有发热症状。通常胃肠炎早期以呕吐为主，随后腹泻逐渐加重，两种症状也可同时出现，可根据临床表现和病史（不洁饮食、受凉等）作出诊断。

（二）细菌性痢疾

该病多见于夏季，是肠道传染病，主要表现为大便次数多，为黏液脓血便，并有明显的里急后重感（拉不净感），伴高热。可以通过大便化验发现脓细胞和细菌培养阳性。需要注意的是，细菌性痢疾可引发肠套叠。

（三）过敏性紫癜

过敏性紫癜的腹型，可有腹痛、呕吐和便血症状，但是该病腹痛多为持续性，伴发其他症状，如出血性皮疹、关节痛等，通过腹腔 CT 平扫和尿检，大多可确诊。过敏性紫癜腹型也可引发肠套叠。

（四）肠扭转

肠扭转发病急骤，发展非常快，腹部或可扪及肿大的肠袢。发病的时候疼痛非常剧烈并且持续，早期即可出现休克。

三、肠套叠的检查

（一）B 超

B 超是诊断儿童肠套叠的首选检查方法。有一定临床经验的超声科医生，诊断准确率可以达到 90% 以上。

（二）CT 检查

儿童肠套叠，一般不采用 CT 检查确诊，临床上由医生根据患儿情况权衡利弊后决定。

（三）钡灌肠

钡灌肠既是一种检查手段，也是一种治疗手段。但由于钡灌肠是有创检查，存在一定的风险，应用不是很广泛。

四、肠套叠的治疗

（一）一般治疗

一旦确诊是儿童肠套叠，应立即禁食禁水。

对于发病时间短、一般状况良好、无明显电解质紊乱和脱水等全身症状的患儿，可以在 B 超或 X 线监测下行空气灌肠或水溶性造影剂灌肠，自患儿肛门处往直肠里注入空气或者水溶性造影剂，直至套叠的肠管被缓慢推回原位，通过这种方法复位，成功率在70%~80%，但该操作有穿孔风险。

（二）药物治疗

临床上可开通静脉予补液，避免患儿电解质代谢紊乱、酸碱失衡。积极的抗感染治疗也较为重要，临床上主要选用头孢二代或头孢三代的抗生素，加强抗感染治疗，避免引起严重的腹腔感染。

（三）急性期治疗

一旦患儿出现休克，需立即行积极的液体复苏、纠正酸中毒及电解质紊乱，予以抗生素抗感染、血管活性药物维持血压等抗休克治疗，同时准备急症手术治疗。

（四）手术治疗

对于怀疑有肠坏死、严重并发症和一般治疗无效的患儿，应急诊行剖腹探查术，如有肠管坏死则需要切除坏死段小肠，后行手动复位。

五、肠套叠的预后

儿童肠套叠如及时发现及时处理，在肠管发生坏死前复位一般预后良好。一旦发生肠管坏死，如不尽快切除坏死的肠管，有可能导致死亡。另有研究表明，大约有5%~8%的患儿在首次患病后会复发。

误区解读

误区一：小儿发生肠套叠会自行松解，无须就医

小儿发生肠套叠后确实有一定的概率会自行松解，但是这种情况再次套进去的可能性也非常大，所以一旦孩子出现腹痛、反复呕吐等症状，建议立即就医，以免延误。

误区二：当小儿疑似肠套叠时，能进食流质食品

如果小儿出现疑似肠套叠的症状，要立即禁食禁水，然后到医院进一步检查明确诊断，切不可随意进食，加大胃肠道压力，加重梗阻症状。

小贴士

在日常生活中，我们该如何避免小儿肠套叠的发生：①做好孩子的饮食起居护理，我们要尽量避免改变孩子的饮食习惯，喂食要定时定量。②家长要根据季节以及室内温度的变化，来给孩子及时地增减衣物，一定要注意腹部的保

暖措施，避免发生着凉。③一定要细心观察，如果孩子经常处于一种难受的状态，我们一定要及时带孩子去医院，以便随时了解孩子的身体状况，不至于延误治疗。

（王炎炎）

第五节 儿童积食怎么办

小案例

某位宝妈：医生，您好！我家孩子厌食、进餐后腹胀有一段时间了，有时还伴有嗳气，该不会有什么病吧？

全科医生：儿童出现厌食、早饱、餐后腹胀、嗳气，要首先考虑儿童积食，西医认为积食是儿童功能性消化不良的表现之一，我为您普及一下功能性消化不良的医学知识吧！

小课堂

一、什么是功能性消化不良

功能性消化不良是一组以反复发作的餐后饱胀、早饱、厌食或上腹痛、上腹烧灼感为主要表现的消化道综合征，可伴有反酸、恶心、呕吐、嗳气等不适，症状一般持续至少2个月。

二、儿童功能性消化不良的危险因素有哪些

长期不良的饮食习惯，如暴饮暴食，喝浓茶、咖啡；还有长期不良的生活习惯，如久坐、缺少运动等。各种生物、心理、社会因素均有可能导致儿童功能性

消化不良。与父母分居、饮食不规律、经常吃冷食或腌制食品是我国儿童功能性消化不良的独立危险因素。

三、儿童功能性消化不良的症状有哪些

儿童功能性消化不良无特征性的临床表现，主要有上腹痛、上腹胀、早饱、嗳气、食欲减退、恶心、呕吐等，可单独或以一组症状出现。早饱是指进食后不久即有饱感，以致摄入食物明显减少。上腹胀多发生于餐后，或呈持续性进餐后加重。早饱和上腹胀常伴有嗳气，恶心、呕吐并不常见，往往发生在胃排空明显延迟的患儿，呕吐物多为当餐胃内容物。可伴有失眠、焦虑、抑郁、头痛、注意力不集中等精神症状。

四、儿童功能性消化不良的诊断标准有哪些

消化不良症状持续至少 2 个月，每周至少出现 1 次，并符合以下 3 项条件：①持续或反复发作的上腹部疼痛、上腹部烧灼感、餐后腹胀、早饱，以及嗳气、恶心、呕吐、反酸等症状；②症状在排便后不能缓解或症状发作与排便频率、粪便性状的改变无关；③症状不能用其他疾病来解释。

五、儿童功能性消化不良如何分型

根据主要症状分为餐后不适综合征、上腹痛综合征和混合型 3 个亚型。①餐后不适综合征：主要表现为餐后出现饱胀不适或早饱感，影响正常进食；或有上腹胀气、餐后恶心或嗳气。②上腹痛综合征：主要表现为严重上腹疼痛或烧灼感，影响日常生活；疼痛局限于上腹部，通常不表现为全腹、腹部其他部位或胸肋部的疼痛，排便或排气后不能缓解；疼痛可为烧灼样，但不包括胸骨后疼痛，疼痛通常由进食诱发或缓解，但也可在空腹时发生。③混合型：同时具有餐后不适综合征和上腹痛综合征的表现。

知识拓展

一、医生可能会为患儿做哪些检查

消化不良分为功能性消化不良与器质性消化不良，诊断功能性消化不良需首先排除器质性疾病，医生会进行详细的病史询问及体格检查，同时根据需要进行如下检查：幽门螺杆菌检查、血常规、胃镜、肠镜等。

二、如何治疗儿童功能性消化不良

（一）非药物治疗

1. 认知行为治疗　帮助家长认识及理解患儿的病情，指导改善患儿家庭整体生活模式，并且建立有效的干预计划：饮食规律，少食或不食零食，调整饮食结构、培养良好的作息习惯、学会情绪管理等。

2. 去除可能的诱因　家人应共同参与，形成积极一致的饮食观念，避免因指导思想的差异导致患儿感到困惑。

3. 心理干预治疗　哭闹、焦虑、抑郁等情绪均会影响患儿的食物摄入。餐前或餐中，不训斥患儿、不与患儿沟通不愉快的话题。如果患儿出现焦虑、抑郁情绪，应进行积极的心理干预和治疗。

4. 重视饮食调护　超过30%的患儿消化不良症状与下列食品有关：碳酸饮料、油炸食品、咖啡、牛奶、奶酪、甜食、豆类、面包及辛辣食物。因此，在餐间应避免进食上述食物或饮品，并在餐前不进食零食。

（二）药物治疗

1. 促进胃肠蠕动药物　增加胃和十二指肠动力，促进胃排空，有利于缓解患儿早饱感、餐后饱胀等。常用药物有多潘立酮片、莫沙必利片。

2. 抗幽门螺杆菌治疗　对于经检查明确有幽门螺杆菌感染，特别是有家族史的患儿，进行抗幽门螺杆菌治疗可以缓解消化不良相关症状。

3. 抗焦虑、抑郁治疗　对于存在精神症状的患儿，如认知行为治疗无效，需精神心理科医生协助，予以精神类药物治疗。

4. 中医中药治疗　中药治疗以健脾开胃、消积导滞为主，根据患儿病情适当选用。

5. 微生态制剂　功能性消化不良与胃肠道菌群平衡情况关系密切，近年来采用益生菌与常规药物联合治疗儿童功能性消化不良，已成为临床治疗的新趋势。临床常用药物：双歧杆菌三联活菌散。双歧杆菌三联活菌散相比胃蛋白酶合剂，可显著改善小儿厌食症状，提高食欲，增加摄食量，一定程度增加身高、体重和皮下脂肪，并改善贫血与营养状况。

6. 赛庚啶　可治疗儿童功能性消化不良，增加患儿食欲，包括有干呕症状的患儿。

7. 抑酸及抗酸药　对于缓解上腹痛、上腹烧灼感、反酸等症状，有较明显作用，因此是上腹痛综合征患儿的一线治疗药物，临床常用奥美拉唑、铝碳酸镁等。

误区解读

误区一:孩子消化不良,可以趁着凉秋给孩子“进补”

不宜盲目进补。民间素有“贴秋膘”的习俗,不少家长趁着凉秋给孩子“进补”,然而盲目进补可能会引起胃肠道问题。事实上,大多数孩子的消化不良是不合理的饮食结构和进食量过多导致的。若要在秋季为孩子“进补”,首先应以清补、小补为主。中医认为,孩子为“纯阳”之体,需要辨证施膳,不宜盲目进补,以免出现上火、消化不良等症状。

误区二:只要孩子不爱进食,就使用健胃消食片帮助消化

不正确。孩子不爱进食的原因有很多,可能是功能性消化不良,也有可能是器质性疾病所致。建议患儿家长首先考虑孩子是否存在不良的饮食习惯、生活习惯、精神情绪状态,并积极寻求医生的判断和分析。

小贴士

一、食疗小偏方

名称:鸡内金散

材料:鸡内金(俗称“鸡黄皮”),白砂糖适量。

方法:先将砂子放入锅内炒热,再把洗净的鸡内金放入锅中,用文火拌炒至棕黄色或焦黄色鼓起,取出,筛去砂子,研成细粉,即可冲服。

功效:消积滞,健脾胃。

二、足敷外用方

名称:疳积草糊

材料:疳积草 15g,葱白、生姜各 30g。

方法:将上述三药捣烂,加鸡蛋清调匀,敷于双足心涌泉穴,每日更换一次,疗程为一周。

功效:消食导滞和胃。

三、推拿艾灸穴位

小儿消化不良主要推拿中脘、天枢、足三里、上巨虚等穴位,主要以胃、大肠的募穴、下合穴为主,主要起到健脾和胃、消食化积的功效。

小儿消化不良进行艾灸时，主要灸神阙、中脘、足三里、太白、身柱等穴位，从而起到健脾和胃、消食导滞、促进消化等功效。

（孙俊生　任鸣炜）

第六节 儿童黑便要警惕消化性溃疡

小案例

某位妈妈：孙医生，我儿子最近1个月反复出现腹痛，疼痛好像还有一点规律性，在饥饿时疼痛较为明显，有时又正常。两天前，我发现他的大便呈黑色，这让我有点紧张。我听说黑便可能是胃出血，这是真的吗？

全科孙医生：您先别着急，儿童出现有节律的腹部疼痛，如果大便呈黑色，可能是患了消化性溃疡。下面，我们来科普一下6岁以上儿童消化性溃疡的相关知识。

小课堂

一、什么是消化性溃疡

消化性溃疡是指在各种致病因子的作用下，消化道黏膜发生炎性反应与坏死、脱落，形成溃疡，病变可发生于食管、胃或十二指肠，也可发生于胃黏膜的麦克尔憩室内，其中以胃、十二指肠溃疡最常见。

二、消化性溃疡的发病原因有哪些

损伤消化道黏膜的致病因素与消化道黏膜的防御屏障失去平衡是导致消化性溃疡的原因。其中，酸性胃液对黏膜的消化作用是溃疡形成的基本因素。

其他原因包括：幽门螺杆菌感染；不良饮食习惯，如暴饮暴食、摄入过冷或油炸食品；服用对胃黏膜有刺激性的药物，如非甾体抗炎药、类固醇激素等；以及创伤因素，如精神创伤、外伤、手术或烧伤等。

三、消化性溃疡的分类

（一）消化性溃疡依据发病部位可分为三大类

1. 胃溃疡　最常见部位是胃小弯的最低处，即胃角；其次是胃的幽门区，临床上常称为胃窦部。

2. 十二指肠溃疡　是最常见的消化性溃疡，十二指肠球部肠壁较薄且黏膜无环形皱襞，是最常发生溃疡的部位。

3. 复合溃疡　同时存在胃溃疡与十二指肠溃疡。

（二）消化性溃疡依据是否有应激因素及服用药物分为两类

1. 原发性消化性溃疡　首先发生在消化道，无明显可归因的诱发因素。

2. 继发性消化性溃疡　多与应激因素或服用非甾体抗炎药有关，常见的应激因素包括严重全身性感染、休克、败血症、手术、外伤等。

四、消化性溃疡有哪些临床表现

学龄前及学龄期儿童，以原发性十二指肠溃疡多见，主要表现为反复发作的脐周及上腹部胀痛、烧灼感，饥饿时或夜间多发。疼痛具有如下特点。

1. 节律性　溃疡疼痛与饮食之间的关系具有明显的相关性和节律性。十二指肠溃疡的疼痛好在两餐之间发生，持续不减，直至下一餐进食或服制酸药物后缓解；胃溃疡疼痛的发生较不规则，常在餐后 1 小时内发生，经 1~2 小时后逐渐缓解，直至下一餐进食后再出现上述节律。

2. 疼痛部位　十二指肠溃疡的疼痛多出现于中上腹部，或在脐上方，或在脐上方偏右处；胃溃疡疼痛的位置也多在中上腹，但稍偏高处，或在剑突下和剑突下偏左处，疼痛范围约直径数厘米大小。

3. 疼痛性质　多呈钝痛、灼痛或饥饿样痛，一般较轻且能耐受，持续性剧痛则提示溃疡穿透或穿孔。

4. 影响因素　疼痛常因精神刺激、过度疲劳、饮食不慎、药物影响、气候变化等因素诱发或加重；也可因休息、进食、服制酸药、以手按压疼痛部位、呕吐等方法而减轻或缓解。

5. 其他　尚有周期性、长期性的特点，并发穿孔时疼痛剧烈并放射至背部或左右上腹部。

严重消化性溃疡可出现呕血、便血、贫血，也可仅表现为贫血，少数患儿表现为无痛性黑便、晕厥，甚至休克。

五、消化性溃疡的并发症有哪些

1. 出血　当溃疡破坏胃壁或十二指肠壁血管时可引起出血，出血量少时，表现为大便隐血阳性；当溃疡破坏大血管时，会造成大出血，表现为呕血或黑便。

2. 穿孔　溃疡严重时，可穿透胃壁或十二指肠，进而发生溃疡穿孔。

3. 幽门梗阻　多见于年长儿，当胃溃疡发生部位靠近幽门部时，炎症反应刺激致括约肌发生痉挛，或溃疡周围炎性水肿，妨碍食物通过幽门，可发生暂时性幽门梗阻；久之则与周围组织粘连，引起持续性幽门梗阻。

4. 癌变　反复发作、病程持续时间长的胃溃疡，癌变风险高。十二指肠溃疡一般不发生癌变。

六、消化性溃疡的诊断标准是什么

儿童消化性溃疡的症状和体征不如成人典型，故对于出现以下情况的患儿需提高警惕：剑突下有烧灼感或饥饿痛；反复发作、进食后缓解的上腹痛，夜间及清晨症状明显；与饮食有关的呕吐；反复胃肠不适，且有溃疡病，尤其是有十二指肠溃疡家族史；原因不明的呕血、便血；粪便隐血试验阳性的贫血患儿等。这些情况均应警惕消化性溃疡的可能，及时进行内镜检查，尽早明确诊断。

七、消化性溃疡应在哪个科室就诊

儿童消化性溃疡应在儿科、消化内科或全科医生处就诊。

知识拓展

一、医生可能会对消化性溃疡做哪些检查

就诊时，医生可能会根据疾病持续时间及疾病严重程度选择如下检查：消化道出血相关的检查，如血常规、大便常规、大便隐血试验；幽门螺杆菌感染的检查，如 ^{13}C 尿素呼气试验、^{14}C 尿素呼气试验、血清查抗幽门螺杆菌抗体等非侵入性检查；溃疡好发部位活检标本幽门螺杆菌培养、病理组织学等侵入性检查。确诊消化性溃疡需进行胃镜检查，有普通胃镜及静脉麻醉下的无痛胃镜检查。

二、如何治疗消化性溃疡

1. 非药物治疗 消化性溃疡属于典型的心身疾病范畴，社会心理因素对发病起着重要作用，因此培养患儿乐观的情绪、规律的生活，养成良好的生活习惯，饮食定时定量，避免过度疲劳及精神紧张，消除有害因素如避免食用刺激性食物和药物等，无论在本病的发作期或缓解期均很重要。

2. 药物治疗

(1) 抑制胃酸治疗：抑制胃酸分泌和中和胃酸，可以增强胃黏膜防御能力，也是抗幽门螺杆菌重要联合药物，常用的有质子泵抑制剂，如奥美拉唑、艾司奥美拉唑；也可选用 H_2 受体拮抗剂，如西咪替丁等。

(2) 胃黏膜保护剂：有中和胃酸过多、止痛的作用，如硫糖铝口服混悬液、铝镁加混悬液、枸橼酸铋钾颗粒。

(3) 抗幽门螺杆菌治疗：有幽门螺杆菌感染的消化性溃疡，需要抗感染根除治疗。常用的药物有：阿莫西林、克拉霉素、甲硝唑、替硝唑；枸橼酸铋剂。

(4) 止痛治疗：多为胃酸分泌过多引起，可以选择胃黏膜保护剂、抑制胃酸药物，部分患者可能存在胃肠痉挛，也可选择莨菪碱类药物，如山莨菪碱。

(5) 出血治疗：应积极前往医院寻求医生帮助，如失血量过大，需住院治疗，接受监护并根据情况及时输血。

误区解读

误区一：消化性溃疡是慢性疾病，自行服药即可，不需要去医院诊疗

错误。虽然消化性溃疡是慢性疾病，其典型的疼痛表现也以隐痛为主，疼痛程度多不严重，但消化性溃疡因溃疡深浅不同，治疗期间可能会发生急性病情变化，如溃疡大出血、溃疡穿孔等。故在治疗期间，如果疼痛性质、疼痛持续时间、疼痛节律较平时发生了明显的变化，应立即到医院就诊，以除外溃疡穿孔、溃疡出血等严重并发症。

误区二：消化性溃疡是胃病，饮食应有所禁忌，只能进食细软食物

错误。唾液不仅能帮助消化，还有中和胃酸、保护胃黏膜屏障的作用。细软食物在口腔中咀嚼时间较短，不能使唾液充分分泌，故长时间只吃细软食物可能因纤维素摄入不足而增加溃疡发生的风险。

小贴士

如何预防消化性溃疡的发生，做到防患于未然。具体措施有以下几点。

1. 定时定量进餐　按时进餐，促进消化液分泌有度，不过饥过饱，减轻胃肠负担。

2. 刺激有度　少食刺激性食物，如辛辣食物、冷饮等。

3. 保持良好进食习惯　要细嚼慢咽，专心吃饭，不要边吃边玩、看书和电视等。

4. 劳逸结合、心态平和　合理安排学习和生活，不要过度疲劳；保持情绪稳定，不大喜大悲，不过度精神紧张。

5. 平衡膳食　不片面强调高营养，科学饮食搭配，多食高蛋白、低脂肪和易消化的食物。

6. 对有出血症状的消化性溃疡患儿，由禁食、流质、半流质，自少量开始逐渐过渡到普食。

7. 饮食禁忌　避免食用可导致胃酸分泌过多的食品，如咖啡、红薯及其他过酸或过甜的食物。

（孙俊生）

第七节 儿童腹痛可能是心理“受压”

小案例

某位妈妈：医生，今天我儿子又腹痛了。近半年来，他几乎每周都有不舒服，已经做了不少检查，也没有发现什么问题，可急死人了，这到底是怎么回事？

全科医生：孩子的情绪方面有没有问题呢？

某位妈妈：孩子自律性很强，只要作业完成得稍差一些，他就会莫名紧张和焦虑。

全科医生：您别着急，儿童慢性腹痛，多次检查没有发现器质性疾病，患儿伴有焦虑、抑郁情绪，有可能是非特异性功能性腹痛。下面，我们来科普一下非特异性功能性腹痛的知识吧！

小课堂

一、什么是非特异性功能性腹痛

非特异性功能性腹痛是指患儿身体没有器质性病变，但腹痛持续或频繁发作，病史较长，腹痛可能与心理因素相关，患儿往往伴有抑郁、焦虑等不良情绪。长期不良情绪使内脏敏感性增高，而腹痛长期不愈，又会加重精神负担，加重紧张、焦虑，两者互为因果、互相影响，形成恶性循环，使病情趋于复杂，迁延难愈。

二、非特异性功能性腹痛好发于哪些儿童

该病在女童中的发病率高于男童。发病年龄主要集中在4~7岁。季节交替时，尤其在夏季，是该病的高发期。大多数患儿的病程集中在2~3个月。受凉是导致该病的主要因素。心理有困扰的患儿慢性腹痛多发，家庭-社会应激性事件，如父母离异、住院、受恐吓和早期受虐待者，可增加非特异性功能性腹痛的发生概率。

三、非特异性功能性腹痛有哪些危害

这种疾病不会妨碍儿童的生长和发育，但严重的情况可能会引发恶心、呕吐等症状，从而影响患儿的日常生活。由于该病具有长期、持续性等特点，会在一定程度上影响患儿的生活质量，甚至导致患儿出现心理问题，进而对家长产生极大困扰。

四、非特异性功能性腹痛的发病原因及机制有哪些

目前，非特异性功能性腹痛的发病原因与机制尚不明确，一般认为与内脏痛觉阈值降低、胃肠动力变化、脑-肠轴异常、黏膜免疫反应、内脏神经高敏反应等有密切联系，遗传因素、环境因素、情绪/行为症状、睡眠障碍、精神疾病、

抑郁症等心理因素，在儿童非特异性功能性腹痛发病中也起重要作用。

五、非特异性功能性腹痛有哪些临床特点

以腹痛为主，疼痛部位多在脐周，呈发作性或持续性疼痛，发作时间无明显规律，患儿在疼痛程度、发作时间、持续时间等方面存在较大差异，多数患儿腹痛可自行缓解。

六、如何诊断非特异性功能性腹痛

诊断前，患儿需至少 2 个月症状符合以下所有条件，且每个月至少发生 4 次腹痛：①发作性或持续性腹痛，不完全与生理事件相关（如进食、月经期）；②不符合可以解释腹痛的其他功能性胃肠病（肠易激综合征、功能性消化不良或腹型偏头痛）的诊断标准；③经过适当评估，腹痛不能用其他疾病来解释。

知识拓展

一、医生可能会对非特异性功能性腹痛做哪些检查

非特异性功能性腹痛诊断是一种排他性的诊断，患儿在被诊断为非特异性功能性腹痛前，大多已做了如下检查：肝功能、肾功能、腹部彩色多普勒超声、腹部 CT，甚至胃镜、肠镜。对于有明显心理症状者，建议行汉密尔顿焦虑量表、汉密尔顿抑郁量表检查。因本病是非器质性疾病，所以不建议进行更多检查，避免增加患儿心理负担，加重病情。

二、如何治疗非特异性功能性腹痛

非特异性功能性腹痛的治疗措施，包含非药物治疗方法及药物治疗方法。

1. 非药物治疗方法

（1）认知行为疗法：通过教授应对和分散注意力的策略，以及放松的技巧，来调节儿童和父母的行为，旨在改善患儿的认知、情绪和行为反应。通过有目标导向的步骤，来解决患儿的不良情绪和行为。认知过程可包括，停止与疼痛有关的想法，以积极想法替代消极想法；当疼痛出现时转移注意力（如看电视、玩游戏等）和回想令人愉快的事情。

（2）催眠疗法：以肠道为导向的催眠疗法，诱导孩子进入催眠状态，引导孩子对调节肠道功能、减轻压力等作出反应，通过调节内脏感觉、减少结肠收缩

及转变患儿对自身状况的消极想法,来发挥作用。

(3) 饮食调节:儿童时期的饮食结构与功能性腹痛发作存在关联。日常饮食中需要特别注意避免过多摄入豆类、牛奶、小麦等含有碳水化合物的食品,以及李子、梅干等糖类食品;富含咖啡因、高脂肪、乳糖的食物及饮料等,均能导致腹痛加剧,或引起胃肠道其他症状。合理的膳食纤维摄入有助于减少非特异性功能性腹痛患儿的胃肠道症状。

(4) 推拿、拔罐:推拿手法通过刺激患者体表穴位或病变部位,起到增强机体免疫力、止痛的作用。拔罐法可调节人体气机运行,疏经活络,起到治疗疾病的作用。

(5) 针刺、艾灸:针刺疗法通过刺激经络循行的相应穴位,急则止痛治其标,缓则补益正气治其本。灸法可通过温热之力对经络进行刺激,改善局部气血循环,以扶正祛邪、舒缓疼痛。

(6) 穴位贴敷:能够刺激体表腧穴相应的皮部,改善人体气血运行情况,对五脏六腑生理功能、病理状态产生积极调节作用,达到以肤固表、以穴祛邪、扶正强身之效。

(7) 瑜伽疗法:如放松练习、呼吸练习、集中训练腹部肌肉放松及强化。

2. 药物治疗方法

(1) 抗抑郁药:通常作为治疗非特异性功能性腹痛的一线药物使用,如西酞普兰等,此类药物可以通过神经机制影响脑-肠轴,应在医生的指导下使用。

(2) 益生菌:通过恢复改变的微生物群,阻止潜在致病菌的过度生长,维持肠道黏膜的完整性和/或改变肠道炎症反应,有利于减轻非特异性功能性腹痛的严重程度及提高治愈率,如双歧杆菌三联活菌散。

(3) 解痉药:通过减少胃肠道平滑肌痉挛,减轻腹痛症状,如屈他维林片。

误区解读

误区一:非特异性功能性腹痛需要使用止痛药

根据具体情况确定。非特异性功能性腹痛的病因及发病机制复杂,家庭-社会应激性事件、患儿心理困扰均是发病诱因,针对病因治疗是缓解腹痛的重要方法。

误区二:儿童功能性腹痛有时症状比较重,对患儿及家长均造成压力,需要使用多种药物治疗

不一定。儿童功能性腹痛病因多样,虽然有时需要使用药物治疗,但非药物治疗对于缓解症状效果更佳。在治疗过程中，家长和患儿都应保持稳定的情绪，避免紧张和压抑。

小贴士

任何与腹痛相关的功能性胃肠病都可能引起功能性腹痛，如功能性消化不良、腹型偏头痛等。研究表明，同一个患儿可能罹患 1 种以上的功能性胃肠病。

功能性消化不良是指由胃和十二指肠功能紊乱引起餐后饱胀感、早饱、中上腹痛及中上腹烧灼感等症状，而无器质性疾病的一组临床综合征。进一步分为餐后不适综合征和上腹痛综合征。

腹型偏头痛：是一种少见的偏头痛类型，患者可有偏头痛的表现，但多以腹部症状为主，腹痛与偏头痛可同时或交替出现，或腹痛时无偏头痛。

（孙俊生）

第八节 儿童患肠易激综合征怎么办

小案例

某位妈妈：医生，您好！我们家孩子总无缘无故地说腹部不舒服，有时又说腹痛，都快半年了，有时大便干，有时又有腹泻，但食欲还好，这到底是怎么回事？

全科医生：您说的这种情况，考虑肠易激综合征可能性比较大，是一种表现为排便习惯异常的消化道疾病。这种病，在临床上很常见。今天，我就给您普及一下肠易激综合征的医学知识吧！

小课堂

一、什么是肠易激综合征

肠易激综合征是一种功能性肠道疾病，表现为反复发作的腹痛，与排便相关或伴随排便习惯改变。典型的排便习惯异常可表现为便秘、腹泻，或便秘与腹泻交替，同时可有腹胀、腹部膨胀的症状，缺乏临床常规检查可发现的能解释这些症状的器质性病变。

二、肠易激综合征分为哪几个亚型

在临床上，肠易激综合征有几种不同的分类方法，根据粪便 Bristol 分型主要分为腹泻型、便秘型、混合型和不定型。

1. 腹泻型　至少 25% 的排便为松散（糊状）粪或水样粪，且硬粪或干球粪<25%。

2. 便秘型　至少 25% 的排便为硬粪或干球粪，且松散（糊状）粪或水样粪<25%。

3. 混合型　至少 25% 的排便为硬粪或干球粪，且至少 25% 的排便为松散（糊状）粪或水样粪。

4. 不定型　患儿符合肠易激综合征的诊断标准，但其排便习惯不符合上述三型中的任何一型。

三、肠易激综合征的危险因素有哪些

饮食因素和肠道感染是肠易激综合征的危险因素，前者是诱发或加重症状的主要危险因素，包括肠道对食物过敏和肠道对食物不耐受两方面，但以食物不耐受为主；后者是肠易激综合征的重要发病因素，有肠道感染史的患者比无肠道感染史的患者肠易激综合征的发病率高 4 倍。

四、哪些儿童容易得肠易激综合征

存在焦虑、抑郁等心理障碍表现的儿童是易患人群，饮食不规律、生活作息习惯不良（如熬夜）的儿童是高发人群，食物过敏或食物不耐受及肠道感染是常见诱发因素。

五、肠易激综合征的临床表现有哪些

腹部不适或腹痛，排便性状或排便频率发生改变，可有腹泻、便秘，腹胀也是较常见的症状，如有焦虑、抑郁情绪，可有相关临床表现。

六、肠易激综合征的诊断标准有哪些

反复发作性腹痛、腹胀、腹部不适，具备以下任意 2 项或 2 项以上可诊断为肠易激综合征：①与排便相关；②伴有排便频率改变；③伴有粪便性状或外观改变。诊断前症状出现至少 6 个月，近 3 个月符合以上诊断标准。

知识拓展

一、医生可能会针对肠易激综合征做哪些检查

为了解大便的性状，需行大便常规、大便隐血检查；为了解是否存在肠道感染，需做大便培养及药敏检查；肠镜检查在治疗效果欠佳及怀疑有占位性病变、先天性病变时，也需要考虑；如果考虑患儿存在焦虑、抑郁状态，那么，儿童焦虑量表、儿童抑郁量表也是重要的辅助检查项目之一。

二、如何治疗儿童肠易激综合征

（一）精神心理干预治疗

肠易激综合征与情绪密切相关，患儿应避免情绪紧张，保持精神愉快、轻松，同时建立良好的生活作息和习惯，比如不要熬夜和保持饮食均衡。家长应协同医生鼓励患儿解除顾虑，缓解紧张情绪，树立乐观的生活态度和治疗疾病的信心，发挥患儿主观能动性，积极配合医生诊疗。

（二）饮食调整

培养患儿规律饮食的习惯，三餐定时、定量，不过饥过饱，特别注意避免患儿无节制饮食所致的肠道功能紊乱。此外，家长应多观察患儿进食某种食物后的症状，如发现存在食物不耐受或食物过敏的情况，则避免再次进食该食物。

（三）药物治疗（在医生指导下使用）

1. 缓解腹痛的药物　胃肠道平滑肌选择性钙离子通道阻滞剂，如匹维溴铵，可调节肠道运动，缓解腹痛；山莨菪碱是常用的抗胆碱能药物，也可选择短期应用，以缓解腹痛症状。离子通道调节剂，如马来酸曲美布汀，适用于各型，

特别是腹泻便秘交替型和不定型肠易激综合征患儿。

2. 止泻药物 症状较轻的患儿可选择吸附止泻药物，如蒙脱石散、药用炭等；症状较重的患儿可选用阿片肽激动剂，如洛哌丁胺颗粒或地芬诺酯，适用于腹泻型患儿。

3. 导泻药 短期使用温和的导泻药有利于缓解便秘，如乳果糖口服溶液、复方聚乙二醇电解质散等，适用于便秘型患儿。

4. 增加胃肠动力药物 多巴胺D2受体拮抗剂——多潘立酮，可增加胃肠平滑肌活性，促进排便，适用于腹胀和便秘型患儿。

5. 肠道微生态药物 常用的药物有枯草杆菌二联活菌肠溶胶囊，可应用于各型肠易激综合征，特别是使用过抗生素的患儿。

6. 抗抑郁、抗焦虑药物 对于有明确抑郁、焦虑的患儿，可以考虑使用氟西汀或地西泮等。

误区解读

误区一：肠易激综合征患儿需要使用抗生素

不建议常规使用。对于非便秘型肠易激综合征，可以考虑使用广谱肠道不吸收抗生素利福昔明，但6岁以下小儿不适用。

误区二：肠易激综合征是传染性疾病

不正确。肠易激综合征是饮食、肠道感染等多种因素引起的肠道功能性疾病，不是传染病。

误区三：肠易激综合征是可以治愈的疾病

肠易激综合征一般不能治愈。症状可反复或间歇发作，影响生活质量，但经过解痉、止泻、通便等治疗，症状可得到缓解，预后良好，一般不会对寿命造成明显影响。

误区四：肠易激综合征不会遗传

肠易激综合征有明显的家族聚集性现象，提示可能有一定的遗传易感性或遗传基础，也提示家庭环境可能对疾病的发生或加重有很大影响。

小贴士

饮食治疗在肠易激综合征治疗中占有重要地位。在食物种类的选择上以清淡为主，避免进食生冷、辛辣等刺激性食物，以免腹痛和腹部不适症状加重。具体应根据患儿不同的临床症状选择不同的食物。

对于以便秘为主的患儿，增加摄入富含可溶性纤维素的食物，如燕麦、大麦、黑麦、蔬菜及水果中的杏、香蕉、樱桃、小柑橘、无花果、李子和蜜橘等。高纤维素饮食可促进消化道蠕动，减少食物在肠道内的转运时间并增加排便量，从而使患儿腹胀、腹部紧张和痉挛症状的发作频率明显减少，改善便秘。

对于以腹泻为主的患儿，限制进食纤维素多的食物，多进食少渣、易消化、高营养的食物；对于以腹胀为主要症状的患儿，避免摄入难吸收的碳水化合物如小麦、土豆等，以及乳制品和含脂肪较多的产气食物，从而减轻气体通过结肠而发生胀气和腹痛症状。

（孙俊生）

第九节 儿童脓血便要警惕细菌性痢疾

小案例

某位妈妈：医生，我儿子拉肚子了，大便有黏液、带血，体温还高，可急死我了，这是怎么回事？

全科医生：别着急，夏秋季节，宝宝出现黏液脓血便、发热，可能是患了急性细菌性痢疾。下面，我们来科普一下细菌性痢疾的知识。

小课堂

一、什么是细菌性痢疾

细菌性痢疾是由痢疾杆菌引起的急性肠道传染病，简称“菌痢”，主要特征为发热、腹痛、腹泻、里急后重、黏液脓血便等，因起病急、发展快，如不能及时诊断、治疗，可能发生惊厥、休克，甚至引起患儿死亡。

二、急性菌痢分为哪几型

起病在 2 个月以内，根据全身中毒症状及肠道症状严重程度，儿童急性菌痢分为 3 型。

1. 普通型（典型） 肠道症状明显，表现为腹痛、腹泻，初期为稀水样便，1~2 天转为黏液脓血便，粪质少，里急后重明显，便次可达 10 余次。全身症状有发热、畏寒，体温可达 39℃以上，伴有精神萎靡、乏力、食欲减退等，查体可发现左下腹压痛，听诊肠鸣音亢进，病程 7 日左右。

2. 轻型（非典型） 肠道症状较普通型菌痢要轻，伴有黏液的稀便，大多无脓血便，里急后重感较轻，便次一般在每日 10 次以下。全身中毒症状较普通型菌痢要轻，可有发热，但多轻微，病程 3~7 日。

3. 中毒性菌痢 以 2~7 岁儿童多见，在所有类型中，肠道症状最轻，甚至早期无消化道表现，24 小时后可出现菌痢样黏液脓血便。但全身中毒症状较突出，可表现为急性高热、畏寒、嗜睡等表现，甚至出现休克和呼吸衰竭。

（1）休克型：表现为尿少或无尿、意识障碍，查体发现皮肤湿冷，可出现皮肤花斑，血压低，甚至测不出等。

（2）脑型：主要是中枢神经系统的症状，如呕吐、烦躁、抽搐、意识丧失等，出现颅内高压症及脑疝时，可见瞳孔的改变，如瞳孔不等大、对光反射消失等。

（3）混合型：包括上述休克型及脑型的部分表现。

三、慢性菌痢分为哪几型

菌痢迁延 2 个月以上未愈者，称为慢性菌痢，根据临床表现可分为以下 3 型。

1. 慢性迁延型 菌痢急性期过后，肠道局部症状长期未愈。

2. 急性发作型 有慢性菌痢史，间断出现急性菌痢的临床表现，全身中毒症状不明显。

3. 慢性隐匿型 有急性菌痢史，现无临床表现，大便培养可培养出痢疾杆菌，结肠镜检可发现肠道黏膜炎症或溃疡病变。

四、小儿细菌性痢疾多发生在哪些季节

菌痢常年均有发病，在夏秋季节发病率最高，可引起一定范围的流行。

五、小儿细菌性痢疾是如何传播的

有两种传播途径，粪-口途径传播和生活接触传播。前者是因菌痢患者或

菌痢带菌者粪便中的痢疾杆菌污染了食物、瓜果、水，小儿不慎食入导致感染；后者主要指痢疾杆菌污染了玩具、学习用品，以及桌、椅等生活用品，在使用前家长未及时对上述物品进行消毒处理，从而导致小儿手被痢疾杆菌污染，再通过污染食物，导致菌痢的传播。

另外，苍蝇作为媒介昆虫，因其脚上有许多毛，毛上可黏附大量细菌，不仅可造成食品的污染，也可造成生活环境的污染，是细菌性痢疾的重要传播媒介。

六、细菌性痢疾应在哪个科室就诊

通常，14 岁以下的儿童应在儿科就诊，但细菌性痢疾是肠道传染病，有的医院会建议在感染病科或肠道门诊就诊。

七、小儿细菌性痢疾的诊断标准有哪些

夏、秋季节，有不洁饮食或与菌痢患者接触史，出现全身中毒症状如发热、畏寒等，有肠道症状如腹痛、腹泻、里急后重及黏液脓血便，左下腹有明显压痛，需考虑急性菌痢可能。曾有急性菌痢史，病程超过 2 个月而病情未愈，需考虑慢性菌痢可能。起病后，病情迅速进展，有高热、惊厥、意识障碍及循环衰竭表现者，不管病初胃肠道症状是否严重，均需高度怀疑中毒性菌痢可能，应尽快就诊，以明确诊断。

知识拓展

一、医生可能会针对细菌性痢疾做哪些检查

对于所有类型的菌痢，都应进行血常规和大便常规检查。在血常规中白细胞增高提示细菌感染，大便常规见黏液脓血便提示肠道炎症或肠道溃疡可能，粪便隐血试验有助于确证肠道出血，大便寄生虫检查有利于排除肠道寄生虫感染（如阿米巴痢疾），轮状病毒抗原测定有助于排除轮状病毒肠炎。另外，通过大便培养检出痢疾杆菌对于明确病原和确定诊断有重要意义，被视为诊断的“金标准”。对于慢性菌痢的患者，如果反复出现急性发作，可选择行结肠镜检查了解结肠情况。

二、如何治疗细菌性痢疾

（一）急性菌痢

1. 一般治疗　全身中毒症状明显者，需卧床休息，饮食以流质食物为主，

忌食生冷、油腻、刺激性食物。消化道隔离至临床症状消失。

2. 抗菌治疗　儿童可选用头孢菌素类抗生素，如头孢克肟、头孢克洛等，如对头孢类过敏，可选择使用阿奇霉素类抗生素。

3. 对症治疗　口服补液盐，以防止脱水和电解质丢失，物理降温或退热药退热，腹痛者可选用颠茄片解痉治疗。

（二）慢性菌痢

1. 一般治疗　注意生活规律，进食易消化、吸收的食物，忌食生冷、油腻及刺激性食物，积极治疗可能并存的慢性消化道疾病或肠道寄生虫病。

2. 病原治疗　根据病原菌药敏结果，选用有效抗菌药物，通常联用 2 种不同类型药物，抗菌药物使用后，菌群失调引起的慢性腹泻可给予微生态制剂，包括益生菌和益生元。

3. 对症治疗　有肠道功能紊乱者可采用镇静或解痉药物。

（三）中毒性菌痢

高热患儿应给予物理降温，必要时给予退热药等对症治疗。症状严重者可静脉使用敏感抗生素，休克型中毒性菌痢应扩充血容量纠正休克、改善微循环。脑型中毒性菌痢则应脱水降低颅内压。中毒性菌痢患儿病情危重时，应采取综合急救措施，力争早期治疗，以改善预后。

误区解读

误区一：患儿出现腹泻后，为了避免腹泻次数增多，应不吃不喝

这种想法是错误的，做法危害非常大，应尽量避免。患儿出现腹泻后，随着肠道水分丢失及电解质的丢失，可能会出现脱水、电解质紊乱及酸中毒。正确做法是，只要无明显的呕吐，应正常饮食，食物以流质易消化饮食，饮水以口服补液盐为主，如果无口服补液盐条件，温开水添加葡萄糖、少量食盐也可以短期使用。

误区二：腹泻是肠道感染，应立即服用抗生素

这种做法是错误的。引起腹泻的原因很多，有感染性腹泻，比如痢疾，需要使用敏感抗生素；也有非感染性腹泻，比如情绪造成的紧张性腹泻、食物过敏性腹泻，这种情况就不需使用抗生素。

误区三：菌痢患儿一旦出现腹泻，应立即服用止泻药

这种做法是错误的。其实，腹泻是机体的一种防御反应，身体里有了细菌、病毒等“脏东西”，它就要设法排出去。如果立即使用止泻药，反而会导致这些肠道内的“脏东西”排不完全，因此，立即吃止泻药并不是最好的方法。

小贴士

1. 预防细菌性痢疾的关键是防止“病从口入”。注意饮食卫生,忌生冷饮食、不洁瓜果、腐败变质食物和未经处理的剩饭菜,饮食要以清淡为主,多饮开水。

2. 培养孩子饭前便后洗手及养成不随地大小便的卫生习惯。

3. 患儿的食具应每日煮沸消毒15分钟。

4. 患儿的排泄物和用品应消毒处理;尿布和衬裤要开水浸泡后再洗;粪便用1%的漂白粉澄清液浸泡或沸水浸泡消毒;洗碗抹布、水池、厕所每周用消毒液浸泡20分钟左右。

5. 避免与菌痢患儿接触,如有接触,应严密观察7天。

6. 注意环境卫生,积极灭蝇、灭蚊、灭鼠,消除蚊蝇滋生场所,保持室内外清洁卫生。

(孙俊生)

第十节 小儿便秘莫忽视

小案例

某位妈妈:医生,我家宝宝8个月了,已经开始喂一些米粉,奶粉量也在增加,最近宝宝排便有些异常,以前是每天解一两次,现在要两三天解一次,排便也比较困难,大便比较干硬。请医生看看要不要紧?

全科医生:按照你描述的症状,宝宝应该是便秘了,不用过分紧张,只要进行科学的治疗和生活调理,宝宝的便秘不适症状就会得到缓解。当然,我们也不能忽视小儿便秘问题,宝宝长期便秘会出现消化不良,影响生长发育。下面我们就来聊聊小儿便秘的一些科普知识吧！

小课堂

一、什么是小儿便秘

由于排便规律改变所致的排便困难和/或排便次数明显减少、大便干燥或坚硬，秘结不通。排便困难包括排便费力、排出困难、排便不尽感、肛门直肠堵塞感、排便费时和需辅助排便。排便次数减少指排便时间间隔较久（2~3 天），无规律，或虽有便意但排不出大便。

二、引起小儿便秘的原因有哪些

小儿便秘中，有 90% 以上都是功能性便秘。主要原因有：①饮食习惯，比如进食量过少，造成大便减少；食物成分比较单一，尤其是蔬菜及水果的摄入量不足等。②生活习惯，比如生活作息缺乏规律，不能按时排便；如厕时蹲坐时间过久等。③药物因素，比如服用了一些抗酸剂、利尿剂、铁剂等使肠道蠕动减少的药物。④精神或疾病因素，如情绪不好（焦虑或抑郁）、佝偻病、营养不良、甲状腺功能减退、儿童肠蠕动减弱等。

三、便秘常见的分类有哪些

（一）根据病程长短分类

根据病程，便秘可分为急性便秘和慢性便秘。急性便秘是指近期突然发生的便秘，发病较急，持续时间较短，当导致便秘的疾病被治愈后，便秘也随之解除。急性便秘分为暂时功能性便秘和器质性便秘。慢性便秘时间大于等于 6 个月。

（二）按病因分类

根据病因便秘可分为功能性便秘（原发性便秘）和继发性便秘。功能性便秘是指没有发现器质性疾病或没有使用相关药物，主要为肠道功能失调所致，是儿童便秘的主要原因；继发性便秘与多种因素有关，主要是器质性疾病和药物相关的原因。器质性疾病如先天性肠道畸形、先天性肛门狭窄、肠道肿瘤、内分泌疾病等。

四、小儿便秘有何症状

小儿便秘主要有排便异常和腹胀、腹痛等症状。排便异常主要表现为排便次数减少、排便困难、污便等。便秘的患儿还常常出现腹痛、腹胀、食欲减退、呕吐等胃肠道症状。如果长期便秘，可继发痔疮、肛裂、脱肛等。部分功能性便秘患者可在左下腹乙状结肠部位触及条索状物。

五、如何评估便秘的严重程度

便秘的程度可分为轻、中、重度。轻度便秘不影响日常生活，通过整体调整、短时间用药即可恢复。重度便秘，指便秘症状重且持续，严重影响儿童的学习、生活，需用药物治疗，不能停药或药物治疗无效。中度便秘则介于轻度和重度之间。

知识拓展

一、医生会为便秘的儿童做哪些检查

儿童便秘大多为功能性便秘，通过症状即可得出初步诊断，如果疑有器质性便秘或有报警征象则需进行相关辅助检查，如大便常规、隐血试验、直肠指检、腹部平片、结肠镜、结肠传输试验、排粪造影检查、肛管直肠压力测定、球囊逼出试验等。

二、如何治疗小儿便秘

（一）饮食治疗

1. 增加膳食纤维摄入 日常生活中，要注意营养均衡，尤其是便秘患儿，要适量增加膳食纤维摄入。膳食纤维对增加排便频率、改善粪便性状、减轻排便疼痛和加快结肠转运时间等都有帮助，有助于解除便秘症状。谷类中，含膳食纤维较多者为高粱米、玉米；蔬菜类中含纤维较多者为菠菜、韭菜、胡萝卜等，水果类含纤维较多者为梨、桃、香蕉等；豆类中含纤维较多者为红小豆、芸豆及黄豆。其他推荐使用的可溶性膳食纤维，如欧车前、葡甘聚糖、树胶、果胶、瓜尔胶、植物黏胶等，可选择使用。

2. 保持适量的碳水化合物摄入 大便的性质和食物的成分密切相关，如果食物中蛋白质含量大，碳水化合物不足，会引起肠道菌群改变，肠内容物发酵过程少，从而导致大便呈碱性，出现干燥的情况，应保持适量的碳水化合物摄入。

3. 适量饮水 适量饮水可增加膳食纤维的通便作用，故建议儿童适量饮水。

（二）家庭教育

家庭教育与药物治疗同等重要，包括家长需及时辨识儿童克制排便的行为，并采取干预措施，如规律如厕、记录排便日记，以及对儿童成功排便的行为予以奖励，合理限制排便时间，教育患儿不要有憋便的习惯。

1. 养成定时、限时排便的习惯　规律性如厕习惯是治疗便秘的重要方面。限时排便，如每次 5~10 分钟，排便时需集中注意力，避免外界干扰，养成良好的排便习惯；每天晨起坐便盆，餐后立即试图排便有利于成功解除便秘；蹲位排便姿势可缩短排便时间，改善排便费力，推荐便秘儿童采用。

2. 增加运动　规律的体育运动可缩短肠道传输时间、利于通便，有氧运动如步行、骑车等对改善便秘有效。

（三）药物治疗

1. 渗透性泻剂　渗透性泻剂可在肠内形成高渗状态，吸收水分，增加粪便体积，刺激肠道蠕动，主要包括聚乙二醇和不被吸收的糖类（如乳果糖）。聚乙二醇是便秘患儿的一线治疗药物，乳果糖也被证实有效，且耐受性良好。

2. 容积性泻药　通过滞留粪便中的水分，增加粪便含水量和粪便体积起到通便作用，常用药物包括欧车前、聚卡波菲钙和麦麸等。

3. 通便剂　开塞露灌肠或甘油加等量的水灌肠，有利于解除便秘。

4. 促进胃肠蠕动的药物　全胃肠促进动力药，如西沙必利等。

5. 微生态制剂　微生态制剂可调节肠道菌群失衡，促进肠道蠕动和胃肠动力恢复，可作为慢性便秘患者的治疗选择之一，微生态制剂可分为益生菌、益生元和合生元 3 类，常用于治疗慢性便秘的益生菌主要是双歧杆菌属和乳酸杆菌属。

误区解读

误区一：多吃香蕉就能通便

错误。大家都知道，香蕉是润肠的，其实只有熟透的香蕉才能有通便功效，如果吃多了生的香蕉不仅不能通便，反而会加重便秘。因为，没有熟透的香蕉含较多鞣酸，对消化道有收敛作用，会抑制胃肠蠕动。

误区二：只要便秘时就用开塞露或泻药

错误。有些家长发现孩子便秘、腹胀、腹痛，就给孩子服用番泻叶等泻药或者就用开塞露通便。因为小儿的消化系统和神经系统功能发育还不完善，长期服用泻药容易导致胃肠功能失调，而且经常使用泻药治疗便秘，会使肠壁神经感受细胞的应激性降低，即使肠内有足够的粪便，也不能产生正常的蠕动和排便反射，一旦停药，便秘会更加严重，且难以治疗。

误区三：大量饮水可治疗便秘

错误。增加饮水量不会影响结直肠功能和缓解便秘，但是适量饮水可增强膳食纤维的通便作用，有利于缓解便秘。

误区四：便秘只是排便困难和腹部不适，不会引起其他疾病

错误。便秘除可引起胃肠功能紊乱之外，尚可引起肛肠疾病，如肛裂、痔疮等，其他如导致儿童遗尿、影响儿童身体发育、使儿童智力低下、有碍面部美容等，故应重视儿童便秘的治疗及预防。

小贴士

一、时刻关注小儿便秘

便秘并无特殊体征，一般家长常会忽略，而有些种类的便秘表面之下却藏有其他疾病，如器质性便秘就具有这种隐忧，因此，即使十分普遍的便秘也应接受医生的诊察，儿童如出现以下几点，应立即去医院接受检查。

1. 自幼儿时期便开始出现持续的便秘。
2. 过去从未有便秘，但突然开始出现便秘。
3. 本来就容易便秘，近来尤其严重。
4. 顽固性的便秘，即使自行治疗也无法改善。
5. 粪便中带有血丝或黏液。
6. 便形不完整。
7. 伴随有强烈的腹痛或呕吐。

二、中医药适宜技术治疗小儿便秘

（一）小儿推拿

1. 主要选取足三里穴　取坐位，同侧手虎口围住髌骨上外缘，余 4 指向下，中指指尖处即足三里穴。早晚各推拿一次，每次约 5 分钟，可以调气机、健脾运。

2. 按摩腹部　在孩子肚脐周围，按照顺时针方向，进行推腹和摩腹，每次坚持 10~15 分钟，一天进行 2 次左右，可以加速肠道蠕动，促进大便排出。

（二）穴位贴敷

主要选取神阙穴和天枢穴。神阙穴在脐中部；天枢穴位于腹部，横平脐中，前正中线旁开 2 寸。药物贴敷于上述穴位，通过皮肤的吸收，从而达到治

疗疾病的目的,具有理气化滞、疏调肠腑的功效。

三、“小偏方”治疗小儿便秘

(一) 蜂蜜牛奶汁

做法:牛奶半斤,蜂蜜 2 两,葱汁少许,共煮熟后早晨暖服。

功效:清热、补中、解毒、润燥。对习惯性便秘效果好。

(二) 白萝卜粥

做法:白萝卜、优质粳米各 2 两,共煮粥,每日早晚服用。

功效:开胸顺气,调补脾胃。对小儿消化不良、积食不消、腹胀有疗效。

(任鸣炜　孙俊生)

第十一节 关于肠系膜淋巴结炎,您知道多少

小案例

王小宝妈妈:我家宝宝最近出现腹痛,主要是脐周阵发性疼痛,有时恶心呕吐、腹泻或者便秘,做了腹部彩超检查,有肠系膜淋巴结肿大。提示肠系膜淋巴结炎。为什么肠系膜淋巴结会发炎呢?

全科医生:肠系膜是腹膜的一部分,包在小肠和大肠的外面。小儿淋巴系统发育尚未成熟,屏障作用较差,细菌或病毒等病原体可经淋巴管到达相应的局部淋巴结,导致淋巴结反应性增生肿大,引起肠系膜淋巴结炎。那么,该如何治疗呢?

小课堂

一、什么是急性肠系膜淋巴结炎

急性肠系膜淋巴结炎是非特异性炎症，多由病毒感染引起，如柯萨奇病毒、腺病毒、EB 病毒、人类细小病毒 B19 等，细菌感染较少见。目前机制尚未完全阐明，常发生在急性上呼吸道感染或继发于肠道炎症病程中或之后。多见于儿童，尤其是 7 岁以下儿童，好发于冬春季。

二、为什么会得肠系膜淋巴结炎

儿童肠系膜有丰富的淋巴结，回肠末端及回盲部最为明显。儿童淋巴系统发育尚未成熟，屏障作用较差，呼吸道及胃肠道的感染常累及肠系膜，引起肠系膜淋巴结炎症；儿童正处于生长发育期，淋巴滤泡生发中心明显，当病毒、细菌或其毒素等进入局部淋巴结，会激发机体免疫反应，导致淋巴结肿大。一般情况下，炎症消除和外界刺激因素消失后，淋巴结肿大会恢复正常。

三、哪些人易得肠系膜淋巴结炎

儿童肠管及肠系膜相比成人长，肠系膜淋巴结、肠壁血管丰富，但肌层薄弱，神经调节功能不稳定，小儿淋巴系统发育尚未成熟，屏障作用较差，易得肠系膜淋巴结炎。

四、出现哪些表现时，要警惕肠系膜淋巴结炎的发生

发病前常有咽痛、乏力等前驱症状，有上呼吸道感染或肠道感染史，表现为发热、腹痛、恶心呕吐，有时伴腹泻或便秘。腹痛以右下腹及脐周疼痛最为常见，多表现为阵发性隐痛或痉挛性疼痛。体格检查时，触痛范围比较广，压痛点可随体位改变而变化，较少出现反跳痛和肌紧张，部分患者可在右下腹扪及包块。腹痛通常在 1~4 周内消退；但最长可持续 10 周。

五、需要与哪些疾病鉴别

（一）急性阑尾炎

急性阑尾炎典型的临床表现主要包括厌食、脐周疼痛（早期）、疼痛向右下腹转移（常在症状出现的 24 小时内）、呕吐（通常在疼痛发生后）、发热（通常发生在症状出现后 24~48 小时），体格检查时可出现右下腹压痛、反跳痛，局限或

广泛的腹膜刺激征，如罗夫辛征、闭孔内肌试验阳性等。

（二）肠套叠

肠套叠是指一段肠内翻或缩进另一段肠的腔内，而相关的肠系膜在内翻节段内被牵拉压迫，导致淤血和水肿，从而导致一系列的临床症状。患儿最常表现为疼痛突然发作，呈间歇性、重度，且通常伴有不能安抚的哭闹及下肢向腹部屈曲的体位。随着肠梗阻进展，可能出现胆汁性呕吐。在腹痛发作间歇期，患儿可表现正常。初期症状可与胃肠炎混淆。嗜睡或意识改变可为肠套叠的主要症状，可出现粪便隐血、肉眼血便或果酱样便。

（三）异物摄入

年幼儿童常会吞服较小、光滑的非食物性物体，一旦异物已通过幽门，通常容易被排出体外。吞服异物的儿童出现腹痛时，需要紧急评估肠梗阻或穿孔的可能，特别是异物锐利、长度>5cm、为多枚磁体或为纽扣电池时。

（四）肠绞痛

婴儿发生肠绞痛时，可能表现为易激惹和阵发性哭闹，持续至少 3 周，通常在夜间哭闹，哭闹可随排气或排便而缓解。婴儿喂养正常且体重增长恰当，体格检查结果也正常。

六、什么情况下，应当就医

具有以下特征，应及时至医院急诊科、消化科或普外科就诊。

（一）病因未明

病因未明，怀疑需要紧急治疗的可能危及生命的病因，如阑尾炎、肠梗阻或穿孔、肠套叠、肠扭转等。

（二）出现合并症或并发症

部分患儿可能并发肠套叠或肠梗阻；某些细菌感染会引起肠系膜淋巴结化脓性改变，形成脓肿或出现腹膜炎症状，若不能得到及时有效的治疗，病情迁延，可导致间断性腹痛、食欲减退，甚至影响儿童的日常生活及生长发育。

（三）症状不缓解或加重

长时间存在症状的患儿，或者出现体重减轻或其他全身性症状的患儿，可能需要评估炎症性肠病、结核或恶性肿瘤等。

七、家庭处理方法

1. 以清淡、易消化的食物为主，不宜进食过烫、辛辣、酸、粗、硬、油腻等刺激性食物，注意饮食规律和饮食卫生，避免摄入生冷瓜果及饮料。

2. 密切观察患儿的体温、精神状况、饮食情况、腹痛表现，如有无精神差、嗜睡、烦躁不安、面色苍白、腹痛加重等异常情况。

3. 锻炼身体,增强身体素质,避免着凉等。

4. 急性肠系膜淋巴结炎是自限性疾病,单就腹腔淋巴结肿大本身而言,无须应用抗生素,但对于细菌感染导致的肠系膜淋巴结炎可以根据患者临床具体情况,遵医嘱选用抗生素治疗。

知识拓展

一、肠系膜淋巴结炎的诊断

临床上诊断本病主要依赖病史、临床表现及超声检查。有以下情况可考虑急性肠系膜淋巴结炎:患儿发病前有上呼吸道感染或肠道感染史;有肠系膜淋巴结炎的临床症状(发热、腹痛、恶心、呕吐等),腹痛多位于右下腹及脐周,为阵发性、痉挛性痛,无固定压痛;血常规提示白细胞计数正常或轻度升高;腹部B超提示多发肠系膜淋巴结肿大;排除其他引起腹痛和肠系膜淋巴结肿大的疾病。腹部超声可清晰显示淋巴结,可作为肠系膜淋巴结炎检查的首选方法。

二、肠系膜淋巴结炎的治疗

主要是针对病原体,进行感染及抗病毒治疗,同时针对发热、腹痛、呕吐等症状进行对症处理。一般经治疗后症状能够得到好转。如症状未见好转甚至加重者,可行手术探查。

三、肠系膜淋巴结炎的预后

本病为自限性疾病,预后大多良好,个别患儿会出现腹膜炎症状,若不能得到及时有效的治疗,病情迁延,可导致间断性腹痛、食欲减退,甚至影响儿童的日常生活及生长发育。

误区解读

误区:急性肠系膜淋巴结炎是自限性疾病,没必要去医院做检查和治疗

有必要。腹痛是儿童期最常见的主诉之一,急性肠系膜淋巴结炎、便秘、胃肠炎或功能性腹痛等均可引起腹痛。但也有可能是危及生命的疾病,如急性阑尾炎等。因此，有必要去医院就诊，评估病情。

小贴士

一、健康儿童超声亦可见到肠系膜淋巴结

淋巴结是人体正常的免疫器官之一，儿童肠系膜本身就存在丰富的淋巴结，尤其是回肠末端及回盲部，是淋巴结分布的主要部位之一。同时，儿童时期是淋巴系统增殖的活跃时期，故健康儿童腹部B超检查时可以见到肠系膜淋巴结。

二、肠系膜淋巴结炎抗菌药物用药须知

由于肠系膜淋巴结炎是非特异性炎症，病情具有自限性，多数由病毒感染引起，如柯萨奇病毒等，而由细菌感染引起者实际较少，故是否使用抗菌药物需依据具体病情确定。如果有细菌性感染的明确依据可以考虑抗菌药物治疗，但大部分病毒性感染患儿是无须使用抗菌药物治疗的。

（刘娟娟）

第十二节 婴儿腹绞痛怎么办

小案例

王小宝妈妈：我家宝宝目前2个月，最近晚上总是哭闹，哭闹的时候脸通红，撅着屁股，怎么哄都不行，有时候放个屁会稍微好点。我也天天睡不好觉。宝宝的大便、饮食、精神状态都还好，不知道是什么原因！

全科医生：您家宝宝应该是婴儿腹绞痛，这是一种良性、自限性疾病，可随时间的推移而自愈，但需要排除其他引起腹痛的常见疾病。那么，什么是婴儿

腹绞痛，又如何治疗呢？

小课堂

一、什么是婴儿腹绞痛

婴儿腹绞痛，是指婴儿早期出现的长时间哭闹和难以安抚的一种行为综合征。是指无其他健康问题的<3 月龄婴儿，无明显原因（如饥饿、需换尿布等）而每日哭闹持续≥3 小时，且每周这样哭闹≥3 日。90% 的婴儿腹绞痛症状会在 8~9 周龄前自发消退。

二、为什么会得婴儿腹绞痛

腹绞痛的病因尚不明确。它可能是多种因素作用的最终结果，如生物学和心理社会学等病因。

腹绞痛可能是一种胃肠道紊乱，目前推测可能造成腹绞痛的胃肠道因素包括：喂养技巧不当（喂养不足、过度喂养、喂养后拍背不够及吞入空气）、牛乳蛋白不耐受、乳糖不耐受、婴儿胃肠道不成熟、肠道动力过强、粪便菌群的变化等；和婴儿肠绞痛主要相关的生物学因素有妊娠期间或产褥期母亲吸烟、婴儿的运动活动调节机制尚未成熟、5-羟色胺增加等。

三、出现哪些表现时，要警惕婴儿腹绞痛的发生

阵发性的哭闹，通常突然发作，且多集中在晚上，与婴儿发作前的状态无明显关联；与非腹绞痛性哭闹相比，患腹绞痛的婴儿哭闹更大声、音调更高且更富于变化、更激烈和发音障碍更严重；腹绞痛发作可能伴有肌张力过高的身体特征，包括面部潮红、口周苍白、腹部紧张或膨隆、下肢屈曲向胸前靠拢、紧握双拳、上肢僵硬或紧绷，或者弓背。患儿哭闹常难以安抚，可能会在排气或排便后观察到哭闹缓解。男女发病率相等。

四、需要与哪些疾病鉴别

通常根据病史即可考虑腹绞痛，但要出现特征性病程后才能回顾性确诊。与此同时，必须鉴别腹绞痛与其他可引起婴儿持续哭闹或烦躁且可能需要特异性治疗的情况。

1. 评估腹部是否绷紧、压痛，是否无肠鸣音（可能是急性腹部病变的线索，如肠套叠、肠扭转）。

2. 评估会阴有无尿布疹、睾丸扭转、尿道口溃疡、肛裂和腹股沟疝。

3. 评估皮肤和肌肉骨骼系统有无创伤或感染迹象，如瘀斑或瘀点、关节活动度降低、被动运动疼痛等。

4. 评估神经系统有无可能提示脑膜炎或其他神经系统疾病的异常（如前囟膨隆、头部不对称、肌张力增高或降低）。

五、哪些情况下，应及时就医

临床医生可观察到婴儿的哭闹行为、父母的安抚技巧，以及婴儿能否被安抚等。通过病史采集和体格检查，评估患儿病情，发现可识别的哭闹/烦躁原因，排除其他疾病。出现以下情况时，应及时就医。

1. 3 月龄以下婴儿出现发热；连续哭闹超过 2 小时；呕吐、拒绝饮食或出现血便；对呼唤不回应或行为异常。

2. 不知道如何处理婴儿的哭闹；婴儿进食后大量呕吐、腹泻或排便困难；≥4 月龄的婴儿仍有腹绞痛；婴儿体重未正常增加。

六、家庭处理方法

（一）改变喂养方式

如奶瓶喂养时，使婴儿处于垂直体位（使用弧形奶瓶），同时频繁地拍嗝，可减少婴儿吞入的空气。用带有可折叠袋的奶瓶喂养也有助于减少吞入空气；喂养时让孩子坐立。

（二）改变环境

如带孩子乘车、用手抱着婴儿或将其放在前置式婴儿背带里、给孩子洗温水浴、把孩子放在婴儿秋千上、变换风景、使用安抚奶嘴等。

（三）用襁褓包裹孩子，播放“白噪声”

例如，吸尘器、衣物烘干机、洗碗机的声音，或是商业化的白噪声生成器等。

（四）改变饮食

更换配方奶粉，或哺乳期妈妈避免食用某些食物，必要时可在医生的指导下服用益生菌。

知识拓展

婴儿腹绞痛应避免采用的措施

婴儿腹绞痛是一种良性、自限性的表现，由于婴儿腹绞痛机制不明，处理主要是改进护理和喂养，药物、益生菌及其他治疗的效果有待观察研究。

1. 不建议常规用益生菌预防婴儿腹绞痛，虽然益生菌可能是安全的且可减少哭闹时间，但暂无明确证据证明其能有效预防婴儿腹绞痛。

2. 不推荐采用乳糖酶治疗婴儿腹绞痛，其作用尚未被证实。

3. 不建议用蔗糖治疗婴儿腹绞痛，目前证据有限。

4. 不建议采用按摩来治疗婴儿腹绞痛，目前未发现按摩有益的证据，反而发现其有可能造成过度刺激或腹绞痛婴儿烦躁不安。

5. 不建议用西甲硅油治疗婴儿腹绞痛。西甲硅油是一种可以使小气泡聚合成大气泡从而方便排出的药物，但目前几乎没有证据支持用西甲硅油治疗婴儿腹绞痛。

6. 不建议用草药治疗婴儿腹绞痛，如花草茶、茴香籽等。虽然少量随机试验显示某些草药制剂可有效减轻婴儿哭闹，但这种益处基本未得到证实。

7. 不建议采用推拿疗法（如脊椎推拿、整骨疗法、颅骨推拿）来治疗婴儿腹绞痛；不建议对婴儿腹绞痛采用针刺治疗，其潜在益处未得到证实。

误区解读

误区：婴儿腹绞痛是自限性疾病，没必要去医院

不对。去医院的目的是通过病史和身体检查，评估潜在医学疾病并确定是否需要进一步检查；根据临床症状选择必要的检查，如血常规、粪便常规、尿常规、B 超检查，必要时完善腹部 X 线等检查。

小贴士

对照料者的支持及教育

1. 婴儿腹绞痛很常见，通常会在 3~4 月龄前自愈。

2. 婴儿腹绞痛时，常难以安抚，但并不意味着婴儿在抗拒他们，不要产生挫败感，要予以心理支持。

3. 告知照料者安抚婴儿的技巧。

4. 鼓励照料者在照顾哭闹婴儿期间寻找时间休息，轮流照顾。

（刘娟娟）

第十三节 儿童感染了幽门螺杆菌，要不要治疗

小案例

王小宝妈妈：我家宝宝最近查出来幽门螺杆菌感染，要不要治疗？

全科医生：全球超过半数的人口感染幽门螺杆菌，绝大部分幽门螺杆菌感染在儿童期获得（且大多数在儿童早期），感染后一般难以自发清除。我国自然人群中，儿童和青少年幽门螺杆菌总感染率约为29%，有症状与无症状儿童的幽门螺杆菌感染率相似。与成人相比，儿童幽门螺杆菌感染者发生消化性溃疡、萎缩性胃炎、胃癌等严重疾病的风险较低。如患者无症状或症状轻微，不主张进行根除治疗，如明确诊断为消化性溃疡和胃黏膜相关淋巴组织淋巴瘤时，必须根治幽门螺杆菌。

小课堂

一、幽门螺杆菌（helicobacter pylori，HP）感染有何症状

大部分感染者没有症状，但溃疡可引起症状，常见的有：上腹部疼痛或不适，少量进食后即产生饱腹感，无饥饿感，恶心或呕吐，大便呈深色或黑色，疲倦感加重。

二、儿童HP感染的检测指征

1. 消化性溃疡，慢性胃炎。
2. 胃黏膜相关淋巴组织（MALT）淋巴瘤。
3. 一级亲属中有胃癌的患儿。

4. 不明原因的难治性缺铁性贫血。

5. 计划长期服用非甾体抗炎药(NSAID)(包括低剂量阿司匹林)。

6. 不建议常规检测:目前,尚无足够证据显示 HP 感染与中耳炎、牙周疾病、食物过敏、特发性血小板减少性紫癜及生长发育迟缓有关。

三、常用的 HP 检测方法

(一) 尿素呼气试验(UBT)

敏感度 75%~100%,特异度 77%~100%,^{13}C 尿素呼气试验无放射性,适用于儿童,可用于诊断 HP 现症感染,还可用于治疗后的复查。

(二) 粪便 HP 抗原检测(SAT)

敏感度 97%~98%,特异度 95%~100%,不需要口服任何试剂,诊断准确性不受患儿年龄影响,可用于 HP 治疗前诊断和治疗后复查。

(三) 快速尿素酶试验(RUT)

敏感度 75%~100%,特异度 84%~100%,检测结果易受试剂 pH、取材部位、组织大小、细菌量及分布、观察时间、环境温度和胃炎严重程度等因素影响,故存在结果假阴性的情况。同时取 2 块组织进行检测(胃窦和胃体各 1 块)可提高检测敏感性。

(四) 组织学检测

敏感度 66%~100%,特异度 94%~100%,检测 HP 的同时,可对胃黏膜病变进行诊断(HE 染色),是唯一能确诊 HP 感染同时判断其损伤程度的方法,但 HP 在胃内呈灶性分布,检出率易受取材部位及大小、细菌数量及部分疾病,如消化道出血、胃黏膜萎缩等的影响。

(五) 血清抗体检测

敏感度 50%~100%,特异度 70%~98%,抗体阳性反应一段时间内 HP 感染情况,HP 根除后血清抗体可以维持很久,因此不能用于诊断现症感染,多用于流行病学调查。

四、HP 感染的诊断

符合下述四项之一者可判断为 HP 现症感染:①细菌培养阳性;②组织病理学检查和 RUT 均阳性;③若组织病理学检查和 RUT 结果不一致,需进一步行非侵入性检测,如 UBT 或 SAT;④消化性溃疡出血时,病理组织学或 RUT 中任一项阳性。

五、儿童 HP 感染根除治疗指征(具体请遵循医生建议)

HP 感染的儿童并非都需要治疗,儿童肝肾功能发育不全,为避免药物副作用,无症状或症状轻微的儿童,不主张进行根除治疗。明确诊断为消化性溃疡和胃黏膜相关淋巴组织淋巴瘤时,需要根治 HP。以下情况,视患病情况和风险获益,可考虑根治:①慢性胃炎;②一级亲属中有胃癌的儿童,可以行 HP 检测,是否需要 HP 根除治疗,需综合评估;③不明原因或难治性缺铁性贫血;④慢性免疫性血小板减少性紫癜;⑤计划长期服用非甾体抗炎药(NSAID)(包括低剂量阿司匹林)。

知识拓展

HP 感染治疗

(一) 根除 HP 常用药物

1. 抗生素　阿莫西林,甲硝唑,替硝唑,克拉霉素。

2. 铋剂　胶体次枸橼酸铋剂(>6 岁)。

3. 抗酸分泌药,如奥美拉唑。

(二) 根除 HP 的辅助治疗

国内外成人 HP 共识和 Meta 分析均指出,联合应用微生态制剂可辅助治疗 HP 感染,减少 HP 根除过程中的不良反应,提高患者的依从性。微生态制剂是否可以提高儿童 HP 的根除率,目前没有明确的结论。

(三) 根除 HP 的疗效判断

应在根除治疗结束至少 4 周后进行,即使患儿症状消失也建议复查,首选尿素呼气试验。符合下述三项之一者,可判断为 HP 根除:①UBT 阴性;②SAT 阴性;③基于胃窦、胃体两个部位取材的 RUT 均阴性。

误区解读

误区:根除 HP 失败,需要马上进行下一疗程的治疗

错误。应了解以前治疗时用药的依从性,判断治疗失败的原因。有条件者根据药敏试验结果选择有效抗生素,无条件行药敏试验,再次治疗时应尽量避免重复使用初次治疗时的抗生素或加用铋剂。对多次治疗失败者,可考虑停药 3 个月或半年,使细菌恢复一定的负荷量,以便提高下一次治疗时 HP 的

根除率；根除治疗失败，但症状缓解者，可暂缓再次根除治疗。

小贴士

HP 感染的预防

大多数 HP 的感染发生在儿童和青少年时期。其中，家庭内传播是儿童感染 HP 的主要途径，主要由父母传播。家庭成员之间常见的感染途径包括共用餐具、共用食物、咀嚼食物喂食、亲吻和不良的卫生习惯等。

1. 家庭成员应重视 HP 感染，必要时可去医院进行 HP 检测。
2. 避免食用同一盘食物，实行分餐制。
3. 使用公筷、公勺。
4. 不咀嚼食物喂食幼儿。
5. 食用卫生、安全的食物和水。
6. 饭前、便后洗手（不只儿童，还有家长们）。
7. 注意口腔卫生，在牙科就诊时，使用安全的牙科设备。

（刘娟娟）

第十四节 儿童胃食管反流病知多少

小案例

王小宝妈妈：我家宝宝最近总感觉到口里泛酸水、胸口后面热热的，医生说他可能得了胃食管反流病，这是个什么疾病啊？

全科医生：胃食管反流是指胃内容物反流入食管，甚至口咽部。儿童胃食管反流常为生理性，如症状持续存在或 18 个月时症状复现，常为病理性。病理性反流伴有一系列食管内、外症状和/或并发症时，称为胃食管反流病。

小课堂

一、什么是胃食管反流病

胃食管反流（GER）指胃内容物逆流进入食管，甚至口咽部，是健康婴儿、儿童及成人均可发生的正常生理过程。大部分反流发作都很短暂，且不会引起食管损伤或其他并发症。当反流发作导致并发症或令人困扰的症状时，即为胃食管反流病（GERD）。

儿童 GER 常为生理性，50%~70% 的婴儿存在反流，4~6 月龄时达到峰值，通常在 1 岁前消失。学龄前儿童 GERD 可表现为间歇性胃内容物反流。年龄较大儿童和青少年的 GERD 症状和并发症与成人类似，主要症状为慢性胃灼热和/或反流。

二、为什么会得胃食管反流病

（一）抗反流屏障功能低下

食管下括约肌（LES）压力低下，周围组织抗反流作用减弱，非吞咽情况下 LES 发生自发性松弛，诱发 GER。

（二）食管廓清能力降低

当食管蠕动功能障碍时，食管清除反流物的能力下降，有害的反流物质在食管内停留时间延长，增加了对食管黏膜的损伤。

（三）食管黏膜的屏障功能破坏

反流物中的某些物质（主要是胃酸、胃蛋白酶）使食管黏膜的屏障功能破坏，黏膜抵抗力减弱，导致食管黏膜损伤。

（四）胃、十二指肠功能失常

胃排空能力低下，使胃内容物和压力增加，胃容量增加导致胃扩张，胃酸分泌增加，并使贲门食管段缩短，使其抗反流屏障功能降低。十二指肠病变时，幽门括约肌关闭不全导致十二指肠胃反流。

三、哪些人易得胃食管反流病

早产儿，肥胖儿童，患有肺部疾病、发育及神经肌肉疾病的儿童，GERD 发病率较高。GERD 在囊性纤维化患者中更常见，因为慢性咳嗽可诱导反流且唾液的缓冲能力受损，从而导致远端食管酸暴露时间延长。

四、出现哪些表现时，要警惕胃食管反流病的发生

1. 提示胃食管反流病的症状　不适或烦躁不安；胸痛或上腹部疼痛；反复呕血；酸中毒、反流（通常由卧位、食物、活动或焦虑引发）或“打湿嗝”；夜间咳嗽；慢性咽痛；服用抗酸剂或抑酸药物后症状迅速缓解；桑迪弗综合征（间歇性出现的异常姿势，包括弓背、扭颈和举颏）；气喘、喘鸣或声音嘶哑；饱餐后症状加重；便秘。

2. 提示胃食管反流病的体征　牙釉质侵蚀，主要发生在上颌牙齿的腭部；不明原因的缺铁性贫血；食管炎、食管狭窄、巴雷特食管；哮喘；复发性肺炎；中耳炎。

五、需要与哪些疾病鉴别

（一）婴儿肥厚性幽门狭窄

婴儿肥厚性幽门狭窄是小婴儿的一种疾病，由幽门肥大导致，可进展为胃出口近乎完全梗阻，引发剧烈呕吐。常表现为2~6周龄的婴儿出现餐后立即呕吐。呕吐呈非胆汁性，且程度剧烈或程度会逐渐加重，随着症状进展出现体重减轻。体格检查可发现典型的右上腹“橄榄状”肿块。

（二）嗜酸细胞性食管炎

嗜酸细胞性食管炎的临床表现随年龄而变化。成人和青少年患者常表现为吞咽困难和食物嵌顿，而较年幼患儿的症状常表现为喂养困难、胃食管反流症状和腹痛。若患者存在食管功能障碍的慢性症状，有特应性合并症病史，通过上消化道内镜联合食管活检证实，且排除其他可引起食管嗜酸性粒细胞增多的疾病后，可确诊该病。

（三）贲门失弛缓症

贲门失弛缓症是指食管壁肌间神经丛内的神经节细胞进行性变性，导致食管下括约肌不能松弛，伴有远端食管蠕动消失。患者进食固体和液体时吞咽困难，试验性应用质子泵抑制剂治疗后胃灼热症状未缓解，上消化道内镜显示食物滞留于食管内，内镜通过食管胃连接部时的阻力异常增大。确诊贲门失弛缓症需要进行食管测压，LES不完全松弛，以及食管远端2/3段蠕动消失。

六、胃食管反流病的家庭处理方法

1. 超重患者减重或控制体重。

2. 抬高床头，保持左侧卧位，对有夜间症状或喉部症状的患者十分重要，

不推荐用于处于睡眠状态的婴儿。避免进食后不久就处于仰卧位。

3. 膳食改变:避免摄入降低下食管括约肌压力食物,如巧克力、薄荷和含咖啡因的饮料;避免摄入酸性食物,包括碳酸饮料、橙汁和番茄酱;避免摄入高脂食物。

4. 通过嚼口香糖或口服锭剂促进唾液分泌。

5. 避免饮酒和吸烟(包括被动暴露于烟草烟雾)。

6. 喂养方式改变,鼓励继续母乳喂养,避免过度喂养。

知识拓展

胃食管反流病的临床处理方法

(一) 药物治疗(具体请遵循医生建议)

用于治疗 GERD 的药物可分为:质子泵抑制剂(PPI)、组胺-2 受体拮抗剂(H2RA)、抗酸剂、黏膜保护剂、促胃动力药。

1. PPI　如奥美拉唑、埃索美拉唑、兰索拉唑和泮托拉唑。如 PPI 治疗 4~8 周后仍有持续症状的患者,应重新评估治疗依从性并排除症状的其他病因。

2. H2RA　根据症状缓解和黏膜愈合情况,H2RA 对 GER 有中等效果,起效相对迅速,适合用于缓解症状,如西咪替丁、法莫替丁、尼扎替丁。

3. 抗酸剂　适用于短期缓解症状不频繁的较大儿童、青少年或成人的胃灼热症状。由于存在安全性问题,不推荐长期应用抗酸剂,尤其是对婴儿或有肾病的儿童。

4. 黏膜保护剂　不推荐用于长期治疗儿童 GERD,但可用于短期治疗某些患者的症状,如硫糖铝。

5. 促胃动力药　不推荐用于治疗 GERD,仅考虑用于 GERD 合并胃排空延迟且排除了便秘的患者,如甲氧氯普胺、西沙必利或多潘立酮。

(二) 外科干预

1. 胃造瘘置管　经皮内镜下胃造瘘置管通常考虑用于有喂养问题、体重增加不良和 GERD 的神经功能受损患儿。

2. 胃底折叠术　主要适用于保守及微创治疗失败及严重的 GERD,影响日常活动能力的患儿。

误区解读

误区：胃食管反流病症状好转后即可停用 PPI

错误。停用 PPI 可能引起酸反跳，即短期内胃酸分泌高于基线水平，且停用后的头几周内，反流相关症状也会出现相应反弹。当长期 PPI 治疗者尝试停药时，应采取逐渐减量至停药的策略，以尽可能减少酸反跳这一潜在问题。另一种方法是改用 H2RA 然后停药。

小贴士

胃食管反流病，出现以下情况，需要及时到医院就诊：

1. 不明原因的体重减轻、持续性剧烈呕吐、吞咽困难或吞咽痛、呕血等。

2. 难治性 GERD 症状，即应用最佳治疗 8 周后症状无缓解或几乎无缓解。

3. 需长期应用抑酸药治疗的内镜确诊 GERD，即经过反复尝试，仍不能在 6~12 个月内永久停用抑酸药。

（刘娟娟）

第七章

儿童常见心理健康问题

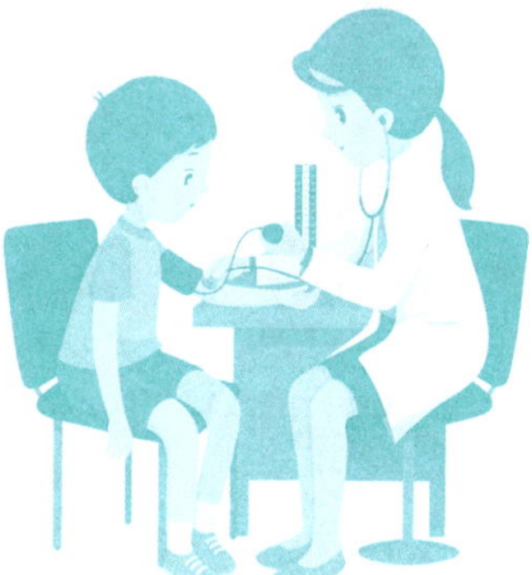

第一节 正确认识儿童多动症

小案例

强强是个3年级的孩子，身边的小朋友都说他是“小飞侠”。因为他总是停不下来，上课的时候注意力不集中、不听讲也就算了，还总是扰乱课堂秩序，经常和老师顶嘴。自己不学习，也不让旁边的同学学习。因为这些，强强的父母每个月都会收到很多的孩子家长和老师的投诉。最重要的是，强强的成绩不好，每次在班里都是倒数。无论爸爸妈妈是说服教育还是训斥责骂，都无济于事。

后来，强强妈妈带他到医院，经过检查，强强被诊断为多动症。那么，什么是多动症，又该如何早期发现和预防呢？

小课堂

一、什么是多动症

多动症，学名为注意缺陷多动障碍，多发于儿童时期，是以与发育水平不相符的注意缺陷、多动和冲动为主要表现的神经和精神障碍，易被误认为是儿童一般的行为问题，从而经常被学校和家长忽视。多动症主要表现为注意力不能集中、容易分散，多动，冲动，喜欢招惹他人，没有耐心，不遵守规章制度，喜欢管闲事儿，过度热心。

二、哪些原因可引起多动症

多动症是由遗传因素和非遗传因素共同作用引起的，其与多个精神障碍疾病中的常见基因有关。除了基因的原因,还包括母孕期酗酒、母孕期药物滥用、低出生体重、早产、营养不良、暴露于环境毒物和儿童早期的社会心理问题等因素。

三、多动症患儿的日常表现有哪些

(一) 注意力障碍

注意力不能有效集中或不能持久;由意志控制的主动注意力削弱,听课不专心,作业难完成,而被动注意却亢奋(被无意义事件吸引)。

(二) 活动过度

此类活动多为无意义的活动。

(三) 冲动任性

性情急躁、易激动、好发火、任性、冲动,总是想要干什么就干什么;做事缺乏思考,不顾后果,有时甚至可能作出违法行为。

(四) 心理改变

可表现为情绪不稳定,兴奋不安、话多、爱管闲事、做事粗糙、入睡不安;也可表现为反应迟钝、动作懒散、作业拖拉、情感被动脆弱、不合群、孤僻、逆反对立、不耐受挫折。

(五) 学习困难

智商不低,但学习不好;主动性差,坚持精神不够,刻苦不够,动机差;上课无法有效集中注意力。

四、如果考虑多动症,医生可能会进行哪些检查

如果考虑多动症,医生会进行详细的病史询问、体格检查、实验室检查和心理测试来判断病情。体格检查主要为神经体征、视觉、听觉、营养情况;实验室检查主要包括血常规和血铅浓度;心理测试包括智力测试、注意力测试、行为测试、成就测试、气质测试等。

五、多动症应当如何治疗

多动症的治疗需要专业人士的指导、家庭治疗、学校教育相配合,是一个比较复杂的相对漫长过程。目前,主要采取心理辅导、行为训练、视听刺激、合理营养和药物治疗等方法。

知识拓展

一、多动症患儿家长应当如何进行日常护理

（一）培养多动症患儿集中注意力

父母和老师要了解，儿童这种行为不是故意的，不要恐吓孩子，要给孩子创造一个安静宽松的环境，正确地引导孩子，比如说让孩子做一些手工的训练，或者是画画。多关注孩子，矫正患儿的一些不正确行为。

（二）稳定多动症患儿的情绪

一定要有耐心地教导孩子，不要让他脾气急躁，积极地疏导并且鼓励他自己去完成一件事情，也不要大声训斥孩子，等孩子完成一定要给予奖励。

（三）对于学习困难的多动症患儿，要采取特殊的训练方法

家长要从孩子平时的喜好中发现孩子自身的潜质，进行特殊的训练，让孩子有兴趣去学习、去认识、去感知世界，提高学习成绩。

二、注意缺陷多动障碍综合检测表

注意缺陷多动障碍综合检测表，见表 7-1-1。

表 7-1-1　注意缺陷多动障碍综合检测表

症状	没有	偶尔	有时有	经常有	非常频繁
注意力不能集中或不能长时间集中					
做作业拖延时间					
不喜欢整洁，从不或很少整理自己的房间					
时间观念很差，做事缺乏计划性					
不太注意事情的细节，粗枝大叶					
缺乏目标感，做事情靠一时的情绪冲动					
很难安静坐下来					
不耐烦					
缺乏学习和做事的动力					
不吸取经验教训，老是重复犯错误					
喜欢惹是生非					
喜欢喋喋不休地说废话					

续表

症状	没有	偶尔	有时有	经常有	非常频繁
做事缺乏耐心,喜欢草草了事					
爱冲动,做事缺乏思考					
一般不喜欢流泪					
爱说大话					
喜欢插嘴					
白天容易疲倦					
学习时间过久会感到烦躁					
撒谎					
喜欢吃零食					
挑食					
对严格的纪律约束反感或不能承受					
学习成绩上不去					
做事不知道好歹,不考虑后果					
喜欢做危险或冒险的事					
小动作多					
写字潦草					
有吮吸或抠手指头的习惯					
迷恋电视,特别是卡通					
合计					

评分标准:没有 0 分;偶尔有 1 分;有时有 2 分;经常有 3 分;非常频繁 4 分。

假如评分有 5 项为 4 分,或总分超过 30 分,应当找专业心理咨询人员或专科医生进一步诊断。

误区解读

误区一:多动症患儿长大了自然会好

不一定,一部分多动症患儿随着发育可在青春期或成年期后自然缓解。但目前很难判断哪些患儿以后会自行缓解,如果仅等待而忽略了治疗,患儿可能会出现更多的症状或更严重的病情。

误区二:抽动症等于多动症

错误。抽动症是一种原因不明的、主要发生于儿童期的慢性疾病,主要表现为身体的任何部位出现突发、反复快速、不自主地肌肉抽动,有的人发作时还会不自觉地发出声音等。部分抽动症可伴有注意力不集中、短暂性任性冲动及其他情绪紊乱，但其与多动症是两种不同的疾病，不能等同。

小贴士

如何预防儿童多动症

备孕期间，健康饮食，避免吸烟、饮酒和吸毒；婴儿出生后，父母需了解家中的化学物质，避免化学物质对婴幼儿的影响；学龄前干预（创造性游戏和充分锻炼的时间）可以减轻多动症的影响。

（庄文杰）

第二节 关注“星星宝贝”——儿童孤独症患者

小案例

6岁男孩小明因语言发育迟缓到医院就诊。据家长反映，孩子在2岁时仍不能说完整句子，3岁入园后表现出明显的社交障碍——很少与其他孩子互动，在公共场所对同龄儿童的游戏毫无兴趣，也从不主动参与。日常生活中，小明缺乏正常的社交反应：很少与人目光对视，对访客毫无反应，需要物品时只会拉着大人的手去拿，而不会用语言表达。小明有特殊的游戏偏好，常常独自摆弄纸盒或排列麻将牌长达2~3小时，期间对父母的呼唤充耳不闻。这种表现曾让家长怀疑他有听力问题，但耳科检查显示听力正常。目前语言能力仅限简单词汇，虽能认读百余汉字，却无法组织完整句子。家族无重大精神神经疾病史。经专业评估，小明被诊断为孤独症。

那么，什么是儿童孤独症呢？我们一起来认识一下！

小课堂

一、什么是儿童孤独症

儿童孤独症，又称为儿童自闭症，是广泛性发育障碍的一种亚型。以男性多见，起病于婴幼儿期，主要表现为不同程度的言语发育障碍、人际交往障碍、兴趣狭窄和行为方式刻板。

二、为什么会出现孤独症

目前，孤独症的病因尚不明确。比较公认的原因是基因变异与不良环境的交互作用，特别是新生突变，可能是孤独症发病的主因，但具体致病机制尚不明确。一些因素，如高龄父母、孕期感染、孕早期不良用药或接触化学物质等，可能增加患孤独症的风险。

三、儿童孤独症会有哪些表现

（一）婴儿期

孤独症患儿在婴儿期的表现主要是缺少眼神交流和社会性逗笑。比如，正常的孩子在3、4个月的时候，当被他人逗会回应性地笑，这被称为社会性逗笑；而孤独症的孩子虽然可能有自发的微笑，但很少出现社会性逗笑。此外，很少有眼神交流，对大人的呼唤、引逗没有反应，看上去呆滞，对周围的环境没有兴趣。正常的宝宝到10个月的时候会摆手表示欢迎、再见等，而患有孤独症的宝宝则没有这些表现。

（二）幼儿期

当孩子逐渐进入幼儿期时，孤独症的表现会越来越明显，出现兴趣狭隘、刻板行为等。比如，只对某一类玩具感兴趣，不喜欢别的玩具；喜欢旋转圆形的物品，如转车轮、转圆凳等；也喜欢看旋转的物品，如爱看电风扇、排风扇转动等；喜欢反复排列物品，如把积木、小汽车等排成一排，若是有人打乱这个排列，他会表现得非常生气；喜欢反复按开关、按按键、开关门、开关抽屉等；他们有着同年龄段孩子没有的专注，可以单单摆弄一个物品就能持续数十分钟，甚至几个小时而没有厌倦感。

此外，孤独症儿童会固执地要求保持日常活动程序不变，如要求物品放在固定位置、外出时要走相同的路线等，如果制止或改变这种行为模式，他就会表现出明显的不愉快和焦虑情绪，甚至出现反抗行为。

四、医生会如何诊断儿童孤独症

一般医生会通过全面详细地了解患儿生长发育史，并进行相应的精神检查来评估。如果发现患儿在3岁以前逐渐出现言语发育与社会交往障碍、兴趣范围狭窄和刻板重复的行为方式等典型临床表现，并排除其他(如儿童精神分裂症、精神发育迟滞等广泛性发育障碍)，则会考虑儿童孤独症的诊断。

知识拓展

一、什么时候是孤独症的最佳干预时期

8岁前是孤独症的最佳干预期，3岁前是孤独症儿童语言学习的“黄金期”。年龄越小，大脑发育的可塑性越大。治疗年龄越早，改善程度越明显。早发现，早治疗。

二、如何治疗儿童孤独症

儿童孤独症的治疗是一种综合性治疗，需要家庭、社会和医生的共同参与，包括非药物治疗和药物治疗，同时还需结合训练。

误区解读

误区一：儿童孤独症是一种心理疾病

孤独症不是一种心理疾病，但大部分孤独症儿童会有心理问题，如认知、情绪和行为问题；孤独症也不是性格孤僻。

误区二：孤独症患儿都是“天才”

许多人认为孤独症儿童都“天赋异禀”，在某些领域拥有特殊才能，比如绘画、音乐或超强记忆力。然而，事实并非如此。实际上，只极少数孤独症患儿在某方面表现出专长。而绝大多数患儿在智力、语言和社交能力方面都存在不同程度的障碍。核心挑战仍然是社交互动、语言沟通和适应能力。因此，正确认识孤独症的多样性，才能为他们提供更合适的支持和干预。

误区三：孤独症是由于父母不称职造成的

不是。早期，在人们对孤独症还不了解的时候，部分人认为，大人抚养孩子的方法不当会导致孩子患有孤独症，尤其是孩子的母亲。目前，这种说法已经被科学和事实推翻，研究证实孤独症是一种脑发育性障碍，与父母教养方式无关。

小贴士

一、家长该怎样和孤独症儿童沟通

家长不仅是孩子重要的沟通对象,更是孩子通向社会的重要介质。不能进行沟通不仅是一件很困扰的事,还容易让孩子发脾气,从而导致一些不恰当行为。因此,家长一方面要学会与孩子沟通,另一方面要教孩子学会沟通。如果家长可以教孩子一些基本的沟通方法,就能够有效减少孩子不恰当行为的发生。具体策略有:①学会观察孩子的行为,了解其需求和功能;②了解孩子最感兴趣的事物,并正确运用;③学习行为干预策略,不强迫孩子沟通;④学习某些专业的沟通技能,如图片交流系统(简称“PECs”)就是一个非常好的沟通工具。

二、孩子患有孤独症,家长应该怎样生活

(一)不要把自己和孩子封闭起来,要让更多的人去知道和了解孤独症

把孩子和自己关在家里,不和外界沟通,很多时候是因为我们觉得尴尬,不知道怎么去面对孩子的突发情况,或者是孩子已经把我们弄得精疲力尽了。要学会去应付这些让自己束手无策的事情,挺起胸膛,带着家人和孩子走入社会。

(二)不要太过在意身边人的眼神或者是想法

如果你觉得别人的眼神或者行为让你觉得自卑、不敢去面对,那么就要想想是什么原因导致的。是因为孩子的不适当行为和举动让你觉得羞愧,还是自己的心态问题?如果是前者,那么我们就想办法去改变这些行为,教孩子在公众场合应该如何应对。如果是后者,我们要及时端正自己的心态,作为父母,首先要接受自己孩子的不同,这样才能带动身边的人逐步接受。

(三)学会如何控制住孩子糟糕的脾气

这点不容易做到,但是为了你的家庭,为了孩子,为了你们都能够过正常的生活,作为家长我们必须要学会控制住孩子的脾气。我们要分析孩子的行为,并为他们找到恰当的表达途径,此外,家长还要懂得在公众场合如何使孩子从发脾气快速变得安静。有时候,一些音乐、电子产品、食物和辅助沟通工具都可以达到这个功效。

(四)保持自己心境的开阔,懂得幽默,并且坚持锻炼身体

家长要懂得观察自己是不是过度劳累,情绪上是不是快要透支,适当地给

自己一些喘息的机会。只有当家长的心态和身体情况良好的时候，才能够给孩子一个轻松愉快的成长环境。

三、家长如何帮助孤独症儿童处理问题行为

孤独症儿童由于沟通能力的缺乏，会通过一些不恰当的行为来引起别人的注意、得到自己想要的东西、逃避自己不想做的事情。作为家长，首先要知道针对不同的问题行为该如何去应对，以避免问题行为变成了孩子的一种不适当的沟通方式。有一点非常重要，在问题行为一开始的时候就要进行干预，不要等问题行为已经变成了长期存在的问题或者具有严重伤害性的行为后再想办法去解决。

四、在公共场合应当怎样帮助孤独症儿童

作为陌生人，看到孤独症儿童时，根据情况可以作出不同的反应。如果他们主动和你打招呼，我们可以点头微笑作出回应。如果他们出现了一些不恰当的行为，我们可以忽视，不要给家长乱出主意，有时候忽视也是一种包容和接受。

（庄文杰）

第三节 学习障碍知多少

小案例

小嘉豪是个7岁的男孩，上一年级。他平时上课爱打扰同学，吃东西，站起来东张西望，爱玩一些小东西。听课时爱插嘴，但教师叫他回答问题时，他却不知所措。老师对他说的话最少要说两遍。朗读时经常遗漏字或念错字，朗读速度慢，长时间的停顿或不能正确分节。家长带他到儿科专科就诊，被诊

断为学习障碍。

小课堂

一、什么是学习障碍

学习障碍是指在获得和运用听、说、读、写、计算、推理等特殊技能上有明显困难，并表现出相应的多种障碍的综合征。学龄期儿童发生学习障碍者较多，小学二、三年级为发病的高峰，男孩多于女孩。有学习障碍的儿童不一定智力低下，但由于其认知特性，导致患儿不能适应学校学习和日常生活。在拒绝上学的儿童中，有相当一部分是学习障碍儿童，对他们应仔细了解、分析原因，采取特殊教育对策。

二、学习障碍有哪些表现

学习和掌握学习技能方面有明显的困难，如阅读、书写和计算技能总是学不会，常出问题；学习能力明显低于同龄人，并造成学习成绩差、日常生活困难等。学习障碍的具体表现主要有以下三个方面。

（一）阅读障碍

阅读障碍的主要表现是语词阅读不精准，有阅读速度和流畅性缺陷，以及阅读理解困难。早期阶段可能表现为背诵字母时，说出字母正确名称、词的分节，读音的分析或分类障碍。随着病情发展，在口语阅读方面显示出明显不足。阅读理解方面也存在缺陷，不能回忆起所读的内容，不能从所读的资料中得出结论或推理，可以一般常识回答所读特殊故事里的问题，但不能利用故事里的信息。

（二）书写障碍

书写障碍主要表现为拼写不准确、语法和标点符号应用错误，以及书写表达组织错误或不清楚，最常见的是书写表达障碍。

（三）数学障碍

数学障碍主要表现为基本运算、推理能力障碍，但阅读准确性、理解力和书写表达能力正常。这种障碍常持续存在，严重影响与计算能力有关的学习成绩和日常活动。

阅读障碍和数学障碍可以同时出现，重叠率可高达 50%。

三、学习障碍有哪些发病原因

学习障碍的原因目前尚不清楚，普遍认为是多种因素综合作用的结果，主要有不良的家庭环境、儿童在幼年时未得到良好教育、不适当的学习内容和教育方法等。具有明显的家族遗传倾向，如儿童的父亲、爷爷或其他亲属可见类似情况。父母和家庭的负性生活事件也可以加重学习障碍。

知识拓展

一、学习障碍的病程及预后如何

一般于婴幼儿期或童年期起病，6~7 岁（一、二年级时）明显。有时，学习障碍在低年级可被代偿，9 岁（四年级）或之后才明显严重。病情轻者，治疗后学习会逐渐跟上，到成年几乎无学习障碍征象。病情重者，尽管予以治疗，但学习障碍的许多症状和体征还是会持续终生。

二、针对不同类型学习障碍的治疗

针对阅读障碍患儿，目前最有效的治疗方法是针对患儿相关问题进行结构化、系统化治疗。主要包括：语音识别、音节解码能力、理解能力及阅读流畅性等。在治疗过程中，应对患儿的治疗反应进行持续的评估和追踪。

对于数学障碍患儿，考虑到不同年龄、不同年级的孩子解决数学问题的不同需求，针对不同的特殊群体设计典型的干预方法。在小年龄组，干预方法主要集中于基本的数学技能及数字感知方面。而对于大年龄组儿童，干预与治疗的主要目标是发展对数学计算的流畅度和准确度。

书写障碍患儿的治疗，一方面主要集中于书写形式（如文字和拼写），另一方面主要集中于写作技能（如观点的产生、组织和编辑）。

对于学习障碍患儿，可以同时用促智药，如奥拉西坦、吡拉西坦，可提高儿童的阅读、书写和某些认知方面的信息处理水平，如提高短期记忆、加快阅读速度、提高阅读能力。但必须在专科医生的指导下使用。

误区解读

误区：得了学习障碍很丢人

目前，在国内，学习障碍这个概念还没有得到普及。很多的家长和老师倾向于将成绩与努力挂钩，但是很多孩子即使再刻苦，也很难达到家长和老师的要求。希望学习障碍这个词能够引起更多家长和老师的重视。

在现在竞争如此激烈的社会，孩子们往前走一步都要经历“九九八十一难”，但是他们却被误解，被扣上不刻苦、精力不集中的大帽子。家长们认为孩子只要聪明、智力没有问题，学习就一定没有问题。但是这恰恰是学习障碍的标准——智力与成绩不相符。

小贴士

学习障碍患儿早期干预的重要性

对于学习障碍患儿早期干预的重要性不容忽视，干预越早预后将越好。学习障碍为持续病程且常伴发其他复杂症状，若未获得早期干预，后期治疗强度将会增大，而疗效会越来越差。早期干预与其说是治疗，不如说是预防，在孩子出现较多问题前实施相关治疗方案，这是非常有价值的。

（庄文杰）

第四节 儿童抽动障碍是怎么回事

小案例

妈妈发现，最近小明经常出现耸肩、摇头的动作，有时候还会突然抖动，就是迅速地摇几下，仔细观察后发现是那种颈部绷紧的颤抖。妈妈想起来小明以前就爱挤眼睛和努鼻子，但都没太在意，觉得就是小孩子的坏习惯而已，还希望他能改掉这个坏习惯，可惜没什么效果。现在，妈妈开始紧张起来了，意识到这不是坏习惯那么简单，于是带着小明去医院检查。经过儿科医生的询问和检查，小明被诊断为抽动障碍。

小课堂

一、什么是抽动障碍

抽动障碍是起源于儿童或青少年时期,以不自主、反复、突发、快速、重复、无节律性的一个或多个部位运动抽动和/或发声抽动为主要特征的一组综合征。

二、抽动障碍有哪些表现

抽动障碍分为短暂性抽动障碍、慢性运动或发声抽动障碍、发声和多种运动联合抽动障碍(抽动秽语综合征)三种类型。

1. 短暂性抽动障碍　多起病于3~10岁,其中4~7岁为最多。主要表现为简单运动抽动,通常局限于头、颈、上肢,少数可出现简单发声抽动。抽动持续时间不超过1年。

2. 慢性运动或发声抽动障碍　通常起病于儿童早期。主要表现为一种或多种运动抽动或发声抽动,但运动抽动和发声抽动并不同时存在。其中,以简单或复杂运动抽动最为常见,部位多涉及头、颈、上肢。

3. 抽动秽语综合征　为抽动障碍中最为严重的一型。一般起病于2~15岁,平均起病年龄为7岁。主要表现为进行性发展的多部位、形式多样的运动抽动和一种或多种发声抽动,运动抽动和发声抽动同时存在。该障碍症状一般起始于眼、面部单一运动抽动,时有时无。然后逐渐发展到颈部、肩部、肢体、躯干的抽动,并持续存在。抽动形式也从简单到复杂,最后出现秽语。

三、抽动障碍患儿预后怎么样

短暂性抽动障碍预后良好,患儿症状在短期内逐渐减轻或消失。慢性运动或发声抽动障碍的预后也相对较好,虽症状迁延,但对患儿社会功能影响较小。抽动秽语综合征预后较差,对患儿社会功能影响较大,需较长时间服药治疗才能控制症状,但停药后症状易加重或复发,大部分患儿到少年后期症状可逐渐好转,但也有部分患儿症状持续到成年,甚至终身。

知识拓展

抽动障碍患儿如何进行治疗

抽动障碍的病因尚未完全明确，可能与遗传因素、神经生化因素、社会心理因素、脑器质性因素等有关。抽动障碍的治疗包括非药物治疗（心理行为治疗）和药物治疗。另外，还有神经外科治疗。专科医生会根据每个患儿的具体情况制订相应的治疗方案。

非药物疗法，包括行为疗法、支持性心理咨询、家庭治疗等。帮助患儿和家长正确认识该障碍，正确看待和处理所遇到的问题（如同学的不理解等），消除环境中对患儿症状产生不利影响的各种因素，改善患儿情绪，增强患儿自信。患儿的家长和老师要理解患儿疾病的性质和特征，认识到这些动作是疾病的表现，而不是孩子调皮、故意做作，从而正确教育、耐心帮助。同时，应合理安排患儿的生活，避免过度兴奋、紧张、劳累、感冒发热等，从而避免诱发或加重该障碍。此外，可鼓励患儿开展韵律性体育活动锻炼。

药物治疗需要在专科医生的指导下进行。主要药物有氟哌啶醇、哌咪清等。治疗时起始剂量尽量小，待足够判断药物疗效后再逐渐小剂量加药；为减少副作用，应保持最低有效剂量；最小程度地合并用药；加用或停用药物时，每次仅能改变 1 种药物；缓慢减药，防止抽动症状反弹加重。

误区解读

误区一：盲目治疗，急于求成

抽动障碍是一种给儿童带来危害的慢性疾病，所以对抽动障碍的治疗需要一个过程，不能急于求成。抽动障碍的治疗效果如何对患儿日后的成长非常关键。

误区二：盲目用药

部分家长朋友在孩子的抽动障碍治疗一段时间后，觉得治疗的效果不明显，就没有继续找专科医生进行治疗，结果导致耽搁了疾病的治疗，影响了孩子的成长。

误区三：自行停药

部分家长在孩子治疗抽动障碍初期有了一些效果，认为疾病可以获得治愈，就停止了后续的治疗，结果导致儿童日后疾病复发。还有的家长自行给孩子换药或停药，这些都不利于孩子疾病的治疗。

小贴士

抽动障碍患儿的家长要注意些什么

1. 家长要稳定自己的情绪，给孩子创造一个温馨的家庭环境，不要打骂孩子，给予孩子更多的鼓励和信心。

2. 不要强化症状，尤其在孩子抽动时，家长要保持平静的心态。同时，可利用各种方式转移患儿的注意力，如给其讲故事、与其交谈学校的情况等，使其注意力转移，从而减轻抽动发作次数。

3. 制定合理的作息时间，保证充足的睡眠。

4. 及时与老师沟通，避免孩子在学校受到不合理的对待。

5. 注意营养，增加室外活动。

（庄文杰）

第五节 不要忽视儿童焦虑障碍

小案例

婷婷今年 7 岁，从小在陌生的地方就会拼命哭闹。现在，她到了陌生的地方，仍然会感到恐慌。前段时间，因为几次考试都不理想，爸爸严厉地批评了她，婷婷就变得不愿意说话，甚至不愿意上学；最近，妈妈出差了，没办法陪婷婷睡觉，导致婷婷出现了食欲不佳、哭闹等表现。经过专家诊断，婷婷患上了儿童焦虑障碍。

小课堂

一、什么是儿童焦虑障碍

儿童焦虑障碍是指孩子常常因为一些诱因而担心害怕，甚至惶恐不安；对还没有发生的情况产生过分的关注，并伴有无根据的烦恼，对于日常一些微不足道的小事也显得过分焦虑，这一类的症状称为儿童焦虑障碍。儿童焦虑障碍不仅伴有持续性紧张、恐惧的情绪改变，还会引起神经系统、心血管系统、内分泌系统、泌尿系统等的紊乱。患儿常常表现为非常烦躁、焦虑不安，伴睡眠不好，会讲梦话、做噩梦；食欲减退，怕黑不敢单独睡，常伴夜间遗尿。儿童焦虑障碍在学龄儿童中较常见，尤其以女孩更多见。

二、儿童焦虑障碍的常见原因有哪些

儿童焦虑障碍常见的原因有遗传因素、社会心理因素和家庭因素等。

1. 遗传因素　该病存在一定的家族遗传因素，若直系亲属中有焦虑障碍患者，那么患儿童焦虑障碍的概率就会相应增加。

2. 社会心理因素　儿童生活伴随着各种矛盾，早期社会化人格形成过程，很容易受到外界影响，比如学习压力过大、同学老师关系相处欠佳或者有矛盾激化，儿童可能会出现明显的情绪波动，诱发儿童焦虑障碍。

3. 家庭因素　如父母离异、家庭不和睦、家长对儿童过分宠溺或者要求过于严格，也有可能会导致儿童出现急性应激反应，造成儿童焦虑障碍。

知识拓展

一、儿童焦虑障碍的分类

1. 素质性焦虑　这类孩子往往有神经系统发育不完善的问题，对于外界的变化过于敏感，有的孩子父母本身就有焦虑表现，如果父母不能正确引导孩子，反而自己的焦虑表现对孩子产生了影响，就可能使孩子处于低谷情绪中不能解脱，导致病情逐步加重。

2. 境遇性焦虑　某些突然发生的事件，超出了孩子的心理承受能力，由于担心该类事件再次降临到自己身上，而惶惶不可终日。但这类孩子的病情往往会随着时间的推移而逐渐缓解。

3. 分离性焦虑　孩子与其依恋对象(主要是指父母等亲属)分离时产生的与其发育水平不相称的过度的焦虑情绪,其主要表现为心烦意乱、无心学习,甚至出现逃学、出走等现象。

4. 期待性焦虑　由于家长对孩子的期待过高,导致孩子担心自己达不到家长预期的要求,会受到父母责备,进而产生焦虑不安的情绪;另外,学校设计的教学课程或者布置的作业超出了孩子的承受范围,也会令孩子产生极大的压力,从而出现紧张、焦虑的情绪。

5. 环境性焦虑　孩子生活在一个矛盾不断、经常性爆发争吵的家庭环境当中,体会不到幸福感,失去了应有的快乐,有可能产生性格孤僻、不合群、胆小、易紧张的焦虑现象。

二、儿童焦虑障碍的检查手段

1. 状态-特质焦虑问卷(STAI)　通过填写焦虑调查问卷,方便医生对患儿的心理轨迹进行分析,有助于医生判断患儿是否患有焦虑障碍。

2. 体格检查　焦虑状态常常会伴随身体各项指标的改变,比如体温、心率、血压等,医生通过对患儿各项生命指征的检测,可以辅助判断孩子是否患有焦虑障碍。

3. 辅助检查　可排除器质性的精神障碍,如甲状腺功能亢进或者减低、嗜铬细胞瘤等躯体性疾病。

三、儿童焦虑障碍的治疗

主要以家庭治疗、心理治疗和药物治疗为主。

1. 家庭治疗　首先,患儿家长需要调整好自己的心理,避免给患儿施加压力,找机会和孩子谈谈心,尽可能多地了解出现焦虑的原因,正确对待患儿的学习成绩,减轻患儿的学习负担。家中不要经常出现争吵,给患儿创造出一个良好的家庭环境。不要打骂患儿,要多鼓励孩子的独立行为。家庭治疗的目的是让患儿的父母尽量与患儿有更多情感上的交流和支持。

2. 心理治疗　一般选择大型医疗机构心理门诊,多选择对话心理治疗、认知行为疗法等。对话心理治疗,即与患儿进行深入沟通与交流,引导患儿说出焦虑的原因以及焦虑对患儿的影响,并向患儿解释何为焦虑障碍,指导患儿进行改正。认知行为疗法,即对患儿焦虑的原因进行识别,并要求患儿在刺激环境中暴露,加深患儿的认知和行为理解。

3. 药物治疗　药物治疗是孩子焦虑障碍的重要治疗方法,对于确实存在明显症状,经过家庭治疗、心理治疗无明显改善的患儿,建议在专业医生的指导下，使用比较系统的药物治疗，以尽快有效地控制和缓解患儿症状。常用药物有阿普唑仑、劳拉西泮等。对于症状严重、上述药物治疗效果不明显的儿童，可选用氯硝西泮等药物。

四、儿童焦虑障碍的预后

经过系统治疗后，儿童焦虑障碍的预后通常较好，但容易出现复发的情况。发病年龄早、就诊时间迟是预后差的一个主要原因。

小贴士

关于儿童焦虑障碍，我们要注意些什么

1. 积极主动　我们应该积极主动地花时间了解他们的焦虑，并教授孩子如何处理日常压力的策略。

2. 尊重感受　孩子需要我们来验证他们的感受和想法，也可能需要一些帮助来表达情绪。共同调节是一个富有同情心的过程，对孩子的情绪需求作出反应，帮助他们随着时间的推移理解和管理自己的情绪。注意不要根据诊断标签、性格、性别、智商等因素来假设孩子焦虑或感到焦虑的程度。

3. 寻找原因　一旦我们了解是什么让焦虑情绪变得更加严重，我们就可以考虑作为干预者，可以做些什么来避免让孩子的焦虑情绪变得更糟。记住，焦虑并不总是合乎逻辑的！大多数孩子在直接被问到焦虑的原因时无法说出，但是许多孩子可以描述他们在不同情况下的压力程度。了解孩子的这些信息将有助于你了解他们何时容易受到压力的影响。

4. 保持警惕　焦虑可能是一个信号，表明一个孩子正在遭遇社交问题或学习障碍等。有时候帮助孩子认识到是什么触发了他们的焦虑，这个过程会暴露他们的学习弱点。

5. 教授自我同情　当孩子学会识别和管理他们的压力源，以及处理产生焦虑的情况时，应教导他们对自己保持同情心。

6. 鼓励　当孩子焦虑的时候，可能看起来很不友好。寻求理解孩子的压力源，并作出富有同情心的回应。不要认为他们的“不友好”行为意味着他们不需要帮助或缺乏与他人交往的欲望。

（王炎炎）

第六节 小儿咬手指可能是心理问题

小案例

小芳12岁，成绩中上，课外生活较丰富，参加了一些兴趣班，如画画、游泳、舞蹈等，给大家的印象是懂事听话。但她一直有咬手指的习惯，包括吸吮手指和啃咬指甲。小芳妈妈对她的这个行为感到不满，但是多次尝试纠正都没有成功。

通过心理咨询发现，小芳的时间被妈妈安排得满满的，且在安排中没有尊重小芳个人的想法。她自述经常感到很孤独，没有自己真正喜欢的兴趣爱好。心理咨询师认为，小芳咬手指的行为，很可能源自内心冲突和焦虑。

小课堂

一、小儿咬手指常见的原因有哪些

小儿咬手指常见的原因有紧张焦虑、强迫症、异食癖、口欲期固结和缺乏微量元素等。

二、口欲期是指哪个时期

孩子出生的第一年，“口”就是他们的生活中心，吃奶用口，和妈妈沟通用口，寻找安全感用口，有需求时也用口，他们通过“口”来认识这个世界。“口欲期”指的就是这个阶段。

三、什么是口欲期固结

如果孩子的“口欲期”得到满足，就会轻松通过这个阶段，后面很少出现咬手指的情况；如果“口欲期”得不到满足，很可能出现延迟，后期出现咬手指甚至咬人的情况；如果孩子受到父母过于严厉的管教，经常受到训斥或者被迫做某些事情，他们过得太压抑，可能会退回“口欲期”，这种现象被称作“口欲期固结”。

四、什么是异食癖

异食癖是指孩子喜欢吃一些不能吃的东西，比如泥土、纸片、石灰、头发、石头、线团等，这是一种饮食方面的心理疾病，在儿童当中发病率不是很高，常见于 2~6 岁小儿，男孩比女孩常见。咬手指甲也是异食癖的一种。

五、为什么缺乏微量元素会引起咬手指

缺乏营养，比如缺锌，会导致一些重要生物酶的缺乏，引起代谢异常，也和异食癖有关，增加异食癖的发生率。

知识拓展

让孩子戒掉咬手指的方法

1. 父母多倾听多陪伴　发现孩子咬手指时，父母不要采取打骂、训斥，甚至是语言攻击等方式。这些做法不仅不能让孩子戒掉“咬手指”，反而会让孩子的心理问题日益严重，对孩子的健康造成不利影响。如果是心理问题，父母需要多倾听、多陪伴，每天抽一点时间陪孩子聊一聊，听孩子讲学习、生活，或者自身的一些困扰，他们心理上的压力会减少很多。

2. 循序渐进的戒断　控制孩子咬手指的频率和数量。孩子在身边的时候，尽量转移孩子的注意力，当孩子不聚焦在这个焦虑点上，咬手指的情况自然会减少。

（王炎炎）

第七节 千万别忽视青春期焦虑症

小案例

小林(化名),是一名17岁的高中一年级男生。最近一年来,小林总是感到心烦,坐立不安,上课不能专心听讲,控制不住自己的情绪,特别爱发脾气,看谁都不顺眼,经常因为上课迟到受到老师的批评,甚至在课堂上顶撞老师后,背起书包扬长而去,声称再也不上学了。后来,家长到校给老师赔礼道歉小林才得以重返课堂。家长发现小林情绪不对,难以和周围人友好相处。小林也觉得自己有些事处理得过激,事后也感到懊悔,但当时就是控制不住自己的情绪。到医院就诊后,小林被确诊为青春期焦虑症。

小课堂

一、什么是青春期焦虑症

焦虑症属于神经症中的一种常见症状,可表现为紧张不安、恐惧的情绪体验,通常以焦虑情绪反应为主要症状,同时伴有心慌、气短、出汗及坐立不安等自主神经系统功能紊乱症状。青春期焦虑症是一组慢性的、反复发作的导致认知、情感、行为和意志等精神活动受到不同程度功能损害的疾病,呈现一个连续的疾病发展轨迹。

二、为什么会得青春期焦虑症

青少年是心理发展的重要时期,青春期是焦虑症的易发期和高发期,这个时期个体的发育速度加快,身体和心理均处于一个变化时期的重要转折点。随着第二性征的出现，个体若无法适应自身在体态、生理及心理等方面的变化，可能难以融入社会，甚至会对青少年的心理、情绪及行为产生较大影响。

三、如何判断是否患有青春期焦虑症

青春期焦虑症的前驱期临床表现缺乏特异性，在出现明显的症状之前已有多个认知领域的缺陷和社会功能异常。家长可通过以下现象判断子女是否可能患有青春期焦虑症，若符合其中多项，需加以关注：

1. 持续 3 天以上的喜怒无常，剧烈的情绪波动，经常抱怨活着无趣。
2. 缺少同伴或要好朋友，独处的时间增加。
3. 对参加活动缺乏兴趣，精力匮乏，身体疲倦。
4. 有持续性对抗与欺骗行为，有偷盗和逃学等不端行为。
5. 思维的清晰度和决断力下降。
6. 感到无所适从，有自虐行为或自残行为，沉溺于有关死亡的音像内容。

四、如何看待青春期焦虑症

青春期焦虑症的发病率不断增加，预防和治疗青春期焦虑症已成为精神医学领域的重要问题。青春期焦虑症如不能正确对待则会严重危害青少年的身心健康。因此，必须及时予以合理治疗，一般以心理治疗为主，重症者也可配合适当的药物治疗。

五、什么情况下应当就医

当家长对孩子的表现有疑问时，应向家庭医生寻求帮助和支持，以减轻孩子青春期的焦虑与烦恼。

六、家长应该怎样做

家长应该懂得尊重孩子的隐私权，应鼓励孩子承担日常家务和公益劳动，以树立其责任感和自律意识。家长还可以与孩子共同从事一些感兴趣的活动，经常与孩子促膝谈心，让孩子知道只要需要，父母就在他身旁。

知识拓展

青春期焦虑症高发:家长应以支持为主应对

青春期焦虑症在青少年中的发病率逐年增加,给青少年的身心健康带来了极大的伤害,甚至可持续影响至成年。孩子的情绪波动大多数是暂时的,家长最好通过支持的方法来解决。对孩子应多表扬、少批评,避免挑剔,小的过失不必追究。

误区解读

误区:纪律=监管

大多数孩子,都把纪律看成是被监管的象征。在父母看来,处于青春期的孩子所做的决定并不合乎逻辑,但是应耐心倾听孩子的意见,多交流,多提供机会和选择,以培养孩子的决断能力。

小贴士

儿童青少年时期是神经发育的关键阶段,神经质的常见症状包括:

1. 情绪上易焦虑、紧张、敏感,常感到不安或莫名恐惧。

2. 行为上可能出现回避社交、过度担忧,或伴随失眠、注意力不集中等。

3. 身体上可能有头晕、心慌、胃肠不适等躯体化表现,但检查无器质性病变。这些症状多与心理因素相关,且持续影响日常功能。

青少年特别容易受焦虑影响,难以消除对危险经历的恐惧。家长需要认识到:子女可能出现青春期焦虑,并应当提醒子女以及家长自己,孩子将会长大,很快就会远离这些困扰。

(赵静婷)

第八节
家有网瘾少年该怎么办

小案例

张女士：我们家孩子天天待在家里，喜欢上网和玩游戏，从原来的几十分钟到现在一开电脑就是几个小时不停，这种情况是不是有了“网瘾”，会不会影响生活和学习？

下面就让我们一起深入了解青少年“网瘾”的防治措施。

小课堂

一、“网瘾”知多少

（一）基本定义

“网瘾”，通常指网络成瘾综合征（IAD），是指在无成瘾物质作用下对互联网使用冲动的失控行为，表现为过度使用互联网后导致明显的学业、职业和社会功能损伤，包括网络游戏成瘾、网络色情成瘾、信息收集成瘾、社交媒体成瘾、网络赌博成瘾、网络购物成瘾等，其中网络游戏成瘾最为常见。

（二）主要危害

网络成瘾综合征可以从生理、心理、家庭和社会等多方面对青少年群体造成影响，具体表现为以下几个方面。

1. 生理方面　长时间沉迷网络虚拟空间，会导致青少年大脑神经中枢持续处于高度兴奋状态，继而引起血压升高、神经紊乱、体内激素水平失衡等情况。同时，也可导致视力下降、眼痛、怕光、失眠等问题，严重影响生长和发育。

2. 心理方面　网络成瘾后，青少年难以抑制上网的冲动，容易有学习注意力不集中、记忆力减退、逻辑思维迟钝、自我封闭等情况。过度沉迷虚拟世界，会对现实生活失去兴趣，可能在性格方面变得孤僻、冷漠，会更加缺乏社交，从而出现自闭倾向。许多网络成瘾的青少年会伴随其他精神心理问题，比如过度沉溺于虚拟角色扮演，导致自我的迷失，缺少现实的自我认知，诱发抑郁、焦虑、躁郁等情绪性心理问题。

3. 家庭和社会方面　青少年存在网瘾，会给父母带来精神压力，甚至引发家庭矛盾。青少年群体心智和判断能力尚不成熟，因此在网络使用中易泄露个人信息或遭受蒙骗。在无法满足上网需求时，青少年有可能采取不正当手段，如盗窃、辍学、欺骗父母、抢劫等，从而直接引发了青少年犯罪率的上升。

4. 学习方面　长时间的网络持续使用，占用了青少年正常的学习时间，降低对学习的兴趣，是造成成绩下滑、辍学、肄业和无法按时毕业的影响因素之一。

（三）判断依据

根据2008年，由中国人民解放军总后勤部卫生部组织、北京军区总医院牵头制定的《网络成瘾临床诊断标准》，如果个人平均每天用于非工作学习目的连续上网超过6小时，且符合相关症状标准超过3个月，即为“网络成瘾”。相关症状包含：①对网络的使用有强烈的渴求或冲动感；②减少或停止上网时会出现周身不适、烦躁、易激惹、注意力不集中、睡眠障碍等戒断反应，需要通过使用电视、掌上游戏机等其他类似电子媒介来缓解。

除此之外，以下5条至少符合1条。

1. 为达到满足感而不断增加使用网络的时间和投入程度。
2. 使用网络的开始、结束及持续时间难以控制，经多次努力后均未成功。
3. 执意用网络而不顾其明显的危害性后果，即使知道网络使用的危害仍难以停止。
4. 因使用网络而减少或放弃了其他兴趣、娱乐或社交活动。
5. 将使用网络作为一种逃避问题或缓解不良情绪的途径。

虽然当前学术界和社会层面都有将网络成瘾列为一种疾病的呼声，但是此项呼吁仍然存在争议。值得注意的是，美国精神病协会（APA）的《精神障碍诊断与统计手册（第5版）》（DSM-5）中，首次将游戏障碍（gaming disorder）列为一种需要更多研究来确证的精神状况，并采纳了网络成瘾临床诊断标准。世界卫生组织2018年发布的《国际疾病分类》第十一次修订本（ICD-11）中也包含了游戏障碍。除了明确游戏障碍这一精神障碍诊断类别，ICD-11还纳入了危害性游戏使用（hazardous gaming），主要指个体的游戏行为虽然尚未造成符合游戏障碍诊断所要求的严重后果，但对自身或周围人带来明显躯体或心理健康风险的增加。

综上所述，网络成瘾是否需要被列为精神疾病仍然存在较大的争议，尚不能武断地把青少年网络成瘾当作是一种疾病。

知识拓展

游戏障碍是什么

游戏障碍是指一种持续或反复地使用电子或视频游戏的行为模式，表现为游戏行为失控，游戏成为生活中优先行为，不顾不良后果继续游戏行为，并持续较长时间。游戏障碍可导致躯体问题、精神行为问题及社会功能损害。躯体问题包括睡眠不足、昼夜节律紊乱、营养不良、胃溃疡、癫痫发作等，严重者可因久坐形成下肢静脉栓塞，甚至引发肺栓塞而猝死；精神行为问题包括易怒、焦虑、攻击言行、抑郁、负罪感等；社会功能损害包括拒绝上学和社交活动，家庭冲突增多，重要关系丧失，学业成就、职业绩效受损等。其常与注意缺陷障碍、多动障碍、抑郁障碍、焦虑障碍、双相情感障碍、睡眠障碍、人格障碍、社交恐怖症等其他精神障碍共病。

ICD-11 明确游戏障碍的诊断标准为持续或者反复出现的游戏行为模式，分为以线上及线下游戏为主两个亚型，核心特点包括以下几点。

1. 对游戏行为的控制受损，如控制不住打游戏的时间、频率和强度。
2. 把游戏放在第一位，优先于日常活动和其他兴趣爱好。
3. 尽管因打游戏产生负面影响仍坚持打游戏，甚至更加持久。
4. 游戏行为模式导致压力明显增加或者个人、家庭、社会、教育及其他重要功能领域的损伤。

游戏行为模式可能反复出现，总体持续时间较长，需要区分游戏障碍与正常游戏行为，如果反复游戏行为是以促进社交、缓解无聊、调节情绪等为目的，并且缺乏其他必要特征，则不能诊断为游戏障碍。在诊断时需要考虑文化、亚文化、同伴群体等因素的影响。另外，对从事游戏产业的个体而言，高强度的游戏行为可能是其职业内容的一部分，不应诊断为游戏障碍。

误区解读

误区：网瘾是青少年自身的问题

不是。网瘾不只是青少年自己的问题，未成年人处于心智发育的关键时期，自我控制能力和自我管理能力尚未完全形成，随着互联网技术的不断发展，网络逐渐融入了家庭、学校、社会的各个方面。线上教学、线上社交等的流行让青少年不得不接触网络，而父母在引导他们合理使用网络中发挥着至关重要的作用，应当树立榜样，拒绝做“手机奴”“电脑奴”，在言传身教中与青少年共同成长，关爱和保护他们的身心健康。

小贴士

网络成瘾是关联多学科的、复杂的综合性问题，要深刻认识网络成瘾的危害，预防青少年过度沉迷网络。家长和老师应提高对于网络成瘾和游戏障碍等的识别能力，关注儿童青少年的学习和生活习惯，在情绪、认知、人际关系等方面给予心理支持。当发现青少年有网络沉迷现象或疑似伴发其他精神心理问题时，应及时寻求正规、合法、专业的医疗机构（主要为精神科）的帮助，通过心理疗法、物理治疗等方式干预，切勿讳疾忌医。

（林哲涵）

第九节 不要小看青少年酒精依赖

小案例

赵女士：我们当地有个风俗习惯——孩子一定要会喝点酒。老人常说从小喝酒，酒量跟着年龄长，以后肯定有出息。那么青少年到底能不能喝酒呢？

全科医生：根据世界卫生组织发布的《2018 年全球酒精与健康状况报告》，估计全球范围内约有 2.37 亿男性和 4 600 万女性患有酒精使用障碍。2016 年，饮酒者中 15~19 岁人群占比超过四分之一（26.5%）。相比成年人，摄入酒精对儿童和青少年群体危害更大，因为酒精会影响大脑的发育，且儿童和青少年群体的酒精耐受性差，饮酒后影响行为和情绪管理能力，饮酒过量也会损害他们的认知成熟度，常见的会导致学习成绩下降、烦躁、易怒等现象，甚至产生酒精依赖。那么，我们该如何正确认识青少年酒精依赖，又该怎么预防呢？

小课堂

一、什么是酒精依赖

酒精依赖(alcohol dependence)，是由于反复或持续性饮酒产生对酒精渴求的特殊心理状态，以及减少或停饮后出现的心理、躯体的特殊反应。酒精依赖可能连续或周期性出现，其特征是对酒精使用有强烈内在驱动力，临床主要表现在使用酒精的控制能力受损，酒精使用优先于其他活动，尽管有害或有负面后果却仍然持续使用，存在精神依赖性、躯体依赖性、对酒精作用的耐受性。单次有害性使用酒精以及酒精的有害性使用模式不属于酒精依赖。依赖性特征通常在至少 12 个月的时间内表现较为显著，但如果连续饮酒(每天或几乎每天)至少 1 个月，则可以进行诊断。

1. 精神依赖性指的是个体主观上对饮酒强烈的心理渴望，当精神依赖强烈到难以自制地渴求饮酒时，对酒精依赖具有诊断价值。

2. 躯体依赖性指的是长期反复饮酒使中枢神经系统发生生物学改变，导致需要酒精持续地存在于体内以维持正常功能，当停止饮酒或饮酒量骤减时，机体出现恶心、呕吐、食欲差、出汗等戒断综合征，个体需要反复使用酒精或与酒精在药理学上类似的物质，以减轻这类症状。

3. 耐受性增加指的是个体在原有的酒精使用量达不到预期效果时，为达到预期效果而增加饮酒量。

二、为什么会有青少年患上酒精依赖

构成酒精依赖的病因较为复杂，包含家庭、社会、文化环境、个体易感性、遗传、个人特质等因素。从生物学方面分析，遗传学研究发现部分人群具有对酒精依赖的先天遗传倾向。从心理方面分析，酒精依赖受个人特质的影响，具有较外向、冲动、追求刺激的个性特征的人往往会主动使用酒精，易导致酒精依赖。同时，抑郁情绪也会让青少年“借酒消愁”。生活中遇到的负性事件，比如父母离异、情感虐待和较高的学习压力都有可能导致青少

年酒精依赖。从社会方面分析，酒精依赖的发生与地区、习俗、职业、环境和公众态度等相关，比如把鼓励青少年饮酒作为锻炼其社交基础能力的“酒文化”。另外，我国对于青少年饮酒的法律法规尚不健全，由于大众传媒的发展，酒类产品营销在互联网和社交媒体广泛传播，使得青少年对酒或酒精饮料的接受度和可获得性比较高，导致饮酒低龄化，进而演变为青少年酒精依赖。

三、如何判断青少年是否患有酒精依赖

世界卫生组织发布的《国际疾病分类》第10次修订本（ICD-10）中指出了酒精依赖的诊断要点：通常需要在过去1年的某些时间内体验过或表现出至少3项。

1. 对使用物质的强烈渴望或冲动感；
2. 对饮酒行为的开始、结束及剂量难以控制；
3. 当饮酒被终止或减少时出现生理性戒断状态；
4. 因饮酒行动而逐渐忽视其他的快乐或兴趣；
5. 耐受，必须使用较高剂量的酒才能获得过去较低剂量的效应；
6. 固执的饮酒而不考虑其明显的危害性后果。

应该警惕青少年的饮酒行为，注意观察是否出现上述表现，预防青少年患上酒精依赖。

知识拓展

一、酒精依赖的危害

世界卫生组织国际癌症研究机构（IARC）把酒精定义为一类致癌物，任何剂量的酒精摄入都会导致罹患癌症的概率上升，长期频繁的酒精使用，可能会导致酒精性脑病、胃炎、胃溃疡、肝硬化、脑卒中和心肌梗死等疾病，同时酒精依赖也容易导致营养障碍、性功能障碍等其他的躯体损害。酒精依赖患者也可能会出现幻觉、妄想、显著的兴奋躁动、抑郁等精神病性症状，较典型的有以下3点。

（一）酒精中毒性幻觉症

长期饮酒引起的幻觉状态。多数患者在酒精依赖状态下，突然停止或显著减少酒精摄入之后出现以幻觉为主要症状的精神障碍，通常在断酒48小时之内发生，在意识清晰状态下出现，以幻听为主，多为言语性的幻觉，内容

以威胁性多见，患者在幻觉的基础上产生继发性妄想，可能发生自杀或攻击行为。

（二）酒精中毒性痴呆

酒精对脑组织的慢性直接作用所致的原发性、特征性痴呆，系长期大量饮酒引起的脑器质性损害，是慢性酒精中毒最严重的状态。表现为震颤、谵妄、痉挛发作、急性或慢性人格改变、智力低下、记忆力障碍等。

（三）科尔萨科夫综合征

一种大脑缺乏硫胺素（维生素 B_1）而引起的精神障碍，表现为选择性的认知功能障碍，包括近事遗忘、时间及空间定向障碍。明显而持久的记忆广度下降，包括近记忆极度丧失、时间判断障碍及虚构。发生于酒精依赖患者，是急性酒精中毒所致精神病，特别是震颤谵妄的后遗症。

二、临床处理方法

（一）急性期治疗

酒精依赖的急性期治疗，一般针对急性酒精中毒，治疗原则基本上和其他中枢神经抑制剂的中毒救治相似，主要包括催吐、洗胃、生命体征维持、加强代谢等一般性措施。

（二）一般治疗

酒精依赖患者的并发症也有可能是导致酒精依赖的原因，如患者既可能在焦虑、抑郁的情绪状态下摄入酒精，也可能是在长期饮用酒精的过程中出现焦虑、抑郁的精神病性症状。当双方相互作用时，应当同时开展治疗，常见躯体并发症，需要相关科室医生会诊治疗。

另外，酒精依赖患者常见营养障碍问题，应加强营养摄入。

（三）药物治疗

药物治疗因患者个体而异，需要结合具体症状，没有所谓的“特效药”，主要以治疗戒断症状的药物为主，治疗戒断症状的药物有苯二氮䓬类药物、抗精神病药物等，酒精增敏药物有双硫仑、柠檬酸氰氨化钙等，抗渴求药有阿坎酸钙、纳洛酮等。

（四）其他治疗

酒精依赖病因复杂，应综合分析成因。提高各类治疗措施效果的关键因素是患者自身的戒断动机，在治疗过程中应该纳入认知行为治疗等增强戒断动机的治疗。

误区解读

误区一：让青少年喝一点儿酒没事的

错误。饮酒没有安全量，并且《中华人民共和国未成年人保护法》《中华人民共和国预防未成年人犯罪法》中对未成年人饮酒、禁止向未成年人售酒、未成年人不良行为管教都进行了明确规定。综上所述，怂恿青少年饮酒既不利于青少年的健康成长，也违反相关法律法规。

误区二：酒精依赖患者都会有暴力倾向

酒精依赖的本质为控制饮酒能力的受损，而饮酒过量导致醉酒时出现的暴力行为，大多属于复杂性醉酒，其中包含了酒精滥用的精神障碍，这种暴力行为是以幻觉、妄想为基础的，而不是酒精依赖患者饮酒后会出现幻觉、妄想，所以不能直接判断酒精依赖患者都会有暴力倾向。

小贴士

如何预防青少年酒精依赖

1. 加强宣传教育　向青少年群体普及酒精使用相关知识，尤其是饮酒的危害。

2. 注重榜样作用　青少年饮酒行为的发生很大程度上受家庭因素影响，预防青少年酒精依赖最主要的因素还是需要父母以身作则，在家中不兴劝酒之风。

3. 培养心理韧性　进行应对压力技巧的训练，帮助青少年正确应对学习压力，增强对焦虑、抑郁、愤怒等的情绪管理能力，能够有效减少饮酒行为的发生。

4. 规范生活方式　培养青少年的兴趣爱好，积极参与活动，如阅读、体育锻炼等，避免因生活“无聊”而导致的饮酒行为。在饮食方面，重油高盐的烧烤、煎炸类食物往往是酒类产品的“最佳伴侣”，要注意合理搭配饮食，防止青少年在日常饮食中养成饮酒习惯。

希望本篇科普能够帮助家长意识到预防青少年饮酒行为的重要性，培养青少年健康的生活方式。

（林哲涵）

第十节 如何预防青少年抑郁症

小案例

陈同学：我在之前的学校活泼开朗，经常和小伙伴一起玩耍，自从转学离开了朋友们之后，我变得动作缓慢，不爱运动了，做作业也得花很长时间完成，平时也不想和父母主动沟通，每次回复他们都提不上力气，甚至不想多说。有时候我会一直发呆，对发生的事情都无动于衷。我是不是生病了？

全科医生：我们每个人在生命的各个阶段都可能经历抑郁情绪，短暂的抑郁情绪是一种正常的生理现象，不需要医学处理。刚转学进入新环境不适应，可能让青少年变得郁郁寡欢，产生抑郁情绪。而医学中常提到的抑郁状态和抑郁症又是怎么一回事儿呢？下面我们就来了解一下“青少年抑郁症”。

小课堂

一、什么是青少年抑郁症

青少年抑郁症是发生在青少年时期的一类常见精神障碍，可能由多种原因引起，以显著而持久的情绪低落、愉快丧失为主要表现，多伴随有睡眠障碍、焦虑或躯体不适等，症状较严重的患者会产生自伤、自杀的想法，当前在世界范围内的致残率和致死率都处于较高水平。

青少年抑郁症的疾病类型与抑郁症近似，根据《中国精神障碍分类与诊断标准：第3版》(CCMD-3)可按以下几个方面进行分类：根据间隔至少2个月之前有无另一次抑郁发作，分为首发抑郁症和复发抑郁症；根据有无幻觉、妄想或紧张综合征等精神病性症状，分为无精神病性症状的抑郁症和有精神病性症状的抑郁症；根据对社会功能损害程度，分为轻性抑郁症和重性抑郁症。

二、为什么会有青少年患上抑郁症

青少年抑郁症的病因追根溯源成因复杂多样，主要与遗传因素、家庭因素、心理应激事件和社会支持因素等相关，一般由多种因素共同影响形成。

（一）遗传因素

部分遗传流行病学调查显示，青少年抑郁症存在家族遗传的倾向，且与患病者血缘关系越近，患病率越高。遗传因素的影响随年龄增长而增加，其中女性更易患遗传因素所致的青少年抑郁症。

（二）家庭因素

家庭是青少年罹患抑郁症的重要影响因素之一，父母关系破裂、对子女要求过于苛刻、惩罚严厉、过度干涉和保护等都与青少年抑郁症相关。《2022年青少年心理健康状况调查报告》指出，家庭关系紧张、父母不和睦的青少年，患病风险更高。住校、父母外出工作的青少年群体，缺少父母的照顾与陪伴，更容易面临抑郁的问题。

（三）心理应激事件

青少年在生活和学习中遇到的压力、健康状况的变化、生活环境的转变（如转学、搬家等），以及其他突发事件（如亲人去世、失恋等），均可导致抑郁症。

（四）社会支持因素

社会支持指一个人从社会网络中所获得的对健康有益的支持和帮助，包括直接援助、社会团体和网络的参与度，以及在社会中被理解、尊重、支持下的情感体验和满意度。缺少援助渠道、较低的社交水平和社会活动参与度会增加抑郁的发生概率。

三、如何判断青少年是否患有抑郁症

目前，临床方面暂无生理指标的检查或化验可以直接进行青少年抑郁症诊断，需要全面了解患者病史，通过详细的精神、躯体检查和必要的辅助检查进行鉴别诊断。青少年抑郁症的症状界定标准相对较明确，其中包括3条核心症状。

1. 情绪低落　患者一般会有持续至少2周的情绪低落，情况显著而持久，每天大部分时间均保持该状态，且基本不受环境影响，典型病例的症状有晨重夜轻节律改变的特点。

2. 兴趣减退　患者对日常活动和实物缺乏兴趣，即使从事平日感兴趣的活动也难以获得愉快感。

3. 精力缺乏或疲劳感明显　患者即使没有做任何事情，依然会觉得全身乏力。

另外，有 7 条附加症状也需要关注：①集中注意力的能力降低；②自我评价和自信降低；③自罪观念和无价值感；④认为前途黯淡悲观；⑤自伤或自杀的观念或行为；⑥睡眠障碍；⑦食欲下降。

若子女出现以上多条核心症状和附加症状，家长应高度重视，及时寻求专业医疗机构的帮助。

知识拓展

一、青少年抑郁症的治疗方式

（一）药物治疗

药物治疗为中度及以上抑郁症的主要治疗手段，因患者个体而异，不存在最高效的药物，需要根据病史和具体症状等，在医生的指导下结合实际情况制订整体治疗方案。目前，常用的药物有选择性 5-羟色胺再摄取抑制剂（舍曲林、西酞普兰、氟西汀、艾司西酞普兰等）、苯二氮䓬类药物（劳拉西泮、阿普唑仑等），对有睡眠障碍的患者可小剂量使用助眠药物。对抑郁症患者尽量采取单一药物治疗的方式，难治性病例可根据情况联合用药。由于目前抗抑郁药发展迅速、种类较多，存在未明确可应用于青少年群体的药物，因此对青少年抑郁症患者的用药一定要遵医嘱，并定期安全评估，切勿盲目听信他人，自行服用。

（二）心理治疗

心理治疗可用于有明显心理社会因素作用的青少年抑郁症患者，有减轻和缓解症状、恢复正常心理社会能力、改善药物依从性的作用，可作为青少年抑郁症，特别是急性发作和轻、中度抑郁症的首选。常用的治疗方法包括认知行为治疗、人际关系治疗、家庭治疗等。其中，认知行为治疗主要通过帮助患者认识并矫正自身错误信念来缓解情感压力，从而减轻症状和降低疾病复发率。人际关系治疗通过帮助患者处理人际交往问题，引导其将情绪与人际交往相联系，帮助建立良好的人际关系，以提高社会适应能力，从而改善症状。

（三）物理治疗

目前，较为常见的物理治疗方式有：①重复经颅磁刺激治疗，通过电磁原理对脑兴奋性进行调节，适用于轻中度的抑郁发作；②电休克治疗，通过小电流刺激大脑，诱发全面惊厥发作，主要用于重度抑郁症患者和药物治疗无效患者。

二、如何区分青春期叛逆和青少年抑郁症

青少年在青春期开始逐渐树立自我意识，受到约束时会产生较强的反抗心理，但其表现与青少年抑郁症存在差异。一是思想和动机不同，青少年抑郁症患者主要持自我否定和自责的思想，出现无法专注、反应迟钝和对事物没有兴趣等症状，但青少年的青春期叛逆源于思想上对未来感到彷徨，并没有丧失自信和希望。二是情绪不同，青少年抑郁症患者一般处于低落、悲伤和难过的情绪状态，难以在积极的情境中获得愉快感，处于青春期叛逆的青少年情绪起伏较大，但会随情景变化而转变，持续时间较短。三是行为不同，青少年抑郁症患者主要表现为缺乏兴趣、逃避社交，而青春期叛逆的青少年多表现在抵触家长、老师的干预。

小贴士

如何帮助青少年远离抑郁的“魔爪”

1. 请包容子女的情绪，尤其是负面情绪。当他们因为受到冷落、欺凌或批评而感到失落、愤怒时，请不要觉得无关紧要，或者只会讲道理，而忽略了青少年的情绪。请引导子女正确识别自身情绪，学会包容和共情，积极沟通了解青少年的心理需求，帮助他们处理情绪，提供家庭的温暖、安慰和支持。

2. 陪伴子女一起学习自我放松的技巧，如听音乐、阅读、绘画，或者进行腹式呼吸、肌肉紧张放松等练习。

3. 鼓励青少年走出去，建立良好的同伴和社会关系。同伴是青少年满足社会需要、获取社会支持的重要来源。要有意识地关注孩子在学校的社交情况和人际关系。当孩子在交友方面遇到困惑和困难时，切勿嘲笑和贬低，而是要传授交往的技巧。

4. 教导青少年学会以积极的态度应对压力。父母是子女教育和健康的第一任责任人，在生活和学习方面，不仅要关心孩子飞得高不高，还要关心他

们飞得累不累；不仅要看到孩子取得的成绩，更要重视和肯定他们付出的努力。同时，需要多关注孩子面临的现实困难，及时给予支持。

5. 如果发现青少年出现抑郁症相关表现，请一定不要讳疾忌医，尽早寻求专业医疗机构精神医学和心理学专业人员的帮助。

（林哲涵）

第八章

中毒及意外伤害

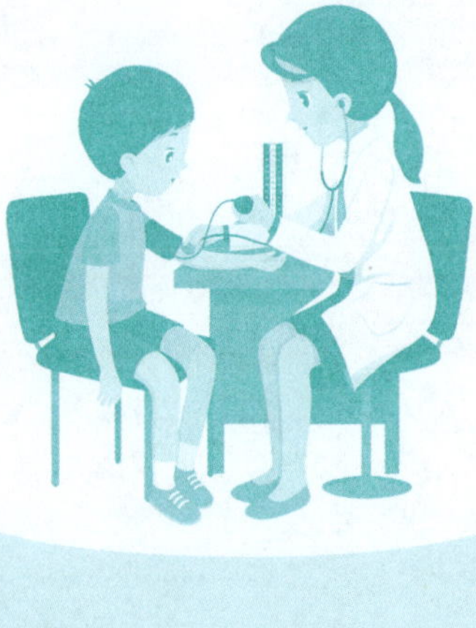

第一节
日常生活中的“磕磕绊绊”

小案例

妈妈甲：周末我带孩子爬山，孩子太调皮，走路一蹦三跳，结果摔跤了，胳膊、膝盖擦伤了一大片，我们需要注意些什么？

妈妈乙：我们家孩子也是，调皮得很，昨天在小区骑车子也摔跤了。

全科医生：生活当中难免发生一些磕磕碰碰，遇到这些情况时，首先不要慌张，其次一定要正确去处理这些外伤，今天我们就来学习一下，在日常生活当中如何进行一些软组织损伤的处理。

小课堂

一、关于跌落伤/软组织损伤的几点常识

跌落伤是儿童常见意外伤害的原因之一，也是非致死性伤害的首要原因。有调查显示，有半数以上的孩子跌落时正在参加娱乐活动，其次为体育活动。地板不平、湿滑、油腻；地面杂物绊跌；站在椅子、箱子等上面攀高；翻越栏杆等，都是引发跌落伤的原因。

二、跌落伤/软组织损伤的主要表现

可有各个部位、不同程度的皮挫擦伤或者挫裂伤，甚至会出现关节脱臼或者骨折等情况。

三、跌落伤/软组织损伤的处理

（一）软组织挫擦伤

需要及时消毒，根据损伤程度及范围，必要时可行包扎。

（二）软组织挫裂伤

首先需要止血处理，然后送往附近医院依情况行清创、缝合等治疗。

（三）有关节畸形或者有反常运动者

需要警惕关节脱臼或者骨折的可能，应当就地迅速用木板、树枝、纸板等固定，条件限制时，甚至可以选择衣物及腰带进行固定，以防止出现二次损伤，然后迅速送附近医院就医。

（四）有肢体或其他部位变形或者明确骨折者

应当迅速止血、就地取材固定后快速送往附近医院救治。

（五）有/疑似颈椎、胸椎或者腰椎损伤者

应当进行专业谨慎地搬运，以防止二次损伤带来严重的后果。具体搬运方法：将患者仰卧固定在一块坚硬长背板上，并将其放置在中心直线位置，头部、颈部、躯干、骨盆应以中心直线位置逐一固定，保持脊柱伸直位，严禁弯曲或扭转。对于在野外或者没有硬长木板的，可以选取适当的树枝搭配衣服、被单或毛毯类物品做成担架，按照上述要求进行搬移转运。

知识拓展

外伤有哪些常见的类型

（一）清洁伤口

位于身体细菌定植较少的区域，并且在伤后立即得到处理的简单伤口（如清洁刀片割伤）。

（二）不洁伤口

位于身体细菌定植较多的区域（如头皮、腋窝、腹股沟及会阴等），或超过6小时未处理的简单伤口，此时感染概率增加。

（三）污染伤口

伤口被粪便或土壤污染或者已经感染的，包括被粪便、污物、污泥、土壤污染的伤口，以及被人或动物咬伤的伤口，含有坏死组织的伤口、火器伤、冻伤、烧伤等。

误区

误区一：简单皮擦伤，擦点紫药水就可以了，简单、便宜还有效

不正确。首先，各种挫擦伤都需要一定的消毒清创；其次，紫药水（龙胆紫溶液）的抗菌能力有限，因此不建议使用。

误区二：只要外伤了，就应该打破伤风疫苗

不正确。破伤风疫苗注射有严格的指征：不洁或污染伤口，且非全程免疫或者免疫史不详的伤者。所以，不是所有的外伤都需要进行破伤风疫苗注射。

误区三：外伤后必须 24 小时内注射破伤风抗毒素（TAT）或破伤风免疫球蛋白（TIG），超过 24 小时就没必要注射了

不正确。对于有破伤风感染风险，但又非全程免疫或者免疫史不详的伤者，仍然有注射指征。

误区四：只要及时注射破伤风抗毒素（TAT）或破伤风免疫球蛋白（TIG），就不会感染破伤风

不正确。无论是接种 TAT 还是接种 TIG，都只是起到预防或减轻破伤风感染风险的作用，其接种效果与伤口情况、患者自身免疫应答等情况息息相关，所以对破伤风的防治率并非 100%。

误区五：肛周脓肿、结肠穿孔、体内异物等非外伤性损伤不需要注射破伤风抗毒素（TAT）或破伤风免疫球蛋白（TIG）

不正确。破伤风梭菌属于厌氧菌，这些封闭状态的伤口是适合其生长繁殖的，它们虽然不属于外伤性损伤，但仍然是破伤风暴露的高危因素，所以非全程免疫或者免疫史不详的患者，仍然有注射指征。

小贴士

一、该如何处理意外跌落伤

当小朋友发生外伤，局部起了大疱或瘀血时，应该尽快消毒、包扎、冷敷，一定不要揉，因为越揉瘀血会越严重；如有四肢骨折时，避免随意搬运，应当先止血，再用木板、厚纸板等加以固定，用担架送至医院，或呼叫“120”到现场救治；如果受伤的小朋友出现脸色发白、眼神发直、爱睡觉、呕吐等现象，需要警惕脑损伤的可能，应当立刻送到医院治疗，或呼叫“120”到现场救治，转运途中或者等待救治期间要防止呕吐引起误吸，具体操作是在排除颈椎、脊椎损伤的前提下让伤者保持侧卧位。

二、如何预防跌落伤

(一) 加强安全教育

不任意攀高、翻越栏杆,走路不东张西望;上、下楼梯的时候要抓住栏杆,不要滑行或跳跃;注意湿滑的地面要慢行,有异物时尽量绕行;避免在复杂路段、交叉路口、转弯处和人多处骑车;路面不平或坡度较大时,骑车要推行。

(二) 为孩子生活、活动选择或者布置一个安全的环境

孩子生活活动场所应保持整洁,避免东西乱摆乱放;家中的阳台需要装安全护栏,纱窗建议安装带纱窗锁的,以防止孩子攀爬、坠落;出去溜旱冰、骑车时要给孩子戴好护具,且告诫溜旱冰、骑车时不能追逐嬉闹,以免发生意外;出去玩耍时,不要在危险地方拍照;不要给孩子看具有暴力情节的动画片、书籍,不玩含有暴力情节的游戏,以防止孩子在生活中效仿,造成意外;家长要以身作则,不在孩子面前讲述或做有危险的事情,以防止孩子们效仿;外出游玩时,建议带好碘伏、棉签、纱布、绷带、创可贴等,以防万一。

(尹　永)

第二节 冬季来临,说说煤气中毒

小案例

冬季来临,气温逐渐降低,各个家庭有着不同的取暖保温手段,烤炉是其中一种,为了避免煤气中毒,防止悲剧发生,我们应该知道更多的相关知识。

小课堂

什么是煤气中毒

一氧化碳中毒，又叫作煤气中毒，是指含碳物质燃烧不完全时的产物经呼吸道吸入而引起的中毒。因为一氧化碳与血红蛋白的亲和力比氧与血红蛋白的亲和力高200多倍，所以一氧化碳极易与血红蛋白结合，形成碳氧血红蛋白，从而使血红蛋白丧失携氧的能力和作用，导致组织细胞无法从血液中获得足够的氧气，引起组织缺氧甚至窒息。

知识拓展

一、煤气中毒的分度及临床表现有哪些

（一）轻度中毒

中毒时间短，血液中碳氧血红蛋白为10%~20%，表现为中毒的早期症状，头痛、头晕、全身乏力、恶心、呕吐，甚至出现短暂的昏厥，一般神志尚清醒，吸入新鲜空气，脱离中毒环境后，症状迅速消失，一般不留后遗症。

（二）中度中毒

中毒时间稍长，血液中碳氧血红蛋白占30%~40%，在轻度症状的基础上，可出现多汗、烦躁、走路不稳、皮肤苍白、意识模糊、困倦乏力，甚至出现虚脱或昏迷。皮肤和黏膜呈现煤气中毒特有的樱桃红色。如抢救及时，可迅速清醒，数天内完全恢复，一般无后遗症。

（三）重度中毒

发现时间过晚，吸入煤气过多，或在短时间内吸入高浓度的一氧化碳，血液碳氧血红蛋白浓度常在50%以上，此时中毒者多已呈现深度昏迷，各种反射消失，大小便失禁，四肢厥冷，血压下降，呼吸急促，面色口唇现樱红色，患者多有脑水肿、肺水肿、心肌损害、心律失常和呼吸抑制，可造成死亡。

一般昏迷时间越长，预后越严重，常留有痴呆、记忆力和理解力减退、肢体瘫痪等后遗症。

二、发现煤气中毒该如何急救

（一）紧急救治

迅速使中毒者脱离现场，吸入新鲜空气，解开领口、腰带等，清除口、鼻分

泌物，保持呼吸道通畅，同时需要防止误吸发生。

（二）及时供氧

转换至空气流通处，予以氧气吸入，迅速纠正缺氧状态。

（三）及时送医

及时转送专科医院行进一步救治。对于出现心跳呼吸骤停的，待脱离危险环境后应立即行心肺复苏。

误区解读

误区一：煤气中毒是因为煤气的原因，我家没有煤气、也不烧煤，所以不会出现煤气中毒

不正确。煤气中毒的直接原因是吸入超过身体耐受量的一氧化碳气体，所以只要是处在可以产生一氧化碳气体，而且通风不良的环境都可能发生煤气中毒，比如长时间待在密闭的发动的汽车内、车库、密闭的空调房间等地方，都可能出现煤气中毒。

误区二：煤气中毒主要发生在冬季寒冷季节，原因是不当取暖，夏天或者其他季节不会发生

不正确。煤气中毒的罪魁祸首是一氧化碳气体。所以不论什么季节，只要长时间处在可以产生一氧化碳气体，而且通风不良的环境中，都可能吸入过量的一氧化碳气体，从而发生煤气中毒。而冬季取暖只是产生一氧化碳气体的一种方式，但不是唯一方式。

小贴士

居家如何防范煤气中毒

（一）保持室内良好通风

煤气热水器或煤气、燃煤、燃油设备等，不要放置于家人居住的房间或通风不良处，建议室内一定要安装机械抽/排风设施。

（二）报警措施

建议有条件的家庭安装一氧化碳报警器。

（三）切勿在密闭的空调环境中长时间睡觉

无论是在家中，还是在酒店，入睡前都要注意检查门窗的开启情况，保留一条“生命的缝隙”，防止一氧化碳等废气大量堆积带来危险。

（四）不要让孩子或和孩子在密闭的车内或者车库里休息

由于汽车尾气中含一氧化碳 4%~8%，且有数据表明，一台 20 马力的汽车发动机每分钟可产生约 28 升一氧化碳。因此，任何时间，尤其是冬夏两季，在车库内发动汽车或开启车内空调后在车内睡眠，都可能引起煤气中毒。

（五）开车时的注意事项

开车时，不要让发动机长时间空转；车在停驶时，不要过久地开启车内空调；即使是在行驶中，也要经常打开车窗，让车内外空气产生对流。驾驶或乘坐空调车感到头晕、四肢无力时，应及时开窗呼吸新鲜空气。

（尹　永）

第三节

蜂蜇伤了怎么办

小案例

爸爸甲：医生，周末我带娃去乡下玩，这孩子竟然和别人一起去捅马蜂窝，现在被蜇伤了，我该怎么办？

妈妈乙：医生，我们带宝宝出去春游，她看到小蜜蜂很好奇，下手去抓，然后被蜇了手指头，我们需要怎么处理？

小课堂

一、什么是蜂蜇伤

所谓的蜂蜇伤，是被各种蜂类的蜂尾螫伤，毒液注入人体，或伴刺留皮内，表现为局部红肿刺痛，甚至有头晕恶心等表现的一种中毒性疾病。病情轻重和蜇伤蜂种有关，比如被大黄蜂蜇伤者，可出现休克、昏迷、抽搐、心脏和呼吸麻痹等,甚至可导致死亡。

二、蜂蜇伤的表现有哪些

具体表现与蜂的种类、蜇伤部位、注入毒液量有关。一般表现为皮肤瘙痒、红肿、局部破溃,低热、头晕、恶心、呕吐、腹痛、腹泻、面部水肿、呼吸困难、烦躁不安等症状,严重者可出现昏迷和过敏性休克。

知识拓展

因为蜂蜇伤可能会引起很严重的后果,我们建议一旦发生此类情况,在及时对局部伤口进行正确处理后,应当迅速送往/前往附近医院就诊治疗。

一、蜂蜇伤的局部处理

查找伤口,对蜂蜇伤的伤口部位进行消毒,对能看到毒刺或毒囊的伤口,先用镊子拔除毒刺或毒囊,不要挤压、抓挠或吮吸伤口,以免毒液扩散和皮肤感染。

蜜蜂蜂毒为酸性,可用肥皂水或5%碳酸氢钠溶液冲洗并涂抹冷敷伤口。黄蜂蜂毒为弱碱性,可局部用食醋或醋酸冷敷伤处,或清水彻底冲洗。可将蛇药片碾碎调成糊状外敷于伤处。肿胀明显者可以适当抬高患肢。疼痛明显者可考虑使用非甾体抗炎药口服,也可用冷水浸透毛巾冷敷在伤处,减轻肿痛。

坊间传言:“涂抹苏打水,甚至是尿液,减弱毒性的同时还可起到止痛作用”,或者“用母乳、风油精、清凉油等涂抹在伤口上去除蜂毒”,事实证明这也是有一定道理和效果的,但缺乏循证医学证据,且有潜在的感染因素,不建议采用。初步处理完后应随即送到当地医院进一步治疗处理。

切记不可用红药水或碘酒擦抹,那样不但不能治疗,反而会加重局部肿胀、疼痛等症状。

二、蜂蜇伤的局部治疗和全身治疗

对于症状较重者,需要全身用药。可以应用糖皮质激素、葡萄糖酸钙注射液以及抗组胺药,同时可以口服季德胜蛇药等解毒药物;另外,发生过敏反应时,由于全身血管通透性增加,可导致有效循环血容量严重不足,发生休克,所以应积极进行抗休克治疗。有呼吸困难者,应保持呼吸道通畅,给予吸氧,必要时行气管插管或气管切开。

误区解读

误区一：马蜂蜇伤后，要立即用肥皂水擦涂

不正确。马蜂的毒液是碱性的，应用肥皂水后会加重局部肿胀、疼痛。而蜜蜂的毒液是酸性的，应用碱性的肥皂清洗后可以在一定程度上中和酸性的毒液，减轻其毒性，从而减轻局部中毒症状。

误区二：蜂蜇伤后，要立即用手拔掉毒针

不正确。用手拔针，首先容易使毒针折断残留，其次容易挤压毒囊，反倒会释放大量毒素进入机体组织，从而加重局部，甚至全身反应。

小贴士

蜂蜇伤的家庭预防

（一）加强个人防护

包括穿浅色长袖衣裤，戴帽子，避免使用芳香浓郁的护肤品或香水，随身携带防毒蜂蜇伤的药水等。

（二）远离蜜蜂

行走游玩尽量离草丛和灌木丛远些，发现蜂巢后应当绕行，不要过分“亲近”，更不可惊吓蜂群；要避免在有蜂巢的树下休息。另外，马蜂是防御型昆虫，通常情况下不会主动攻击人。因此，在游玩时如果遇到马蜂窝，请尽可能地避开，千万不要试图用物体去捅蜂窝，以免受到蜂群攻击。一旦受到马蜂攻击，千万不可狂奔，以免马蜂群起而攻之。最好的办法是就地卧倒，或蹲伏不动，并用衣物保护好头颈等暴露部位，等待蜂群自行飞走，不要迅速奔跑，更不要反复扑打。

（尹　永）

第四节 当宝宝"呛了东西"该怎么办

小案例

妈妈甲:医生,我们家孩子刚刚吃米饭时候不小心,突然呛了一下,现在一直很剧烈地咳嗽。

全科医生:这很可能是呛到气管里去了,你先不要慌,现在需要两件事同时进行:第一,赶快使用腹部冲击法,看看呛的东西能否出来;第二,迅速准备去医院就诊。

小课堂

一、什么是气管异物

气管异物是指一些细小物品由于各种原因自鼻咽或者喉咽误入气管,多见于学龄前儿童,是儿童常见急危疾病,是导致儿童意外死亡常见病因之一,也是儿科呼吸系统慢性疾病的病因之一。

二、出现气管异物常见的原因有哪些

气管异物常见原因有宝宝把珠子、硬币、玩具零件、纽扣、笔帽、干燥剂等放进口中,结果误入气管;吃花生米、枣、黄豆、腰果时,不慎将食物吞进气管;进食时说话、笑、哭、跑等,导致食物呛入气管,等等。

三、气管异物的分类有哪些

根据异物位置不同,分为气管异物和支气管异物。

四、气管异物的临床表现有哪些

异物进入期，症状比较剧烈，突然发生剧烈呛咳、憋气、干呕、呼吸困难，甚至窒息；特征性症状有撞击声、拍击感、哮鸣音。一般常有持续性或阵发性咳嗽。

五、支气管异物的临床表现有哪些

支气管异物症状变化较大，有的表现为持续性或阵发性咳嗽，有的异物在支气管内数年可无症状，但若堵塞双侧支气管，短时间内可出现窒息死亡。

知识拓展

一、发生气管异物后该怎么办

发生气管异物后，在场家长或其他人员应当第一时间就地采用腹部冲击法、拍背法等进行急救，同时呼叫“120”或者准备前往医院就诊治疗。对于腹部冲击法、拍背法失败的，医疗单位或救护组会根据具体条件开展如气管镜下夹取异物等急救措施；对于出现心跳呼吸骤停的，应就地迅速按标准方法步骤持续进行心肺复苏，并同时安排转运至附近医院抢救，转运途中心肺复苏也不应停止。

二、几种常见的急救方法

（一）腹部冲击法

腹部冲击法，又称 Heimlich 法，原理简单，是将人体肺部视为一个“气球”，气管与肺部相连，把气管视为向气球吹气使用的“气球嘴”，一旦气管内出现异物，将气管卡住，无法进行呼吸，此时可利用外力对“气球”进行挤压，驱使肺部内残留空气移动至上方，并进入气管，从而将卡住的异物冲出气管。

具体操作方法：让儿童坐着或站着，成人站在其身后，用两手臂抱住儿童，一手握成拳形，大拇指向内放在肚脐与剑突之间，用另外一只手掌压住拳头，有节奏地向上向内推压，以促使儿童横膈抬起，压迫肺底，让儿童肺内产生一股强大的气流，使异物从气管内向外冲出，并随气流到达口腔。

（二）拍背法

对于年龄低于 1 岁的孩子，我们可以采用拍背法。方法为：施救者调整孩子呈面朝下趴状，置于操作者膝盖上；操作者一手将孩子头颈托住，另一手使用手掌根部拍打儿童背上的肩胛骨中间位置，共计 5~6 次，观察孩童是否排出异物。

误区解读

误区一：发生气管异物时需要立即直立拍背

不正确。拍背法应该是头朝下、脚朝上，否则异物会越拍越深，加重病情，增加救治难度。

误区二：宝宝发生气管异物时有剧烈呛咳，给其喝水就可以将异物带下去了

不正确。食管和气管是两条不同的通道，喝水经过食管，对气管异物不能起到任何救治作用，反而会延误救治时机。

误区三：果冻口感手感都很好，而且营养好，可以多给宝宝食用

不正确。首先，果冻类食品营养极其有限；其次，食用此类食品时一旦发生气道误吸，抢救难度很大，后果极其严重。所以不建议给儿童食用果冻类食物。

小贴士

俗话说："食不言、寝不语"。在孩子进食时应避免讲话、逗笑，也不要进行责备和恐吓；不要在孩子奔跑或者玩闹时喂食食物；不给孩子玩别针、硬币、小球、纽扣、塑料袋等物品，经常检查孩子玩具的细小零件是否牢固。

（尹　永）

第五节 儿童溺水如何急救

小案例

还记得写下"落霞与孤鹜齐飞，秋水共长天一色"美句的初唐四杰之一的王勃吗？他人生众多的故事里，最后一则就是“渡江溺水”的故事。溺水从古至今一直存在，后果也是一样严重，正因如此，我们需要重视溺水的预防和救治。

小课堂

一、什么是溺水

溺水，是指人淹没于水中，由于水吸入肺内和/或喉部痉挛所致的窒息，是一种严重而又常见的意外伤害。

二、溺水有哪些特点

发生突然，抢救困难，病死率高，但可以预防。

三、溺水如何分类

溺水按其程度可分为淹溺、近乎淹溺、溺死和浸没综合征等。

四、发现溺水者，需要如何开展急救

发现溺水者，排查安全因素后，须立即将其脱离淹溺环境，并即刻开展心肺复苏。心肺复苏标准操作见下文。

知识拓展

一、关于溺水的心肺复苏

因为溺水所导致的心搏骤停根本原因是呼吸道堵塞引起的窒息。核心病理是缺氧，尽早开放气道和人工呼吸优先于胸外按压，所以对于溺水者的心肺复苏正确步骤依然应该是传统的“ABC”，即：A 开放气道，B 人工呼吸，C 胸外按压。

二、关于婴儿（1 岁以下）心肺复苏的操作方法

如果判断婴儿呼吸心跳停止，应该即刻按照“ABC”顺序开始心肺复苏（CPR），即 A 开放气道（airway）→ B 人工呼吸（breathing）→ C 胸外按压（compression）。

A:开放气道,可使用仰头提颏法。一只手放在婴儿的前额上,另一只手放在婴儿颏部的骨性部位向后仰头并提起颏部,清理口鼻中泥沙、水草、呕吐物等异物,保持呼吸道通畅。

B:人工呼吸,在保证婴儿气道开放的同时,按正常方式吸一口气。然后用你的嘴盖住婴儿的鼻子和嘴,进行 5 次人工呼吸(每次吹气 1 秒)。吹气成功的标志是看到患儿胸廓隆起。有临床循证研究证明,将最初的 2 次人工呼吸增加到 5 次人工呼吸,可以在第一时间为淹溺的患儿提供充足的氧合。

C:胸外按压,①让婴儿仰面平躺在结实的平面上,如果有条件的话,可使用地面以上的平面,但是不建议单纯为创造这个条件浪费时间,因为抢救时间十分可贵。②将多余的衣服脱掉。③将一只手的 2 根手指放在两个乳头连线中点的正下方。④垂直向下按压,幅度大约为 4cm,速度是至少 100 次/min。⑤每次按压后,要让胸部回弹至正常位置。

之后持续进行心肺复苏,胸部按压和人工呼吸的比例是 30∶2(也就是说持续按压 30 次,进行 2 次人工呼吸,之后再进行下一组),一直持续,直到患儿开始呼吸或移动,或者专业急救人员到达并接管患儿。由于心肺复苏需要一定体力,且体力情况影响复苏效果,因此建议两人或者多人交替轮换进行,交换时动作要快,尽量减少胸外按压的中断。

三、关于儿童(1 岁到青春期)心肺复苏的操作方法

首先依然是判断环境是否安全,脱离淹溺环境,其后迅速判断有无呼吸心跳,若呼吸心跳停止应即刻按照“ABC”顺序开展心肺复苏。开放气道及人工呼吸方法同婴儿 CPR,而胸外按压过程略有不同,应将一只手的掌根放在胸骨的下半部,垂直向下、用力、快速按压,幅度约为 5cm,速度是至少 100 次/min,每次按压后,要让胸部回弹至正常位置。

四、青春期溺水者心肺复苏的操作方法

具体环境评估、心跳呼吸判断以及 CPR 操作顺序、步骤均和儿童相同,区别是青春期以上儿童及成人心肺复苏胸外按压深度为 5~6cm,按压频率为 100~120 次/min。

误区解读

误区一:发现溺水者,应立即控水

不正确。控水属于民间现场抢救溺水者的方法,形式有很多种,但是国内

外已经有很多专家资料及指南中倾向于溺水急救，控水没有必要，而且浪费急救时间。因为大多数淹溺者吸入的水分并不多，而且很快会进入血液循环，没有必要清除气道中的水，有些患者则是由于发生了喉痉挛或呼吸暂停，气道内并没有吸入水分。所以应用吸引以外的任何去除气道内水分的方法都是没有必要的，还可能存在潜在危险，如胃内容物反流造成误吸等，而且会延误救治时机。

误区二：溺水都发生在户外，比如游泳池、江河湖海等地，在家里是不会发生的

不正确。虽然溺水意外大多发生在野外或者户外，但是家中溺水事件也时有报道。比如婴幼儿翻在马桶中发生溺水，跌落盛水大盆或水桶中发生溺水，甚至还有栽落入装了水的塑料袋发生溺水的事件，所以家中依然存在很多溺水的危险因素。因此，即使是在家里，我们仍然需要对孩子加强看护，预防家庭溺水事件。

小贴士

如何预防溺水

（一）不会游泳的孩子

在有溺水风险的区域，如河、水沟、池塘，甚至家中装了水的大盆、马桶等区域，一定要严加看护，谨防意外发生。对于年长的孩子一定要做好健康安全教育。

（二）对于已经会游泳的孩子，健康安全教育同样至关重要

不在无家长或老师或其他成人带领或看护的情况下擅自游泳；不可单独游泳，不擅自与他人结伴游泳；不要到水温太凉的水域游泳，以免抽筋；不到不熟悉的水域游泳，不到无安全设施、无救援人员的水域游泳；不擅自到有危险警告的游泳区域游泳；游泳前需要考虑自己的身体状况，如果吃得太饱、太饿或过度疲劳时，都不可以进行游泳；在皮肤有开放性伤口期间，或者患有皮肤病、眼疾、心脏病、癫痫等不要擅自进行游泳，尤其不能独自进行游泳；游泳前一定要做好暖身运动；游泳期间切忌互相打闹、过度戏水，以防发生意外；遇到别人溺水，不熟悉水性的孩子不可以擅自下水施救。

最后送给亲爱的家长们几句话：天再热，莫下河塘消暑；景再美，不必水中感受；水性好，无保障莫下水；人再激，别用生命逞能！

（尹 永）

第六节 当孩子遇到烧烫伤该怎么办

小案例

妈妈甲：医生，不好了，我们家孩子把保温壶拉倒了，烫到了手……

全科医生：不要着急，赶紧把烫伤的手放到自来水龙头下面冲一会儿，并用冷水浸泡一会儿，然后找一块干净的毛巾或者布包好赶紧来医院看一下，注意有水疱的话先不要弄破了……

小课堂

一、什么是烧烫伤

烧烫伤是指接触到温度过高物品或者具有腐蚀性的物品，导致皮肤和/或其他部位的损伤，是日常生活中最常见的意外伤害之一。

二、烧烫伤的原因有哪些

常见的原因有接触高温的液体、蒸汽、金属、电、火及一些具有腐蚀性的物品，另外还包括一些放射性物质。

三、烧烫伤有哪些受伤机制

受伤机制可分为以下四类。

1. 热力烧伤　包括高温液体、蒸汽、金属、火焰等造成的损伤。
2. 化学烧伤　包括强酸、强碱、强腐蚀性物质造成的损伤。
3. 电击伤　包括普通电击伤以及自然界的雷击伤。

4. 放射性烧伤　包括一些自然界、生产、生活以及医疗应用的含辐射物质所造成的皮肤、黏膜及器官的损伤。

四、烧烫伤怎么分类，各有哪些表现

烧烫伤分类及表现，见表 8-6-1。

表 8-6-1　烧烫伤分类及表现

深度	局部体征	局部感觉	预后
Ⅰ°	仅伤及表皮，局部红肿、干燥，无水疱	灼痛感	3~5 天愈合，不留瘢痕
浅Ⅱ°	伤及真皮浅层，水疱大、壁薄、创面肿胀发红	感觉过敏	2 周可愈合，不留瘢痕
深Ⅱ°	伤及真皮深层，水疱较小，皮温稍低，创面呈浅红或红白相间，可见网状栓塞血管	感觉迟钝	3~4 周愈合，留有瘢痕
Ⅲ°	伤及皮肤全层，甚至可达皮下、肌肉、骨等。形成焦痂。创面无水疱、蜡白或焦黄，可见树枝状栓塞血管，皮温低	消失	肉芽组织生长后形成瘢痕

知识拓展

烧烫伤面积怎么计算

（一）手掌估算法

即以伤者五指并拢，其手掌面积约为体表面积的 1%，用于散在的小面积烧伤（烧伤皮肤取加法）或特大面积烧伤（健康皮肤取减法），很方便，但欠准确。

（二）九分法

同样以一人全身体表面积为 100% 算，口诀如下。

三三三（头颈发部 3，面部 3，颈部 3）；

五六七（双手 5，双前臂 6，双上臂 7）；

前后十三会阴一（躯干前 13，躯干后 13，会阴 1）；

双臀是五双脚七（双臀 5，双脚 7）；

小腿十三大二一（双大腿 21，双小腿 13）。

注意，对于儿童需要调整，具体如下：头部，9+（12–年龄）；双下肢，46–（12–年龄）。

误区解读

误区一：烧烫伤后，伤处水疱可以挑破

不正确。烧烫伤后局部起了水疱，一般不需要挑破，会增加感染风险。

误区二：烧烫伤后，伤处可以涂牙膏

不正确。外用牙膏会增加局部感染风险，而且没有证据证明牙膏外用对于烧烫伤有治疗作用。

误区三：烧烫伤后，伤处可以用“紫药水”或者“红药水”消炎

不正确。首先，两者抗感染能力很弱；其次，局部应用后有染色效果，会影响病情判断。

小贴士

一、让孩子远离烧烫伤，我们该怎么做

1. 首先对儿童进行安全教育，远离热源，不玩火烛，不自己倒开水、盛热汤。

2. 喝热粥、热汤前，大人先试温。

3. 盆浴先倒冷水，后放热水，以调节水温。

4. 不要把热的食物或者开水放在儿童可以触及的地方（如桌子边缘、开水壶附近），防止不小心碰倒，洒在孩子身上。

5. 经常进行安全检查，及时熄灭火源，断电，消除隐患。

二、烧伤烫伤了，该怎么办

“五字诀”：洗、脱、泡、盖、送。

洗：大量流动清水冲洗患处（化学烧伤不能直接用水冲洗，要先擦然后用相应专业溶剂冲洗）。

脱：在冲洗情况下，迅速小心地脱去受伤部位衣服。

泡：让患处在冷水中浸泡，对于不能浸泡的部位用冷水纱布块或毛巾交替湿敷降温。

盖：应用清洁的纱布或者毛巾盖好，防止患处污染。

送：迅速送往附近医院就诊。

（尹　永）

第七节

儿童触电怎么办

小案例

爸爸妈妈：医生，昨天我家宝宝手在潮湿的情况下接触电源插座，结果手被电了一下，今天还说手指头有点麻木，该怎么办啊？

全科医生：如今家家户户都有各式各样的电器，对于有娃家庭，需多加关注安全用电问题。下面我们对电击伤的相关知识做一个简单的科普。

小课堂

一、什么是触电

触电是电击伤的俗称，通常是指人体直接触及各种电源、遭受雷击，高压电经过空气或其他导电介质，传递电流通过人体时引起的机体组织损伤和功能障碍，严重者可以发生心跳和呼吸骤停。

二、触电的临床表现有哪些

（一）全身表现

1. 轻度电击伤　头晕、心悸、脸色苍白、口唇发绀、精神紧张、四肢乏力等，并可有肌肉疼痛。

2. 中度电击伤　呼吸浅快、心动过速，可有短暂的抽搐和昏迷。

3. 重度电击伤　持续抽搐、昏迷，甚至呼吸心搏骤停。

（二）局部表现

主要特点：电烧伤有进口和出口，常有2个以上创面。低压电流烧伤多局限于电源接触部位，即电流的进口与出口处，创面一般较小，边缘较齐，与周围组织分界清楚;高压电流烧伤面积大而深,可深达肌肉和骨骼。

三、触电的院前急救

1. 安全迅速地切断电源　务必在保证个人安全的前提下切断电源,使伤者尽快脱离电击状态。

2. 迅速检查伤者伤情　对于神志不清,但呼吸、心跳正常者,可就地舒适平卧,保持气道畅通,并包扎处理伤口,呼救转运治疗;对于呼吸困难者,应迅速进行人工呼吸;对于心跳呼吸停止者,应就地进行心肺复苏,并同时尽快送医院。

知识拓展

一、触电与电压

1. 安全电压　行业规定,安全电压不高于36V,持续接触安全电压为24V。
2. 安全电流　安全电流为10mA。
3. 致命电流　致命电流为50mA。

二、家庭处理方法

首先确认现场环境安全,然后将婴儿脱离触电环境,之后拍打婴儿的脚并呼喊他,检查婴儿是否有反应。并同时判断婴儿呼吸心跳有无,具体方法可以通过侧耳于婴儿口鼻旁感觉有无气流,看胸廓是否有起伏,用指腹触摸一侧颈动脉是否有搏动,此判断过程应该准确迅速。如果判断婴儿呼吸心跳停止,应该即刻按照“CAB”步骤顺序开始心肺复苏(CPR)。即胸外按压(compression)→开放气道(airway)→人工呼吸(breathing)。

误区解读

误区一:发现有人被电击晕倒,要立即把他拉开并抢救

不正确。应该首先在安全的前提下断开电源,再进行急救。

误区二:在野外遭遇雷雨天气,可以在大树下面避雨

不正确。雷雨天气时,在大树下面或者大树附近逗留更容易遭受雷击。

误区三:防水开关、防水插排具有防水功能,所以可以带水操作

不正确。即使是防水开关或者防水插座,也不是完全密封的。带水操作时，水可以从缝里渗进，从而引发触电事故。

小贴士

居家如何预防触电事件发生

1. 首先安全用电教育至关重要。从宝宝懂事的那天起，就要教育他们不能接近、触摸带电物体。触电的结果是非常危险的，让宝宝们知道电源或者插座是不能随意去玩的。这可以通过多给孩子看各种用电安全以及触电事故的教育图画、书籍或视频实现。

2. 家庭选购安装合适的电源插座，建议选择带有多重开关并带保险装置和防止儿童误触的安全插座。

3. 在家里需把铁丝、刀剪等可以导电的物品放到儿童够不到的地方。

4. 不要把毛巾、衣物等搭在或者挂在电线上。

5. 儿童房内的电器不宜多，另外建议避免使用落地电器，防止儿童绊倒后发生触电事故。

6. 如有电灯或其他家用电器的电线出现受潮或破损，一定要及时检修或更换。

7. 所有的电器设备，用完后立刻放回安全的地方，如电熨斗、搅拌器、吹风筒等。

8. 外引的电线只能临时使用，用完立刻收拾好，不要放在孩子伸手可及的地方。

9. 教育年龄稍大的孩子不爬电线杆，不在有电线的地方放风筝。

10. 打雷或有闪电时，确保孩子避免接触插座、电器和金属物体，如自来水管等。

11. 如果在野外遇到雷雨天气，不能在大树下避雨，也不能在电线杆周围玩耍。

（尹　永）

第八节 儿童中暑知多少

小案例

全科医生：今天我们来回顾一则成语故事——“夸父追日”，这是《山海经·海外北经》《大荒北经》记载的神话，言夸父奋力追赶太阳，追赶途中感到焦渴，便喝干了黄、渭两河的水，仍感不足，终于渴死。想必大家对这则成语故事早已熟悉，其实这也是一个关于“中暑”的故事。所以“中暑”一事历史久远，至今我们仍需要格外重视，下面对“中暑”做一个科普。

小课堂

一、什么是中暑

中暑，指长时间暴露在高温环境中进行体力活动，由于体温调节中枢功能障碍、汗腺功能衰竭和水电解质丢失过多而引起的，以中枢神经和/或心血管功能障碍为主要表现的急性疾病。

二、中暑有哪些分类

依据患者病情程度将中暑分为先兆中暑、轻症中暑和重症中暑，而重症中暑又可分为热痉挛、热衰竭和热射病。其中，热射病是最严重类型。

三、哪些人容易中暑

1. 长期暴露于高温环境中的成年人和儿童。
2. 体温调节功能有障碍的人群。

3. 曾因烧伤或其他原因导致汗腺功能大部分丧失的人群。

知识拓展

一、中暑的临床表现

（一）先兆中暑

头痛、头晕、口渴、多汗、四肢无力发酸、注意力不集中、动作不协调等，体温正常或略有升高。

（二）轻症中暑

除先兆中暑症状外，还伴有面色潮红、大量出汗、皮肤灼热，或出现四肢湿冷、面色苍白、血压下降、脉搏增快等表现。

（三）重症中暑

重症中暑包括热痉挛、热衰竭和热射病。

1. 热痉挛　突然发生的活动中或者活动后痛性肌肉痉挛，通常发生在下肢背面的肌肉群（腓肠肌和跟腱），也可以发生在腹部。

2. 热衰竭　由于大量出汗导致体液和体盐丢失过多，表现为大汗、极度口渴、乏力、头痛、恶心呕吐，体温高，可有明显脱水征，如心动过速、直立性低血压或晕厥，无明显中枢神经系统损伤表现。

3. 热射病　是一种致命性急症，分为两种类型——劳力性和非劳力性。前者主要表现为：高热、抽搐、昏迷、多汗或无汗、心率快，可迅速发生。后者主要是在高温环境下体温调节功能障碍引起散热减少，可在数天之内发生。主要表现为：高热（直肠温度≥41℃）、皮肤干燥（早期可以湿润），意识模糊、惊厥，甚至无反应，周围循环衰竭或休克。

二、中暑的临床处理

（一）院前急救护理

1. 首先判断患者是否属于中暑情况。

2. 应立即将患者搬运至阴凉处，进行物理降温。如若降温过程中患者发生寒战或者抽搐现象，立即停止降温，可酌情采用肌肉松弛药物，缓解症状。

3. 中暑患者会大量丢失水分，导致酸碱平衡紊乱，护理人员应密切观察生命体征，采取初步保护措施。

（二）院内急救护理

1. 首先清除患者口腔分泌物，以免阻塞气道，引起并发症。

2. 使用冰袋和酒精等进行体表降温。

3. 及时补充液体及电解质，调整酸碱平衡。

误区解读

误区一：中暑后可以酒精擦浴

不可以。酒精擦浴初始可以降温，但是随后皮肤毛细血管收缩、汗腺毛孔关闭，体内积热散发不出来，反倒不利于进一步降低体温。另外，酒精可经皮肤吸收，给中暑者带来更大损伤风险。

误区二：中暑后可以大量快速喝水

不可以。首先，中暑后短时间大量饮水，会稀释胃液，进而影响胃肠防御及消化功能；其次，单纯大量补水稀释体液，可能导致机体出现稀释性低钠血症，严重者可导致脑水肿、昏迷；最后，短时间大量饮水还会引起机体反射排汗亢进，结果则是引起水分和盐分的进一步丢失，加重中暑症状。

误区三：中暑后掐人中有效果

没有效果。有统计数据表明，中暑后掐人中没有明确的治疗效果，而且存在潜在风险，可在一定程度上导致中暑者的气道更加不通畅。

小贴士

一、宝宝发生中暑该怎么办

1. 首先迅速离开高温环境，到阴凉通风的地方，将宝宝平躺仰卧，解开衣服，快速降温，使宝宝的体温降至 38℃以下。具体做法是：用凉凉的湿毛巾冷敷宝宝头部，或给宝宝洗温水浴；有高热者，应用冷水或冰袋冷敷额头、腋下、腹股沟。

2. 患儿体温下降，意识恢复后，让其喝些淡盐开水或口服十滴水等常用防暑药物。

3. 若症状严重，甚至昏迷不醒，需要立即送医院进行抢救。

二、如何防范儿童中暑

1. 避免暴晒，合理安排户外活动时间，避免炎热的中午进行户外活动。

2. 注意衣着，应选浅色、轻巧、宽松、透气的衣服。

3. 多喝白开水或凉饮料。

4. 避免吃过热的食物。
5. 炎热环境有降温设备。
6. 多喝开水，吃西瓜、凉绿豆汤、酸梅汤等。

三、高温预警图标及含义

高温预警图标的类别及含义见表 8-8-1。

表 8-8-1　高温预警图标及含义

预警类别	图标	含义	防范指南
高温黄色预警信号	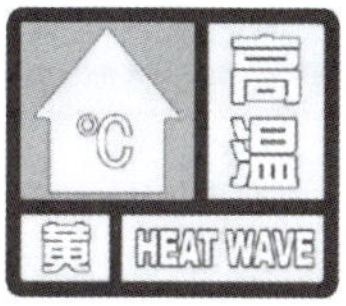	连续 3 天日最高气温将在 35℃以上	1. 有关部门和单位按照职责做好防暑降温准备工作； 2. 午后尽量减少户外活动； 3. 为老、弱、病、幼人群提供防暑降温指导； 4. 高温条件下作业和白天需要长时间进行户外露天作业的人员，应当采取必要的防护措施
高温橙色预警信号	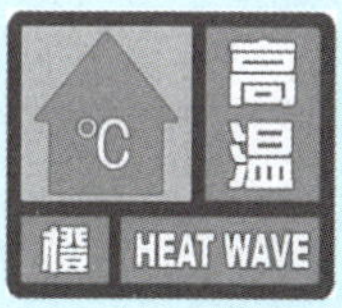	24 小时内最高气温将升至 37℃以上	1. 有关部门和单位按照职责落实防暑降温保障措施； 2. 尽量避免在高温时段进行户外活动，高温条件下作业的人员应当缩短连续工作时间； 3. 为老、弱、病、幼人群提供防暑降温指导，并采取必要的防护措施； 4. 有关部门和单位应当注意防范因用电量过高，以及电线、变压器等电力负载过大而引发的火灾
高温红色预警信号	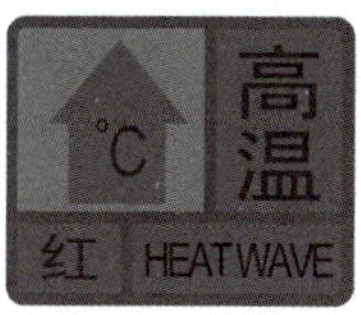	24 小时内最高气温将升至 40℃以上	1. 有关部门和单位按照职责采取防暑降温应急措施； 2. 停止户外露天作业（除特殊行业外）； 3. 对老、弱、病、幼人群采取保护措施； 4. 有关部门和单位要特别注意防火

（尹　永）

第九节 小孩被猫狗伤了怎么办

小案例

王女士:我家小孩在小区里玩时,不知道哪里窜出来一条狗,把他给抓伤了,好像没有出血,这种情况要打狂犬病疫苗吗?

全科医生:狂犬病的死亡率几乎100%,大多数是被患狂犬病的动物咬伤所致,少数是被抓挠或者伤口、黏膜被污染所致。如果伤人的动物有患狂犬病的嫌疑,应该要打狂犬病疫苗。

小课堂

一、什么是狂犬病

狂犬病是由狂犬病毒感染引起的一种动物源性传染病,临床大多表现为特异性恐水、怕风、咽肌痉挛等。不同型别狂犬病毒的致病性不同。在犬、猫等哺乳动物中传播的病毒毒力很强,感染后一旦出现症状,病死率几乎100%。在蝙蝠中传播的病毒毒力相对较弱。

二、什么是狂犬病暴露

狂犬病暴露是指被狂犬、疑似狂犬或者不能确定是否患有狂犬病的宿主动物咬伤、抓伤、舔黏膜或者破损皮肤处,或者开放性伤口、黏膜接触可能含有狂犬病毒的唾液或者组织。罕见情况下,器官移植和气溶胶吸入也可作为暴露途径而感染狂犬病毒。

三、哪些动物会携带狂犬病毒

所有哺乳动物均对狂犬病毒易感，狂犬病毒在自然界的储存宿主包括犬、猫等食肉目动物和翼手目动物（蝙蝠）。猪、马、牛、羊、骆驼等家畜虽然可感染发病，但传播狂犬病风险较低。啮齿类（尤其是小型啮齿类，如松鼠、小鼠、大鼠、豚鼠、沙鼠、仓鼠）和兔形目动物（如家兔、野兔）极少感染狂犬病，目前无导致人类狂犬病病例的证据。人与人之间的狂犬病毒传播，仅偶见于狂犬病感染者作为供体的组织或器官移植。禽类、鱼类、昆虫、蜥蜴、龟和蛇不感染和传播狂犬病毒。犬是我国狂犬病的主要传染源，约占 95%，其次为猫。鼬獾、红狐、貉、狼是我国重要的野生狂犬病宿主和传染源。

四、狂犬病暴露伤口的分级

按照暴露性质和严重程度将狂犬病暴露分为三级，详见表 8-9-1。

表 8-9-1　狂犬病伤口分级标准及处置原则

分级	定义	处置
Ⅰ级	接触或者喂养动物；完好的皮肤被舔；完好皮肤接触分泌物或排泄物	无须医学处置，建议清洗接触部位
Ⅱ级	裸露的皮肤被轻咬；无出血的轻微抓伤或擦伤	立即处理伤口，接种狂犬病疫苗
Ⅲ级	单处或者多处贯穿性皮肤咬伤或者抓伤；破损皮肤被舔；黏膜被污染；暴露于蝙蝠	立即处理伤口，使用狂犬病被动免疫制剂，接种狂犬病疫苗
特例	Ⅱ级暴露免疫功能低下者；Ⅱ级暴露位于头面部且致伤动物不能确定健康者	按Ⅲ级暴露处置

五、如何冲洗伤口

用肥皂水（或其他弱碱性清洗剂）和一定压力的流动清水交替清洗咬伤和抓伤的每处伤口至少 15 分钟。最后用清水冲洗伤口，避免肥皂液或其他清洗剂残留。

在标准化建设的狂犬病预防暴露处置门诊，会使用狂犬病专业清洗设备和专用清洗剂对伤口内部进行冲洗。专业清洗设备可以控制水温和压力，交替喷出弱碱性清洗剂和清水，通过设备内置程序，以符合伤口冲洗规范。

六、狂犬病疫苗的免疫程序是怎样的

(一) 暴露前免疫

“3针法”:第0、7和21天(或第28天)分别接种1剂,适用于持续、频繁暴露于狂犬病毒危险环境下的个体。

(二) 暴露后免疫

“5针法”:第0、3、7、14和28天各接种1剂。

“2-1-1”:第0天接种2剂(左右上臂三角肌各接种1剂),第7天和第21天各接种1剂(此程序仅适用于我国已批准可以使用“2-1-1”程序的狂犬病疫苗)。

七、狂犬病免疫球蛋白有什么作用

因为狂犬病疫苗诱导人体产生抗体需1~2周时间,所以对于Ⅲ级暴露的高风险患者,需要在自身有效抗体形成之前(主动免疫诱导的保护力空白区,或称高风险感染期),通过被动免疫制剂(注射狂犬病免疫球蛋白)为人体立即提供所需的抗体,从而发挥保护作用。

八、不同厂家的狂犬病疫苗能够混用吗

尽量使用同一品牌的狂犬病疫苗完成全程接种。若无法实现,可使用不同品牌的合格狂犬病疫苗继续按原程序完成全程接种,不建议就诊者携带狂犬病疫苗至异地注射。

知识拓展

狂犬病的临床表现有哪些

狂犬病的临床表现可分为潜伏期、前驱期、兴奋期、麻痹期、昏迷和死亡。但实际上,狂犬病的发病是一个连续的临床过程,不是简单的一系列可以独立分割的表现。潜伏期多数为1~3个月,极少在1周以内或1年以上。

误区解读

误区一:被肯定没有得狂犬病的家养猫狗咬了,不用处理伤口

错误。动物咬伤会导致各种复杂的外科伤口,这种伤口就算无狂犬病感

染风险，仍可能继发细菌感染。动物口腔是有菌环境，犬咬伤容易引发化脓性软组织感染；猫咬伤容易引起淋巴管/淋巴结炎、丹毒等。一旦咬伤都需要规范处理伤口，必要时使用抗生素。

误区二：被咬的伤口需要立即缝合

所有咬伤伤口均需要冲洗、消毒，严重的伤口需要进行彻底的外科清创。存在感染高危因素的伤口尽量避免立即缝合，由外科医生根据伤口情况决定后续处理措施。

小贴士

被猫狗抓过的伤口没有明显出血，可以使用 75% 医用酒精擦拭，如果感觉到刺痛，说明皮肤已经破损。

狂犬病免疫球蛋白的使用剂量是按照体重确定的，儿童和成人的标准均为 20IU/kg，只要解剖结构允许，尽可能地浸润注射到伤口周围，如果进行浸润注射后还有剩余，需要将其注射到远离疫苗接种部位的肌肉。

（蔡东平）

第十节 大手拉小手，当心“骨头脱位”

小案例

某位妈妈：医生，昨天我们家一起逛公园，宝宝看到有个小朋友被爸爸妈妈牵着“荡秋千”很好玩，也想要我跟宝爸牵着她的手“荡秋千”，看着小朋友喜欢就同意了，没想到回到家，宝宝就开始哭，一碰左胳膊就疼，我看着有点儿吓人，担心宝宝是不是骨折了？

全科医生：宝宝可能是桡骨小头半脱位了，最好不要这样拉着小孩子的手臂，很容易引起小朋友桡骨小头半脱位的情况！

宝妈：什么是桡骨小头半脱位？医生，你能详细解释一下吗？

全科医生：好的，那我详细讲一下。

小课堂

一、什么是桡骨小头半脱位

桡骨小头半脱位主要发生于1~4岁的小宝宝。其中，62.5%的脱位发生于2~3岁宝宝，男宝比女宝多见，左侧比右侧多见。这个年龄段的宝宝肘关节韧带、关节囊和肌肉比较松弛，固定桡骨的能力较差，当孩子手臂伸直，手掌向上被提拉时，很容易将桡骨头从韧带中拉出，造成桡骨小头半脱位。

二、桡骨小头半脱位的特点

在脱位前，大部分宝宝都有手臂伸直，手掌向上被提拉的经历。宝宝可能会出现被动体位来减轻疼痛，具体表现就是宝宝会将受伤的手臂贴近身体，同时前手臂会转向手掌侧，让肘关节完全伸直或轻度屈曲。但是只要一活动就会出现疼痛。宝宝会因为疼痛拒绝用脱位的手拿东西，拒绝别人触碰。桡骨头的前外侧面可能有轻度压痛，但是，肘关节处通常没有压痛及肿胀。由于小孩表达能力欠佳，难以说清楚哪里不舒服，宝妈和宝爸们很难及时发现问题。

三、桡骨小头半脱位的诱因有哪些

在帮助宝宝穿脱衣物时生拉硬拽；平时与宝宝玩耍时提着宝宝双手跑、跳，牵拉宝宝前臂行走速度过快，摔倒时肘部触地，等等。在年龄小于6个月的宝宝中，通常涉及在床上翻转，一侧手臂卡在身体下面等。

知识拓展

一、如何诊断桡骨小头半脱位

首先因为患者多为儿童，部分患儿没有语言能力，或者表述不清楚，因此检查范围要扩大，需要检查整条手臂和同一侧的锁骨，以免漏诊。诊断脱位需要根据病因、临床表现及X线影像检查，X线影像检查主要是排除桡骨和尺骨的骨折或脱位。

二、如何治疗桡骨小头半脱位

当怀疑孩子桡骨小头半脱位时，建议宝妈宝爸尽快就近就诊，通常在门诊或急诊科可以进行复位，不需要麻醉和镇静。即使没有典型提拉手臂的经历，只要存在典型体格检查表现，就可以尝试复位。复位操作过程简短但有疼痛，目前，复位方法主要有两种，过度旋前法和旋后/屈曲法。复位成功时，放在桡骨头处的手指可感到弹响，或检查者会听到“啪”的一声。

三、如何判断复位是否成功

复位后5~10分钟，孩子活动脱位的手臂疼痛减轻，即证实复位成功。部分儿童开始时不愿意使用复位的手臂，但发现疼痛消失时就不再抗拒，成功复位后不需要额外的治疗，比如石膏/夹板固定、限制活动等。

误区解读

误区一：桡骨小头半脱位就是肘关节脱臼

桡骨小头半脱位不是肘关节脱臼。桡骨小头半脱位主要发生于1~4岁的小孩子，脱位原因是小孩子环状韧带发育不成熟，桡骨头从环状韧带中部分脱出，随着小孩子长大，环状韧带发育逐渐成熟，这种情况再发的概率降低。肘关节脱臼是肘关节脱位，主要发生于青少年。肘关节脱位的类型复杂，常合并肘部其他严重损伤，比如骨折、血管神经损伤等，治疗也较为复杂。

误区二：桡骨小头半脱位的儿童需要补钙

不需要。桡骨小头半脱位是儿童生长发育过程中由于环状韧带发育不完全所致，不是因为缺钙引起的。补钙并不能根本性地减少桡骨小头半脱位发病率，对治疗也没有太大的作用，所以不需要进行补钙治疗。

误区三：桡骨小头半脱位，复位治疗后可以立即活动

复位后可以进行轻微的活动，但是不建议孩子进行过度活动，因为脱位后过度活动可能发生再次脱位而形成习惯性脱位。复位后，关节周围的韧带及组织可能存在水肿等情况，需要时间恢复。此外，建议脱位时间较长的宝宝可以使用三角巾悬吊前臂2~3天。

小贴士

1. 平时牵拉（提）小儿手部时，应同时牵拉衣袖。

2. 穿脱衣服时动作要轻柔，避免手臂向手掌侧旋转后牵拉，应和衣袖同时拉扯。

3. 防止跌倒，孩子跌倒后建议家长选择双手抱起方式，而不是拉一侧手臂。

4. 家长与宝宝嬉闹时应注意方法，不能单牵（提）手。

5. 避免反复脱位，形成习惯性脱位。

（唐　平）

第九章

儿童常见眼科疾病

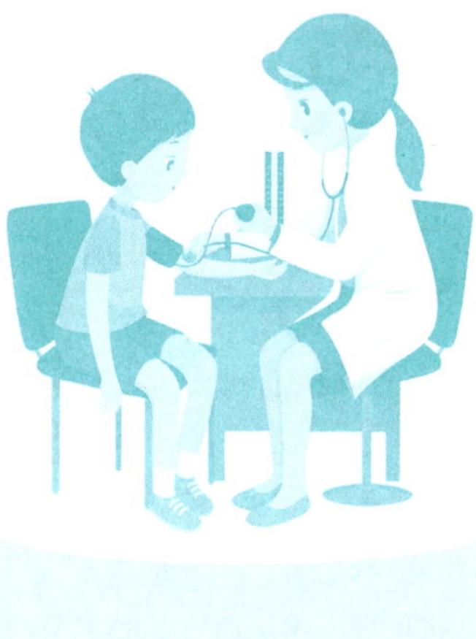

第一节 儿童近视怎么办

小案例

范女士：我家女儿上小学三年级了，总说看不清教室黑板上的字，她是不是近视了？

全科医生：近视是学龄期儿童常见的眼视光问题，如果您的女儿经常抱怨看黑板时看不清，确实需要确认是否近视。另外，孩子过度使用电子设备、长时间近距离阅读等也可能会导致暂时性视物模糊和视觉疲劳。建议您带孩子去正规的眼科门诊进行检查。及早发现近视，对预防近视加重、保护视力都非常重要。

小课堂

一、什么是近视

在调节放松的状态下，5 米外的平行光线经眼球屈光系统后聚焦在视网膜之前，这种屈光状态称为近视。根据屈光成分将近视分为①屈光性近视：主要由于角膜或晶状体曲率过大，眼的屈光力超出正常范围，而眼轴长度在正常范围；②轴性近视：眼轴长度超出正常范围，角膜和晶状体曲率在正常范围。

二、近视有哪些表现

远距离视物模糊，近距离视力好，近视初期常有远距视力波动，注视远处物体时眯眼。由于看近时不用或少用调节，集合功能相应减弱，易引起外隐斜或外斜视。高度近视除远视力差以外，常伴有夜间视力差、飞蚊症、闪光感等症状。因眼轴变长，部分近视者可出现眼球突出。

三、假性近视是怎么回事

假性近视是指由于睫状肌过度收缩引起的调节痉挛造成的近视状态，即调节痉挛性近视，用睫状肌麻痹剂散瞳验光即可鉴别。

四、儿童为什么要散瞳验光

因为儿童的眼睛睫状肌调节能力强于成人，为了精准检查出儿童的实际屈光度，首次验光前一定要使用强效睫状肌麻痹剂消除调节影响。睫状肌麻痹剂对瞳孔有散大作用，故睫状肌麻痹验光又称散瞳验光。

五、什么是远视储备

一般情况下，新生儿的眼球为远视状态，屈光度数为 +2.50D~+3.00D，这种生理性远视称为远视储备。随着生长发育，儿童青少年眼球的远视度数逐渐降低，一般到 15 岁左右发育为正视眼（屈光度数在 -0.50D~+0.50D 之间），这个过程称为正视化。由于过早过多近距离用眼，部分儿童青少年在 6 岁前即已用完远视储备，导致其在小学阶段极易发展为近视眼。

六、眼轴的意义

临床主要使用非接触眼生物测量仪测量眼轴长度，简便易行且精确度高。非接触眼生物测量仪采用光多普勒技术测量的反射处为视网膜色素上皮层，其结果比眼球 A 超更加精准。依靠眼轴长度数据，可显著提高儿童青少年近视眼预测的灵敏度，因此眼轴长度可作为儿童青少年近视眼防控工作中日常筛查和临床诊疗的常规检查指标。由于病理性近视眼的并发症，如后巩膜葡萄肿、黄斑病变等，与眼轴过度延长密切相关，因此控制眼轴长度也是预防病理性近视眼的关键。

七、近视的影响因素

（一）遗传

对于单纯的低中度近视者，基因与环境共同作用导致近视的进展。父母近视的青少年发生近视的风险明显增大，而且与父母近视的度数呈正相关。对于高度近视，尤其是病理性近视者，遗传因素的作用更为明显。

（二）近距离用眼

近距离用眼是公认的近视发生发展的危险因素，近距离用眼持续时间长

(>45 分钟)、阅读距离近(<33cm)与近视的发展密切相关。

(三) 户外活动

户外活动时间与近视的发生发展呈负相关,是近视的一种保护因素。提倡在学龄前就增加户外活动时间,每天增加户外活动 1 小时以上。

(四) 读写习惯

坐姿不正、写字时歪头、握笔时指尖距离笔尖近(<2cm)、行走或躺卧时阅读或使用电子产品,是引发近视的重大危险因素。

(五) 采光照明

长时间处于光线昏暗的环境下,如弱光、阴暗或过度反光的地方,会使眼睛调节系统过度紧张,增加眼睛负担,容易产生视疲劳和不适感。当儿童在这种状态下持续近距离用眼,眼睛容易出现近视。

八、近视的影响

高度近视是致盲的危险因素,视网膜脱离的概率比普通人高,青光眼概率高于普通人,发生白内障、黄斑出血、后巩膜葡萄肿的概率大于正常人。近视者更容易出现玻璃体病变,如飞蚊症,后代发生近视的概率更高。另外,近视限制孩子择业就业(如军人、生物、医药、化工等行业)。

九、近视如何治疗

儿童屈光状态在不同年龄阶段有不同的特点,整个过程是由远视→正视→近视动态变化的,过程中不可逆。因此,近视的治疗关键在于早发现、早干预,在眼球发育定形前控制近视的发展。治疗的方式包括定制框架眼镜(日间配戴)、多焦点软性角膜接触镜(日间配戴)、角膜塑形镜(夜间配戴)和低浓度阿托品(每天睡前点眼 1 滴)。在治疗期间,仍需避免导致近视的危险因素。

选择治疗方案时应考虑各种因素,如年龄、近视程度、治疗和未治疗时近视增加的可能性、近视增加的程度、患者和父母对特殊治疗方案的意向、生活方式、对于特殊治疗方案的依从性以及预期的平均近视减缓程度等。

十、角膜塑形镜(OK 镜)的作用

角膜塑形镜是采用逆几何设计为主要特征的硬性角膜接触镜,通过佩戴使角膜中央区域的弧度在一定范围内变平,从而暂时性降低一定量的近视度数的矫正方法。通过长期验配实践基础和诸多临床研究发现,角膜塑形镜能有效减缓儿童青少年近视进展。

知识拓展

儿童近视如何随访

儿童视力发育特点决定了近视控制治疗需持续到患者达到几乎没有进展风险的年龄，即直到成年或不再高强度学习时。在此期间，一般每 3~6 个月随访 1 次，具体情况根据患者近视进展、度数和眼轴长度而定。此外，每年需要进行 1 次全面的眼科检查。针对不同治疗措施的患者，国际近视研究院推荐的近视管理随访时间表如下。阿托品滴眼液：1 周、1 个月、3 个月、6 个月；角膜塑形镜：1 天、1 周、1 个月、3 个月、6 个月；多焦点型软性接触镜：1 周、1 个月、6 个月；框架眼镜：1 个月、6 个月。

误区解读

误区一：远处看不清就一定是近视

不一定是近视。散光、远视、弱视、白内障，都会表现为远处看不清。

误区二：父母近视，反正小孩一定会遗传，就不用管了

不对。虽然近视有一定的遗传因素，但不是完全由基因决定的。环境因素也会对视力产生影响，如过度使用电子设备、读书姿势不正确、长时间接触近距离物体等。因此，即使一个孩子的父母都是近视，仍可以通过良好的用眼习惯和预防措施来降低近视发生概率。

误区三：儿童近视的度数会因为戴眼镜而越来越高

不对。因儿童处于眼球发育阶段，随着眼轴的增长，近视本身将导致度数不断增加，而戴眼镜不仅是一种近视矫正方法，也同时是延缓近视发展的方法。近视度数的增加源于近视的病情特点，不戴镜反而会加速近视度数的增加。

小贴士

对于佩戴框架眼镜矫正近视的儿童，应至少每半年进行一次眼科复查。过矫会导致调节过度，加重近视发展，应予以避免。对于年龄>18 岁，屈光力稳定>2 年，精神心理健康、具备合理的摘镜愿望和合适的术后期望值者可以考虑激光角膜屈光手术，但在手术前需进行相关的术前检查，符合相应规定的

角膜厚度、屈光度数及预设切削深度等条件方可进行手术。

（蔡东平）

第二节 儿童远视怎么办

小案例

林先生：我女儿上小学四年级，近期她总说觉得眼睛酸，在家里看书时看不清。近距离反倒看不清，难道是远视了？

全科医生：根据您所描述的情况，是否为远视需要进行实际的眼科检查来作出判断。通常情况下，如果孩子在看远处的物体时感到模糊或不清晰，那么有可能是远视。建议您带孩子去正规的医院眼科门诊进行检查，以确定她的确切视力异常状况。

小课堂

一、什么是远视

在调节放松状态时，平行光线经过眼的屈光系统后聚焦在视网膜之后，这种屈光状态称为远视，远视眼的远点在眼后，为虚焦点。

当远视度数较低且年龄较轻时，远视者可以动用其额外调节能力，增加眼的屈光力，将光线聚焦在视网膜上，从而获得清晰的远近视力。但由于频繁并过度使用调节，远视者视疲劳症状比较明显。随着年龄的增长，调节幅度会逐渐下降，因此被自身调节所代偿的那部分远视则会逐渐暴露出来。

远视根据度数分类可分为①低度远视：≤+3.00D，该范围的远视患者在年轻时由于能在视远时使用调节进行代偿，大部分人40岁以前视力不受影响；

②中度远视：+3.00D~+5.00D，视力受影响，并伴有不适感或视疲劳症状，过度使用调节还会出现内斜视；③高度远视：>+5.00D，视力受影响，非常模糊，但是因为远视度数太高，患者无法使用调节来代偿，视觉疲劳或不适感反而不明显。

二、远视有哪些表现

远视的表现与远视程度、近距离阅读量有关。低中度远视，近距离阅读量少的儿童无任何症状；近距离阅读量增加，阅读字体变小时，出现视疲劳、眼酸、头痛等症状。近距离阅读时明显，休息后症状可减轻或消失。

三、为什么会发生远视

因为新生儿的眼轴较短，大部分生下来就是远视眼。成年人正常眼轴是24mm，而新生儿的平均眼轴为17.5mm。随着年龄增大，眼球变大，眼轴也会逐渐增长，直到20~25岁以后，人的眼轴增长过程停止，这时正常人的眼睛会成为正视眼。在此发育过程中，由于遗传和外界的影响使眼球过早停止发育，眼球轴长不能达到正视眼的长度，就会形成轴性远视眼。眼轴每短1mm相当于远视增加3.00D。

四、远视对儿童有什么影响

（一）屈光不正性弱视

一般发生在高度远视且未在6岁前给予适当矫正的儿童，这类弱视可以通过检查及早发现并完全矫正。

（二）内斜视

远视者未进行屈光矫正时，为了获得清晰视力，在远距工作时就开始使用调节，近距工作时使用更多的调节，产生内隐斜或内斜视。如果内斜视持续存在，还会出现斜视性弱视。

（三）假性视盘炎

远视眼常伴有小眼球、浅前房，眼底常可见视盘小、色红、边缘不清、稍隆起，类似视盘炎或视盘水肿，但矫正视力正常或与以往相比无变化，视野无改变，长期观察眼底无改变，称为假性视盘炎。

五、远视如何矫正

远视眼用凸透镜进行矫正。轻度远视如无症状则不需要矫正，如有视疲劳和内斜视，即使远视度数低也应戴镜。中度以上远视者应戴镜矫正视力，消除视疲劳及防止内斜视的发生。另外,可以通过手术矫正周边部角膜组织,但需要根据患者的角膜条件及远视度数来确定是否适用。

知识拓展

远视眼为何更容易视疲劳

远视眼其实看近看远都模糊,但低度远视眼,可以通过调节代偿来看清远处。由于看远看近都需要调节(正视眼看远时不需要使用调节),因此很容易产生视疲劳,严重时甚至会感到头晕目眩。另一方面,远视眼比正视眼、近视眼更早表现出老花眼的症状。

误区解读

误区一:既然儿童天生就是远视眼,那就可以不用理会,等长大就好了

不是。即便是儿童有一定程度的远视储备,也不应该忽视儿童的视力发育过程。如果未及时纠正远视眼,可能会导致孩子发展成为高度远视,甚至伴有斜视、弱视等问题,从而对学习和生活产生较大影响。

误区二:远视眼就是离得越远看得越清

不是。远视眼在眼轴长度和屈光度上有一定程度偏差,导致光线聚焦于视网膜后面。对于近处的物体,远视眼患者需要更多地调节来观察,因此会感到近处不清晰,尤其在读书、看电脑或手机等或观察小物体时。长时间用眼或疲劳后,远视眼患者往往会感到眼痛、头痛等不适症状。其实远视眼是远距离看不清,近距离更看不清。

小贴士

低度远视的儿童,若无斜视、弱视等其他视觉问题,可随访观察。如出现视力下降,伴双眼视功能障碍或其他功能性视觉问题,需要矫正远视。屈光度>+3.00D 的,必须进行屈光矫正。一般每 3~6 个月随访一次。

(蔡东平)

第三节 儿童弱视是怎么回事

小案例

顾女士：我家小孩在幼儿园视力体检时被发现两只眼睛视力差异大，这是怎么回事？

全科医生：这种两眼视力不一致的情况，可能是存在屈光参差，视力差的眼在视觉发育期容易成为弱视眼。需要进行完善视力检查、睫状肌麻痹后验光检查、眼底检查和视觉诱发电位检查等，明确原因。

小课堂

一、什么是弱视

在儿童视觉发育期，由于各种原因引起的视觉细胞接受有效刺激不足，形成单眼或双眼最佳矫正视力低于相应年龄的视力，称为弱视。引起视觉细胞有效刺激不足的原因包括：单眼斜视、未矫正的高度屈光不正、未矫正的屈光参差、形觉剥夺等。弱视的视力下降不能直接归因到眼球结构或视路异常。如果在儿童 8 岁前仍未诊断及治疗，可导致治疗时机延误，造成终生视力低下。

二、眼睛的“不用则废”

在儿童视觉发育期，存在“不用则废”的机制，医学上称为形觉剥夺，是指由于屈光间质混浊（如先天性白内障、角膜混浊）、先天性上睑下垂遮挡视线等，导致视觉刺激被限制。形觉剥夺性弱视是最严重的弱视类型，需要尽早手术治疗。

三、弱视患者有哪些表现

1. 最主要的就是视力低下。
2. 患儿看东西时常凑近、歪头、眯眼等。
3. 斜视性弱视患儿看近处和远处时都有单眼斜视。
4. 部分患儿立体空间视觉发育不全，甚至缺失，无法判断深度，常摔跤。

四、弱视的程度

使用国际标准视力表检查视力，最佳矫正视力低于相应年龄视力正常值下限，且≥0.2为轻中度弱视，最佳矫正视力<0.2为重度弱视。

五、弱视的治疗

一旦确诊弱视，应立即治疗，否则等到过了视觉发育的关键期，弱视治疗将变得非常困难。弱视治疗应在有丰富经验的眼科医生的指导下进行。弱视的治疗原则包括：①消除形觉剥夺的原因；②矫正屈光不正；③单眼弱视者遮盖非弱视眼，双眼弱视者，若双眼视力无差别、无眼位偏斜，无须遮盖。弱视治愈后可能复发，仍需追踪观察2~3年。

六、什么是遮盖疗法

（一）常规遮盖

单眼弱视治疗的首选方法。配戴框架眼镜遮盖视力相对较好眼，强迫弱视眼注视。根据弱视发生的原因和程度确定遮盖强度，采用2、4或6小时/天遮盖，若部分时间遮盖1~2个月效果不显著，则提高遮盖强度。通常年龄越小，遮盖时间应越短，以避免发生遮盖性弱视；年龄越小，随访间隔时间宜越短。

弱视治愈后应巩固治疗3~6个月，然后逐渐降低遮盖强度，直至去除遮盖。遮盖过程中需要定期复查双眼视力，一旦发生遮盖性弱视，应及时停止遮盖，一般1~2周视力即可恢复。

（二）不完全遮盖

将半透明材料贴在视力相对较好眼的镜片上，使该眼矫正视力低于弱视眼，适用于轻度弱视、弱视治愈后复发和伴有眼球震颤的弱视患儿。

七、什么是压抑疗法

压抑疗法，又称光学药物疗法，针对轻中度单眼弱视及对遮盖治疗依从性不好的儿童。治疗方法包括两点。①近距离压抑疗法：适用于最佳矫正视力≤0.3 的儿童。优势眼每日滴 1% 阿托品滴眼液散瞳，戴矫正眼镜，使优势眼只能看清远距离。弱视眼在矫正眼镜上再加+3.00D，使之无须调节便能看清近距离。②远距离压抑疗法：适用于最佳矫正视力>0.3 的儿童。优势眼过矫+3.00D，使其只能看清近距离。弱视眼只戴最佳矫正眼镜，促进其看远。

知识拓展

如何诊断弱视

弱视的诊断要参考不同年龄儿童正常视力的下限。根据儿童视力发育规律，3~5 岁儿童视力正常下限为 0.5，6 岁及以上儿童视力正常下限为 0.7。如果幼儿视力不低于同龄儿童正常视力下限，且未发现引起弱视的危险因素，则不宜诊断为弱视，可以列为观察对象。

误区解读

误区一：弱视是近视的一种

不是。弱视是视觉细胞接受有效光刺激不足形成的视力差，近视是光线经过眼球屈光系统后聚焦在视网膜之前。尽管都表现为视力差，但其实是两种疾病。

误区二：戴 VR 眼镜可以治疗弱视

虚拟现实（VR）眼镜可以帮助部分弱视患者进行视觉训练，但并不适用于所有的弱视治疗。VR 眼镜可通过放大、过滤或增强图像元素等方式来提高对弱视眼的视觉输入。使用 VR 眼镜可能会出现头晕、恶心、眼睛疲劳等不良反应，必须在专业医生的指导下进行。VR 眼镜作为一种辅助治疗弱视的工具，并不能完全替代传统的弱视治疗方法，尤其市面上 VR 眼镜质量良莠不齐，不推荐家长选用。

误区三：等孩子长大后弱视就好了

弱视治疗的关键是早期发现和及时治疗。儿童视觉发育的关键期为 0~3 岁，敏感期为 0~12 岁，双眼视觉发育 6~8 岁成熟。如果不及时治疗弱视，会错失治疗时机，视力下降在成年后依然难以改善，从而影响个人的日常生活和工作能力。因此，建议家长及早关注孩子的视力问题。

小贴士

斜视和屈光参差是弱视的主要危险因素，弱视儿童如能早诊断、早干预、早治疗，则预后良好。0~6岁儿童应定期筛查和评估视力。发现斜视或注视行为异常时，应及时到眼科进行专科检查。

（蔡东平）

第四节 分不清"青"和"蓝"，是色盲吗

小案例

王女士：我儿子在上幼儿园，看图画时分不清"青"和"蓝"，是所谓的色盲吗？

全科医生：学龄前儿童处于语言发育期，对颜色的描述词汇不一定能很好地掌握。有句话叫"青出于蓝而胜于蓝"，即便不是色盲的成人可能也无法一致地定义"青"和"蓝"。色盲大多数为先天性色盲，其中最常见的是红绿色盲，是X染色体隐性遗传病。如果妈妈是色盲的话，儿子也会是色盲；如果妈妈、外公都不是色盲，那么儿子就不会是色盲；如果妈妈不是色盲，但外公是色盲，则儿子有可能是色盲。

小课堂

一、什么是色盲、色弱

人类视觉的三原色（红、绿、蓝）由视锥细胞的光敏色类决定。人眼红敏

色素和绿敏色素的视蛋白基因位于X染色体的长臂上，蓝敏色素的视蛋白基因位于第7对染色体上。正常色觉者的三种光敏色素比例正常，称为三色视。如果只有两种光敏色素正常者，称为双色视。仅存一种光敏色素者，称为单色视。

异常三色视是光敏色素以异常的数量进行比配，又称色弱，红色弱需要更多的红色进行比配，绿色弱需要更多的绿色，蓝色弱需要更多的蓝色。双色视者为一种锥体视色素缺失：红敏色素缺失者为红色盲，绿敏色素缺失者为绿色盲，蓝敏色素缺失者为蓝色盲。异常三色视者和双色视者不合并视力下降。单色视，又称全色盲，患者不能辨认颜色，同时有视力下降、眼球震颤等，属常染色体隐性遗传。绝大多数先天性色觉障碍为性连锁隐性遗传，最常见者为红绿色弱（盲），属于X连锁隐性遗传，其男性患病率约5%，女性约0.5%。发生于某些视神经、视网膜疾病者，称为获得性色觉障碍。

二、色觉检查的意义

色觉检查是升学、就业、服兵役前体检的必查项目，从事航空、交通运输、医学、美术、化工、印染等行业必须要求色觉正常。色觉检查还可作为青光眼、视神经病变等早期诊断的辅助检测指标，并可在白内障术前测定锥细胞功能状态，对术后视功能进行评估。色觉检查主要分为视觉心理物理学检查（主观检查）和视觉电生理检查（客观检查）两种。目前，临床多用主观检查。

三、什么是假同色图测验

假同色图测验为应用最广泛的色觉检测方法，又称色盲本检查。优点是简便、价廉、易操作，适于大规模的临床普查，但它只能检出色觉异常者，不能精确判定色觉异常的类型和程度，而且被检者需有一定的认知和判断力。在同一幅色彩图中，既有相同亮度不同颜色的斑点组成的图形或数字，也有不同亮度相同颜色的斑点组成的图形或数字。它利用不同类型的颜色混淆特性来鉴别异常者。正常人以颜色来辨认，色盲者只能以明暗来判断。其有效性依赖于选用的颜色、图形和背景所含元素的亮度对比、元素大小等很多因素。国内广泛应用的是俞自萍等绘著的《色盲检查图》。

四、什么是色相排列测验

该测验要求被试者按色调顺序排列一组颜色样品，通常15个色相子，从而反映出异常者的颜色辨别缺陷。

五、什么是色盲镜检查

色盲镜是一种通过特殊的颜色匹配来判断色觉缺陷类型的仪器。它与假同色图测验及色相排列测验不同的是，后两者所使用的是表面色，表面色多为混合色，在色调、亮度及饱和度方面均不易稳定，易导致测验结果的偏差。色盲镜使用的是色光，使其不仅能正确诊断各种色觉异常的类型，还可进一步较准确地测定辨色能力。缺点为使用比较麻烦，需专门人员操作，检查较费时间，且较昂贵。另外，对老年人、儿童及明显视力障碍者检查较困难。

Nagel Ⅰ色觉镜被认为是诊断先天性红绿色觉异常的“金标准”，它用红色光和绿色光去匹配黄色光。利用这种红、绿色比值，除了能区别正常人和红绿色觉异常者，还能判断异常的具体类型及程度。Nagel Ⅱ色觉镜又包含了用蓝光和绿光匹配蓝绿光，可用于检测蓝色觉异常，但可受黄斑色素密度的影响。

六、有客观检查色盲的方法吗

通过特定的光刺激可记录到不同的视网膜电反应，基于这样的机制，视网膜电流图（ERG）、视觉诱发电位（VEP）是色盲的客观检查法。

七、色盲的类型

（一）全色盲

患者为完全性视锥细胞功能障碍，在其眼中的世界一片灰暗，仅有明暗之分，就像“黑白电视”一样。这是色盲中最严重的一种，但较少见。

（二）红色盲

患者主要不能分辨红色，对红色与深绿色、蓝色与紫红色及紫色不能分辨。常把绿色视为黄色，紫色视为蓝色，将绿色和蓝色混为白色。

（三）绿色盲

患者不能分辨淡绿色与深红色、紫色与青蓝色、紫红色与灰色，把绿色视为灰色或暗黑色。

（四）蓝黄色盲

患者蓝色、黄色混淆不清，对红、绿色可辨，较为少见。

八、先天性色盲是怎样遗传的

先天性色盲是一种X连锁隐性疾病，男性发病率高于女性，女性的性染色体为 XX，男性的为 XY。我们将 X^A 定义为正常基因，X^a 定义为异常基因。因为是隐性遗传，所以 X^aX^a 为色盲，X^AX^a 是携带者。所以，色盲儿子（X^aY）遗传于色盲（X^aX^a）或携带者（X^AX^a）的母亲，色盲女儿（X^aX^a）遗传于色盲的父亲（X^aY）。

知识拓展

彩色视觉是如何形成的

我们看到的物体是什么颜色，取决于它反射哪个波段的光，低频率光波看起来接近红色，高频率光波看起来接近紫色，“赤橙黄绿青蓝紫”反映出光线波长从长到短的渐变顺序。

在视网膜上有两种感光细胞：杆状细胞负责感受光的强弱刺激，锥状细胞则负责分辨颜色。我们眼中的各种颜色，就是通过来自眼视网膜的视锥光感受器细胞（主要分布于视网膜的黄斑处）来实现的。

我们所看到的丰富多彩的颜色其实是由红（red，R）绿（green，G）蓝（blue，B）三种最基本的颜色叠加而来的。在电脑图像处理、数字打印和显示技术的应用中，RGB 颜色通常被用作彩色图像的基本构成单位。通过不同比例的混合可以产生几乎任何颜色，这就是“加色法”的原理。RGB（0，0，0）代表黑色，RGB(255，255，255）代表白色，通过在 0~255 之间分别调整 RGB(x，y，z）中 x、y、z 的值，可以调试出不同的颜色。

误区解读

误区一：色盲都是先天性的

不是。在某些疾病中可出现色觉异常，如红绿色觉异常多见于视神经萎缩、球后视神经炎及脑垂体肿物；黄色觉异常多见于视网膜色素变性、黄斑变性及青光眼等。因此，当原先不是色盲的人变成“色盲”时，提示出现了重大的眼病或颅内病变，需要立即就诊。

误区二：色盲是无法治疗的疾病

不是。随着分子生物学技术的发展和高通量测序技术的应用，已明确某些基因缺陷是导致色盲的原因，通过基因治疗有望使色盲达到治愈水平。现阶段可以通过色盲矫正镜，根据补色拮抗原理，对镜片进行特殊镀膜处理，增强对混淆性颜色之间反差的感知，达到矫正色觉障碍的效果。

误区三：色盲患者对红绿灯无分辨能力

色盲患者由于从小没有正常辨色能力，常常会以为别人看到的同自己一样。红色盲、绿色盲、蓝色盲患者眼中并非只有黑白色。单色盲的人能分辨三原色（红绿蓝）之间的差异，但不能正确描述颜色，经过训练的单色盲可以识别红绿灯的亮灯情况。

小贴士

《机动车驾驶证申领和使用规定》明确限定红绿色盲者不能申请驾照，《普通高等学校招生体检工作指导意见》限制了色盲患者报考某些专业，然而在家人和朋友的帮助下，再借助一定的技术手段，比如通过记忆交通信号灯的颜色顺序、家人帮助标注生活用品的颜色以及佩戴色觉矫正镜等，大多数色盲患者可以适应日常生活。

（蔡东平）

第五节 视疲劳、屈光不正、结膜炎的区分

小案例

张奶奶：我孙子今年 7 岁，最近总爱眨眼睛，或者用手揉眼睛，尤其看完电视后。他的眼睛不会出什么问题了吧？

全科医生：儿童的眼睛发育是一个逐渐发展的过程。随着年龄的不断增长，眼睛的视觉功能也逐渐发育完善，孩子用眼时间亦随之增多。家长要留意孩子的视力状态，可以通过日常生活中的一些细节大致判断孩子的视力状况，如发现异常，应尽早到眼科医院就诊。

小课堂

儿童常见的眼部疾病有屈光不正、视疲劳、结膜炎、睑板腺囊肿、视网膜病变、先天性白内障等。

最常见的症状就是宝宝频繁眨眼睛，有时还会用手揉眼睛，并且眼睛时常有分泌物。此时，家长会意识到孩子的眼睛可能出了问题。那么，究竟哪些原因会引起宝宝频繁眨眼睛呢？针对不同原因引起的眨眼问题，又该如何治疗呢？

正常情况下，我们每分钟都要眨眼 15~20 次。这种动作并不是毫无意义的，眨眼可以帮助泪膜重新覆盖到角膜上，起到湿润角膜、保护眼球的作用。不过，就像之前说的，宝宝如果频繁地眨眼、揉眼，那可就不正常啦！

本节我们介绍引起儿童频繁眨眼揉眼常见的三种眼部疾病：结膜炎、视疲劳、屈光不正。

一、急性结膜炎（“红眼病”）

当宝宝出现频繁眨眼伴有眼睛发红、发痒、分泌物增多、流泪等表现时，可能是由于不注意手眼卫生，或是遇到沙尘天气、异物飞溅入眼等情况引起结膜炎有关。需要带宝宝到眼科门诊进行裂隙灯检查，观察结膜、角膜状态，必要时取结膜囊细胞进行检验明确感染类型，帮助指导用药。特别要提醒家长：宝宝总用手揉眼睛，家里没有定期清洁毛巾、更换毛巾的习惯等，都可能导致宝宝眼睛出现细菌、病毒、衣原体感染，引起角膜炎或结膜炎。这一点家长要特别注意。

二、视疲劳引起的频繁眨眼

随着电子产品的普及，宝宝开始越来越早、越来越多地接触电视、电脑、手机、平板电脑等。长时间使用这些电子产品，盯着显示屏太久，导致过度用眼，不仅会出现视疲劳、干眼的问题，还可能导致近视的发生。而且电视节目、游戏影像等，变化速度快、画面闪烁，宝宝长时间盯着看，就会引起视觉中枢失去平衡，兴奋性增高，也会导致频繁眨眼。那么，这种情况我们该怎么办呢？方法只有一个——减少使用电子产品的时间！控制宝宝连续近距离用眼的时间不超过 30 分钟，然后就要让眼睛休息。平时还应多带宝宝到户外活动，看看远处，调节一下。

三、屈光不正

有些宝宝，频繁眨眼伴随眯眼看东西，或家长发现其视力不如同龄小朋友好，这可能存在屈光不正，比如近视、远视、散光，或者存在弱视、斜视等。这样的情况应尽快到专业眼科医院进行视力、医学验光、眼生物测量、眼底等检查排除屈光不正及弱视，进行眼外肌功能检查排除斜视。一旦发现此类问题应及时对症治疗，以免耽误宝宝视力发育。

因此，家长在日常生活中，要注意宝宝用眼卫生，如果发现宝宝有频繁眨眼的现象，就要带宝宝及时就医，请专业的眼科医生排查原因，积极对症治疗，保护宝宝的双眼。

知识拓展

其他引起儿童频繁眨眼的原因

先天性睑内翻或倒睫、眼部异物刺激、干眼症、膳食营养不均衡、儿童抽动症等。眼睛是心灵的窗户，我们平时并不觉得看得清东西是一件多么难的事，但是如果眼睛出现问题，影响视力，看不到世界的美好，就后悔莫及了。所以，希望家长们能培养孩子养成良好的用眼习惯，这将让孩子受益终身！

误区解读

误区：只要眼睛不舒服，就滴眼药水

这种做法是非常错误的。很多人只要眼部不舒服，就随便到药房买瓶滋润的、消炎的眼药水滴上，这种做法屡见不鲜。这可能导致病情延误，甚至加重。不同病因的眼疾治疗方案不同。发现孩子眼睛有问题，要及时找眼科医生就诊，并且寻找病因，避免再次出现眼疾。

（陈　瑶）

第六节 宝宝得了过敏性结膜炎怎么办

小案例

爸爸妈妈：我家宝宝眼睛红、痒、流眼泪、怕光，总是揉眼睛，还总感觉眼睛里有东西，眼屎也比较多，请问这是怎么回事，我们应该怎么办？

全科医生：很多爸爸妈妈都碰到过类似问题，常常感到比较困惑，其实宝宝可能得了过敏性结膜炎。下面，我们就来介绍一下过敏性结膜炎，以及宝宝得了过敏性结膜炎应该怎么办。

小课堂

一、什么是过敏性结膜炎

过敏性结膜炎是结膜对过敏原刺激产生超敏反应所引起的一类疾病，以Ⅰ型和Ⅳ型超敏反应为主。

二、哪些宝宝容易得过敏性结膜炎

过敏体质的宝宝容易得过敏性结膜炎。

三、过敏性结膜炎有哪些类型

儿童常见的类型：春季结膜炎、泡性角膜结膜炎、结膜滤泡症。

四、过敏性结膜炎常见过敏原有哪些

常见过敏原有室内尘土、花粉、尘螨、动物皮毛等。

五、春季结膜炎有哪些特点

春季结膜炎为主要累及儿童的自限性过敏性眼部疾患。过敏始于青春期前,发病高峰期为11~13岁。主要表现为眼痒、异物感、畏光流泪、视物模糊和眼睑痉挛,分泌物呈黏丝状。

六、泡性角膜结膜炎有哪些特点

泡性角膜结膜炎系眼部迟发型变态反应,一般由外源性蛋白所引起。通常是自限性的,多发生于儿童和青年人。结膜疱疹最常见于角膜缘部结膜,约1~3mm大小,呈灰白色圆形小结节疹,周围有充血。数日后疱疹上皮剥脱,形成溃疡,10天左右愈合。患儿可有痒感、畏光、流泪等症状。

七、结膜滤泡症有哪些特点

结膜滤泡症常见于儿童,一般为双眼发病,无自觉症状。滤泡多见于下穹隆和下睑结膜。滤泡小,大小均匀,呈半透明状,边界清晰,滤泡间结膜正常且无充血。

知识拓展

一、春季结膜炎的治疗方法

(一) 脱离致敏原

对于明确过敏原的患儿,脱离致敏原对预防和治疗有帮助。

(二) 药物治疗

1. 抗组胺药　局部可予富马酸依美斯汀滴眼液;如果有眼外过敏症状,可口服抗过敏药物,常用药物有氯雷他定、盐酸西替利嗪、马来酸氯苯那敏等。

2. 肥大细胞稳定剂　常用的滴眼液有色甘酸钠滴眼液,在接触过敏原之前使用,可预防及减轻发作时症状。

3. 抗组胺药及肥大细胞稳定剂双效药物　对于痒感和结膜充血严重的患儿,能在抗组胺的同时稳定肥大细胞是更好的选择。儿童常用的药物有富马酸酮替芬。

4. 糖皮质激素　糖皮质激素局部滴眼,建议在眼科医生的指导下使用,常用的滴眼剂有0.5%可的松或1%氟米龙滴眼液。

5. 免疫抑制剂　免疫抑制剂局部滴眼,建议在眼科医生的指导下使用,常用的有1%环孢霉素A滴眼液，可用于治疗重症春季结膜炎。

二、泡性角膜结膜炎的治疗方法

（一）糖皮质激素

局部应用糖皮质激素滴眼液，常用的滴眼剂为1%氟米龙滴眼液。每日3~4次。

（二）局部用药

应用抗生素，以防止感染和角膜损害。

（三）加强营养

补充钙剂，维生素 B_2、A、D。

误区解读

误区一：小孩子经常眨眼睛、揉眼睛，主要是调皮，只要严加管教就好了

过敏性结膜炎可表现为揉眼或频繁眨眼，可有眼痒、异物感及分泌物增多等症状，部分患儿合并过敏性鼻炎。当孩子出现上述情况时，建议及时带孩子就医，以免贻误病情。

误区二：孩子过敏性结膜炎无法根治，时好时坏，有时能自行缓解，也不影响孩子的生活和学习，因此无须就医

严重的过敏性结膜炎可引起结膜纤维化及睑球粘连，影响眼表结构，导致视力损害，还有继发角膜感染的风险。孩子一旦诊断过敏性结膜炎，需听取专业医生的建议，规范治疗，切不可掉以轻心。

小贴士

如何对患有过敏性结膜炎的宝宝进行家庭护理

（一）尽量避免接触过敏原，改善生活环境

容易过敏的孩子尽量不要到鲜花盛开、尘土飞扬的地方去，家里要经常打扫角落的灰尘，清洁毛毯、地毯，可使用空气净化器、吸尘器减少尘螨，定期高温水泡洗宝宝的床单、被套、枕套，可有效杀死尘螨。

（二）家中尽量不要养宠物

部分过敏性结膜炎患儿可能对动物的毛、皮屑过敏，宠物的皮毛也容易深

藏尘螨。

（三）注意眼卫生

平常多教宝宝注意保护眼睛，尽量不要用手揉眼睛。

（四）提高免疫力

让宝宝适当锻炼身体，增强宝宝抗病能力。

（五）保持心情愉悦

让宝宝注意休息，不要过度劳累，尽量减轻宝宝的压力，比如学习压力、过多的课外兴趣班，让宝宝保持开心、良好的情绪。

（六）均衡饮食

让宝宝养成少吃甜食，多吃蔬菜、水果的习惯，增加维生素 A、B_1、B_2、C、D、E 的摄入。

（高来龙）

第十章

儿童常见耳鼻喉及口腔疾病

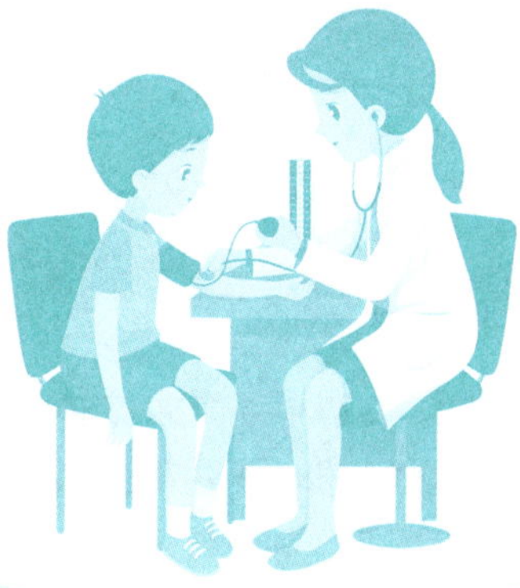

第一节 宝宝得了急性中耳炎该怎么办

小案例

爸爸妈妈:我家宝宝耳朵痛,发热,感觉没力气,胃口也不好,请问这是怎么回事,我们应该怎么办?

全科医生:很多爸爸妈妈都可能碰到过类似的问题,会感到比较困惑,其实宝宝可能得了急性中耳炎。下面,我们就来介绍一下急性中耳炎。

小课堂

一、什么是急性中耳炎

急性中耳炎是指细菌和/或病毒等病原体经咽鼓管直接进入鼓室引起中耳腔黏膜感染,通常继发于普通感冒,在48小时内发病,病程不超过12周。

二、哪些宝宝容易得急性中耳炎

儿童急性中耳炎的高发年龄为1~2岁,冬春季是高发季节,而且与上呼吸道感染有着密切关系。据统计,上呼吸道感染患儿中急性中耳炎的发病率为10%左右。

三、急性中耳炎的病原体有哪些

急性中耳炎的病原体主要有细菌和病毒,有一部分患儿由肺炎支原体等病原体感染。

四、宝宝出现哪些表现时，需要警惕急性中耳炎的发生

当宝宝 48 小时内突然出现耳痛、听力下降、怕冷、发热、食欲减退等表现时，需要警惕宝宝有可能得了急性中耳炎，建议及时带宝宝到医院耳鼻喉科就诊。

知识拓展

一、急性中耳炎有哪些分类及各自有何特点

（一）急性非化脓性中耳炎

急性非化脓性中耳炎主要为局部症状，儿童呈持续性；婴幼儿可表现为易烦躁，有时表现为捂耳朵和拽耳朵，甚至影响睡眠；早期伴呼吸道感染者可有发热；检查提示早期鼓膜轻度充血、凹陷、光锥变形。鼓室积液表现为鼓膜失去光泽，呈淡黄或者琥珀色，有时可见弧形液平线。

（二）急性化脓性中耳炎

急性化脓性中耳炎主要为局部持续性较重耳痛症状，婴幼儿可表现为易烦躁；可伴有高热、哭闹、恶心、呕吐等症状；症状耳流脓后缓解；部分患儿早期听力下降；检查提示鼓膜充血区扩大、外凸，鼓膜标志消失、紧张部破溃，形成穿孔，有脓溢出，甚至可能出现耳后红肿。

二、急性中耳炎的治疗方法

儿童急性中耳炎的病因治疗主要是抗菌药物的应用，结合其他对症治疗等，以综合性治疗为原则。

（一）抗菌药物的应用

建议家长在耳鼻喉科医生的指导下合理使用抗生素治疗，切不可自行决定是否给宝宝使用抗生素治疗。

（二）抗菌药物的选择

儿童急性中耳炎可选择口服阿莫西林，青霉素过敏者禁用；也可选用具备在中耳-乳突感染部位组织浓度高、疗程短、作用时间长、依从性好等特点的阿奇霉素治疗，也适用于青霉素类药物过敏者。以上药物治疗无效，可选用第二或者第三代头孢菌素，如肌内注射头孢曲松和口服头孢地尼等。

（三）抗菌药物的疗程

1. 对于<2 岁和临床症状严重的患儿，口服抗菌药物标准疗程为 10 天。

2. 对于有轻度或中度临床症状的 2~6 岁的患儿，口服抗菌药物标准疗程为 7 天。

3. 对于有轻度或中度临床症状的>6 岁的患儿，口服抗菌药物疗程为 5~7 天。

（四）局部治疗

1. 1% 酚甘油滴耳剂　主要针对急性非化脓性中耳炎的早期耳痛症状。

2. 3% 双氧水清洗加局部采用非耳毒性抗菌药物滴耳剂　主要针对化脓性中耳炎的耳流脓。

3. 鼻腔局部用药　减充血剂（使用不能超过 7 天），以及抗组胺药或鼻用激素，可缓解咽鼓管咽口炎性黏膜的肿胀，降低中耳腔负压，减少渗出，缓解疼痛。

（五）手术治疗

1. 鼓膜切开引流术　主要针对急性化脓性中耳炎引起的并发症，如耳后脓肿、急性化脓性乳突炎等。

2. 鼓膜切开中耳置管术　是治疗复发性急性非化脓性中耳炎积液的有效手段，其指征为半年内发作 3 次，1 年内发作 4 次。

误区解读

误区一：儿童急性中耳炎主要是耳部局部问题，不会有严重后果

儿童急性中耳炎严重者可引起颅内外并发症，包括耳后和耳下脓肿，以及脑膜炎、硬膜外脓肿、硬膜下脓肿、脑脓肿等，甚至危及生命，切不可掉以轻心。

误区二：儿童急性中耳炎治疗应当以局部治疗为主，俗话说“是药三分毒”，口服抗菌药物症状好转后马上停掉，以减轻其毒副作用

儿童急性中耳炎抗菌药物治疗应足量，按照疗程规范应用抗菌药物，否则容易诱导耐药产生，导致病程迁延，不利于疾病康复。

小贴士

一、家庭护理

1. 合理喂养，保证营养，积极预防感冒。
2. 适当锻炼，增强体质，预防感冒。
3. 遇天气气温变化时，及时给宝宝增减衣服。

二、注意事项

1. 一旦宝宝有上呼吸道感染症状，特别是1~2岁的宝宝，须积极干预，尽可能避免急性中耳炎的发生。

2. 密切观察宝宝的精神状态、胃口、体温、哭闹等情况，一旦宝宝精神状态不好，胃口差，哭闹加剧，持续体温高，须及时带宝宝到医院就诊。

3. 在宝宝上呼吸道感染后，应密切观察宝宝是否有易烦躁、哭闹、发热等症状，观察耳部情况，一旦发现异常，应及时就医。

4. 宝宝一旦被明确诊断为急性中耳炎，须严格遵从医嘱，积极规范治疗。

（高来龙）

第二节

宝宝打鼾怎么办

小案例

爸爸妈妈：我家宝宝睡觉时经常打鼾，嘴巴张着，晚上有时容易醒，有时尿床，汗也比较多，请问这是怎么回事，我们应该怎么办？

全科医生：不少爸爸妈妈都碰到过类似问题，其实宝宝可能是得了儿童阻塞性睡眠呼吸暂停综合征。下面，我们就来具体介绍一下。

小课堂

一、什么是儿童阻塞性睡眠呼吸暂停综合征

儿童阻塞性睡眠呼吸暂停综合征是指，由于睡眠过程中频繁的部分或全部上气道阻塞，扰乱睡眠过程中的正常通气和睡眠结构而引起的一系列病理

生理变化。

二、为什么宝宝会得儿童阻塞性睡眠呼吸暂停综合征

儿童阻塞性睡眠呼吸暂停综合征主要是由于各种因素引起的解剖结构异常、神经肌肉调控异常，从而导致上气道梗阻、阻力增高和顺应性改变。其中，最常见的原因是宝宝腺样体肥大和扁桃体肥大导致上气道梗阻。其他原因，比如面部发育不良、小下颌、肥胖，以及各种伴有颅面畸形、神经肌肉调节障碍的先天性疾病或遗传代谢病等，均可引起儿童阻塞性睡眠呼吸暂停综合征。

三、儿童阻塞性睡眠呼吸暂停综合征有哪些典型表现

典型儿童阻塞性睡眠呼吸暂停综合征有以下表现。

（一）临床表现

1. 白天症状　白天以活动增多为主要表现，同时伴有语言缺陷、食欲减退和吞咽困难。经常出现非特异性的行为困难，比如不正常的害羞、发育延迟、反叛和攻击行为等。其他白天症状有：张口呼吸，晨起头痛，口干，易激惹；学龄儿童则表现为上课精力不集中、乏力、打瞌睡，学习成绩下降。

2. 夜间症状　夜间最显著的症状是打鼾。其他可有张口呼吸、出汗、睡眠不安、流涎、磨牙、梦游、继发性夜间遗尿、噩梦、夜晚恐惧等。

（二）体征

呼吸困难，鼻煽，肋间和锁骨上凹陷，吸气时胸腹矛盾运动等。

四、儿童阻塞性睡眠呼吸暂停综合征宝宝夜间有哪些表现

家长可能注意到，患儿夜间不愿盖被子、出现呼吸停止继而喘息，典型的睡眠姿势为俯卧位，头转向一侧，颈部过度伸展伴张口呼吸，膝屈曲至胸等。

知识拓展

一、儿童阻塞性睡眠呼吸暂停综合征可能需要做哪些检查

（一）夜间多导睡眠监测

多导睡眠图被认为是诊断睡眠呼吸障碍的“金标准”。目前，较为广泛应用的儿童阻塞性睡眠呼吸暂停综合征多导睡眠监测的诊断标准是呼吸暂停/

低通气指数大于 5，或阻塞性呼吸暂停指数大于 1。

（二）鼻咽部侧位 X 线片或 CT

鼻咽部侧位 X 线片或 CT 有助于气道阻塞部位的确定。

（三）鼻咽喉内镜检查

鼻咽喉内镜可动态观察上气道狭窄情况。

二、儿童阻塞性睡眠呼吸暂停综合征的治疗方法

早诊断、早治疗，解除上气道梗阻因素，预防和治疗并发症。

（一）外科治疗

1. 腺样体切除术和扁桃体切除术　是治疗儿童阻塞性睡眠呼吸暂停综合征的主要有效方法。对于术后仍有阻塞性睡眠呼吸暂停综合征残留的患儿，可选择孟鲁司特钠和鼻用激素治疗 12 周。

2. 其他外科治疗　包括颅面正颌手术等。

（二）持续气道正压通气治疗

持续气道正压通气是治疗儿童阻塞性睡眠呼吸暂停综合征的有效方法，可适用于各年龄阶段儿童。

（三）保守治疗

包括体位治疗、肥胖患儿减肥、吸氧、药物治疗、口腔正畸等。对于腺样体和 / 或扁桃体肥大引起的儿童阻塞性睡眠呼吸暂停综合征（轻-中度为主）的患儿，可选择孟鲁司特钠和 / 或鼻用激素治疗，疗程不少于 12 周。治疗后临床症状改善明显的患儿，可随访观察。对于药物治疗无效的患儿，宜选择手术治疗。如果是过敏性鼻炎、鼻窦炎导致上气道阻塞者，应系统、规范地对症治疗。

误区解读

误区一：宝宝睡觉打呼噜是睡得香，没什么问题，对宝宝没什么影响

宝宝睡觉打呼噜可能是儿童阻塞性睡眠呼吸暂停综合征的表现，建议带宝宝到专科医生处就诊，听取专业医生的建议，以免延误病情。

误区二：儿童阻塞性睡眠呼吸暂停综合征主要是由腺样体肥大和扁桃体肥大引起的，随着年龄增长，腺样体和扁桃体会逐步退化，不需要治疗

儿童阻塞性睡眠呼吸暂停综合征危害较大，可引起语言缺陷、食欲减退和

吞咽困难，并有非特异性的行为异常，如不正常的害羞、反叛和攻击行为。严重的患儿可发生认知缺陷、记忆力下降、学习困难。长期未经治疗的患儿可出现呼吸系统、心血管系统并发症，如高血压、心律失常等。腺样体肥大的处理应听取专科医生的建议，有些影响在 3~5 岁就已经形成了，千万不要错过最佳的干预时机。

小贴士

儿童阻塞性睡眠呼吸暂停综合征的居家指导

确诊为儿童阻塞性睡眠呼吸暂停综合征的超重和肥胖患儿，应有效控制体重和减肥，包括饮食控制和加强锻炼。另外，可选取侧卧位睡眠以缓解症状。

（高来龙）

第三节 儿童得了龋齿怎么办

小案例

爸爸妈妈：我家宝宝牙齿上长有不少褐色斑点，表面比较粗糙，喝冷水时会说牙齿不舒服，请问这是怎么回事？

全科医生：很多爸爸妈妈都可能碰到过类似的问题，想知道宝宝的牙齿是怎么回事，其实宝宝可能是得了龋齿。下面我们就来介绍一下龋齿，以及宝宝得了龋齿该怎么办。

小课堂

一、什么是龋齿

龋齿是牙齿硬组织逐渐被破坏的一种疾病。发病初始在牙冠，如不及时治疗，病变继续发展，会破坏牙冠表面，形成龋洞，称为龋齿，终至牙冠完全被破坏，仅残留牙根。

二、哪些宝宝容易得龋齿

龋齿是儿童常见的多发病，乳牙患龋高峰在 5 岁左右，恒牙患龋高峰在 15 岁左右。

三、儿童龋齿与哪些因素有关

龋齿是多因素疾病，主要与细菌、饮食、唾液、牙齿结构和时间有关，这些因素相互关联、共同作用，导致龋齿的发生。

四、龋齿有哪些类型

根据龋齿被破坏的程度，龋齿一般分为浅龋、中龋、深龋三类。

五、浅龋有哪些特点

龋蚀破坏只在釉质内，初期表现为釉质出现褐色或黑褐色斑点或斑块，表面粗糙，称为初龋；发生表面破坏，称为浅龋；邻面龋开始发生在牙齿接触面下方；窝沟龋多开始在沟内，早期不易看到；初龋或浅龋没有自觉症状。

六、中龋有哪些特点

龋蚀已达牙本质，形成牙本质浅层龋洞。患儿对冷水、冷气或甜、酸食物刺激会感到牙齿疼痛，但刺激去掉以后，症状立即消失。中龋若及时治疗，效果良好。

七、深龋有哪些特点

龋蚀已达牙本质深层，接近牙髓或已影响牙髓。患儿对冷、热、酸、甜刺激都有痛感，且刺激去除以后疼痛持续一定时间才会逐渐消失。多数需要做牙髓治疗，以保存牙齿。

知识拓展

龋齿的治疗方法

(一) 药物治疗

主要是氟化物。适用于龋损广泛的浅龋,或剥脱状的环状龋,不易制备洞型的乳牙。

(二) 修复治疗

修复治疗方法有充填修复和预成冠修复。充填修复,即将龋蚀组织去除干净,制备一定的洞形,清洗、消毒后,用充填材料填补,恢复牙齿缺损的外形,终止龋蚀继续发展。浅龋充填效果最好。金属预成冠修复多用于乳牙大面积缺损的修复,也可作为缺隙保持器的固位体。

误区解读

误区一:乳牙反正是要换掉的,得了龋齿不治疗也没关系

龋齿是细菌性疾病,它可以继发牙髓炎或根尖周炎,甚至引起牙槽骨和颌骨炎症,也会影响后续恒牙的生长。因此需要及时治疗,越早治疗效果越好。

误区二:宝宝的牙齿还没长好,要多吃细软食物,不要吃粗糙、硬质食物,不利于宝宝牙齿健康,容易发生龋齿

多吃粗糙、硬质和富含纤维的食物,对牙面有摩擦洁净的作用,可减少食物残屑堆积。硬质食物需要充分咀嚼,既能增强牙周组织,又能摩擦牙面,还可能使窝沟变浅,从而减少龋齿发生。

小贴士

如何预防儿童龋齿

(一) 局部使用氟化物

可选用含氟牙膏、含氟漱口水、含氟凝胶、含氟泡沫等产品预防龋齿。

(二) 减少或消除病原刺激物

减少或消除菌斑,改变口腔环境,创造清洁条件是防龋的重要环节。最实际有效的办法是刷牙和漱口,使儿童从小养成口腔卫生习惯,学会合理刷牙方

法。幼儿3岁就可以开始学习刷牙，尽可能做到早晚各刷牙一次，饭后及时漱口。要顺刷，上牙由上往下刷，下牙由下往上刷，里里外外都要刷到。不要横刷，容易损伤牙龈，牙缝里的残渣也刷不干净。

（三）减少或控制饮食中的糖

应教育宝宝养成少吃零食和糖果糕点的习惯，尤其是睡前不吃糖。从幼儿开始就多吃蔬菜、水果和富含钙、磷、维生素等的食物，适当吃些粗粮。

（四）窝沟封闭

窝沟封闭技术有助于预防龋齿，最好的时机是牙齿完全萌出、龋齿尚未发生的时候。

（五）定期进行口腔检查

建议学龄前儿童每3个月进行一次口腔检查，学龄儿童每6个月进行一次口腔检查。

（高来龙）

第四节 儿童窝沟封闭，做还是不做

小案例

妈妈：小朋友上小学六年级了，从小就特别爱吃糖，又不注意牙齿卫生，睡觉前不刷牙，早晨起来刷牙也只是随随便便刷几下，嘴巴里的“虫牙”可是不少。我以为换牙的时候自然有新牙把虫牙替换掉，结果去做口腔检查的时候，发现他的大牙坏掉了2颗，需要修补。记得孩子在读小学二年级的时候，学校通知了要做窝沟封闭，当时我没有在意，请问医生，是不是做了窝沟封闭就不会出现“虫牙”了？

全科医生：相信很多家长都很担心小朋友的“虫牙”问题，那么我们该怎么去预防呢？儿童窝沟封闭到底需不需要做呢？

小课堂

一、什么是“虫牙”

我们平时生活中常说的“虫牙”，有个专业的名称，叫作龋齿（dental caries）。龋齿是在以细菌为主的多种因素影响下，牙体硬组织发生慢性进行性破坏的一种疾病。换言之，就是牙齿在细菌长时间作用下，慢慢地被腐蚀分解，形成一个黑色或褐色的龋洞。

二、为什么会得龋齿

当下公认的龋齿病因是：敏感的宿主、口腔致龋菌群的作用以及适宜的底物，而这些底物又必须在口腔滞留足够的时间。简单来说，对龋齿较敏感的人们，高糖饮食，并且长时间未清理的情况下，口腔内的细菌就更容易破坏牙齿。

三、哪些人容易患龋齿

学龄前儿童易患龋齿，乳牙萌出后不久即可患龋齿，以后发病率逐渐升高，在 3 岁左右患龋率上升较快，至 5~8 岁乳牙患龋率达到巅峰。

处于年轻期的恒牙亦易患龋齿，如第一恒磨牙，6 岁左右开始萌出，又称六龄齿。由于替牙大约在 12 岁完成，之后的 3~5 年处于年轻恒牙期，易患龋齿，所以 12~17 岁是恒牙龋齿的易感时期，因此患龋率又开始上升，此时加强对年轻恒牙患龋的预防措施十分重要。

四、如何预防儿童龋齿

儿童乳磨牙和年轻恒磨牙窝沟，以其独特的解剖和生理特点，为细菌的生长定植、菌斑的集聚提供了一个微生态环境，从而导致牙面脱矿和龋的发生，其中又以窝沟龋占绝大多数。而窝沟封闭术是儿童窝沟龋最有效的预防方法之一。

五、什么是窝沟封闭

窝沟封闭，又称点隙窝沟封闭（pit and fissure sealant），是指不去除牙体组织，在颌面、颊面或舌面的点隙窝沟涂布一层黏结性树脂，保护釉质不受细菌及代谢产物侵蚀，达到预防龋齿的一种有效防龋方法。简单来说，就是将牙齿容易龋坏的点隙窝沟封闭住，来防止细菌入侵。

六、哪些情况该去做窝沟封闭了

深的窝沟，特别是可以插入或卡住探针的牙（包括可疑龋），对侧同名牙患龋或有患龋倾向的牙，可考虑进行窝沟封闭。牙萌出后达咬合平面，即适宜做窝沟封闭，一般是在牙萌出后 4 年之内。乳磨牙最适宜封闭的年龄在 3~4 岁，第一恒磨牙在 6~7 岁，第二恒磨牙在 11~13 岁。总之，封闭的最佳时机是牙齿完全萌出，龋尚未发生的时候。若家长无法判定，可带小朋友到口腔科就诊，让专业医生来判定是否需要进行窝沟封闭。

误区解读

误区一：做了窝沟封闭就可以一劳永逸了

错误。窝沟封闭是有效的防龋手段，但由于各种因素，封闭剂的效果随时间逐渐降低，甚至有脱落的情况。因此在窝沟封闭后，家长也应该随时注意小朋友牙齿状况。

误区二：所有龋坏都可以用窝沟封闭去预防

并不是所有的龋坏都可以用窝沟封闭去预防。窝沟封闭主要用于预防窝沟龋的发生，当然除乳磨牙外，窝沟封闭术主要适用于刚萌出的、具有深窝沟的恒磨牙和恒前磨牙。

小贴士

不要以为小朋友的新牙会换旧牙，就不把旧牙龋坏当回事儿了！首先，乳牙（即我们所说的“旧牙”）的龋坏可能影响小朋友们的咀嚼习惯，进而形成偏侧咀嚼，造成小朋友的面部发育不对称；其次，乳牙龋坏对恒牙的萌出也会有影响，由于儿童牙齿结构的特点，乳牙的龋坏发展很快，形成根尖周炎后，影响恒牙牙胚，造成恒牙的牙釉质发育不全；最后，破碎的牙根，可能会局部刺激舌、唇颊的黏膜，甚至刺破软组织形成慢性创伤性溃疡。

（林　策）

第五节 您知道小儿鹅口疮吗

小案例

豆豆5个月大，今天早上妈妈给他喂奶粉的时候，发现豆豆嘴巴里面有一大片像奶片一样的白色膜状物，用棉签擦了一下不易擦掉，而且这段时间豆豆经常莫名地烦躁、啼哭，赶紧到医院一看，被诊断为小儿鹅口疮。

小课堂

一、什么是鹅口疮

鹅口疮，又名雪口病，为白念珠菌感染所致口炎，主要表现为颊黏膜、腭部、舌头表面或者口咽部表面的白色斑片。鹅口疮是儿童口腔的一种常见疾病，多见于新生儿，营养不良、腹泻、长期使用广谱抗生素或糖皮质激素的患儿。经过正确治疗，该病能治愈，且预后良好。

婴幼儿如果出现口腔黏膜、舌头上有不易擦拭掉的膜状物，应及时就诊，由医生评估。就诊科室可以是综合性医院的口腔科或者口腔专科医院的黏膜科。

二、鹅口疮的病因

鹅口疮由白念珠菌感染所引起，通常发生在口腔不清洁、营养不良的婴儿中。白念珠菌是许多微生物中的一种，在健康儿童的口腔里也常见，但并不致病。

以下情况均可引发感染。

1. 母亲阴道有霉菌感染，婴儿出生时通过产道，接触母体分泌物而感染。
2. 奶瓶、奶嘴消毒不彻底，母乳喂养时母亲奶头不清洁。

3. 接触感染白念珠菌的食物、衣物和玩具，有些婴幼儿爱咬手指和玩具，这样易把细菌、霉菌带入口腔，引起感染。

4. 幼儿园集体生活可交叉感染。

5. 长期服用抗生素或者不适当应用激素治疗，造成体内菌群失调，霉菌乘虚而入。

三、鹅口疮的临床表现

鹅口疮主要表现为口腔黏膜出现乳白色、微高起无痛斑膜，周围无炎症反应，形似奶块，擦去斑膜后可见下方不出血红色创面。斑膜面积大小不等，可出现在舌、颊、腭和唇内黏膜上。白色斑块不易用棉签或者纱布擦去。感染轻微时，白斑不易发现，也没有明显痛感，或仅在进食时出现痛苦表情。严重时，宝宝会因为疼痛而烦躁不安、胃口不佳、啼哭，有时可伴有轻度发热。如果治疗不及时，感染范围可扩大到咽部、扁桃体和牙龈等，严重者可蔓延到食管和支气管。

四、鹅口疮的治疗

需要在医生的指导下行抗真菌药物治疗。

1. 制霉菌素　涂抹为主，不同年龄段儿童用法用量不同。通常情况下治疗两周内可起效，不过往往需要持续至症状消失后 2~3 天。

2. 氟康唑　口服氟康唑可以杀灭白念珠菌，治疗效果较制霉菌素更好。对于小婴儿，如果涂抹制霉菌素无效，可以选择口服氟康唑；大于 1 岁的儿童，中度以上的鹅口疮，首选口服氟康唑治疗；有免疫功能受损的婴儿，首选氟康唑治疗。

误区解读

误区：小儿鹅口疮症状消失后可以立即停药

不可以。如果症状消失后立即停药，容易导致复发，用药往往需要持续至症状消失后 2~3 天。

小贴士

宝宝鹅口疮护理小妙招

如果宝宝是母乳喂养，那么宝妈的饮食应该清淡，忌辛辣刺激和油腻食物。注意宝宝口腔清洁，鹅口疮是由于真菌感染所致，所以在宝宝生病期间，喂奶前要注意乳头清洁，同时对婴儿用的器具要进行消毒处理，避免造成交叉感染。同时，在喂奶结束后，可以喝几口温水，降低霉菌生长的概率。

（王炎炎）

第六节

舌系带短，需要“剪”吗

小案例

王小宝妈妈：我家宝宝刚出生时，我就发现她在哭的时候，与其他的孩子不一样：舌头伸不出来。本来也没觉得有什么，可当她开始说话时，我才发现，她的发音也不是很清楚。发音不准会不会跟舌头伸不出来有关？

全科医生：这种症状属于舌系带过短，影响孩子的发音。舌系带短，该不该剪？

小课堂

一、什么是舌系带过短

舌系带过短，又称结舌，是由限制性舌系带导致舌运动受限的疾病，是一种先天性发育异常，主要表现为舌体运动受限。正常情况下，儿童的舌头伸出时是呈“V”形的，而舌系带短，舌尖伸出时因被舌系带牵拉而出现凹陷，呈“W”形。

二、为什么会得舌系带过短

舌系带，通常指结缔组织条索或黏膜下结缔组织束。事实上，舌系带是一种动力性结构，是由附着于下颌骨内侧弧面的筋膜层于中线处折叠形成的跨口底隔膜样结构。该筋膜紧邻口腔黏膜下方，与舌腹表面正中的结缔组织相融合，包绕着舌下腺和下颌下腺管，下悬颏舌肌前部肌纤维，故舌部受力会影响舌系带的外形和构成。

三、哪些人易得舌系带过短

舌系带过短的患病率从<1% 到 10% 不等，具体取决于研究人群和界定标准。大多数研究发现，男孩中舌系带过短的发病率更高，男女比例为(1.5∶1)~(2.6∶1)。虽然大多数舌系带过短病例为散发性，但 T-box 基因家族转录因子 *TBX22* 的突变可能会导致遗传性(X 连锁)舌系带过短伴或不伴唇裂、腭裂或牙发育不全。

四、出现哪些表现，要警惕舌系带过短的发生

异常短的舌系带，附着于舌尖或舌尖附近；难以抬舌至上牙槽；伸舌无法超过下中切牙 1~2mm；舌左右运动障碍；舌前伸时呈“心形”或有凹陷；婴儿太年幼而不能自主伸舌，如果检查者的手指不能置于舌下与下颌牙槽之间，则认为舌系带异常受限。

五、潜在后果

(一) 哺乳问题

大部分舌系带过短婴儿接受母乳喂养无明显困难，少数可能引起授乳减少及生长迟滞。目前尚未发现舌系带过短对奶瓶喂养有影响。

(二) 发音问题

舌系带过短可能引起某些儿童出现发音问题，但并不会妨碍发声或延迟开始讲话的时间。舌系带延伸至舌尖且不能舔及上牙槽时最有可能具有临床意义。可能受到影响的语音包括齿擦音和舌音。言语能力发展迟缓不应归咎于舌系带过短，患儿有望能够以正常进度习得言语和语言能力。

(三) 机械运动问题和社交问题

舌系带过短限制舌运动引发的机械运动问题和社交问题包括：口腔卫生相关困难，可能导致牙周病；局部不适；下中切牙间隙(向外张开)。

知识拓展

治疗舌系带过短最常用的两种手术方式

(一) 系带切开术

松解或者“剪断”系带。该手术常用于哺乳困难的婴儿，通常无须局部麻

醉。简单的系带切开手术很少引起明显出血。婴儿可以在术后立即进食。舌系带切开术的并发症可能包括出血、气道梗阻、唾液腺结构损伤、口腔厌恶、瘢痕和复发。相对禁忌证包括但不限于颌后缩、小颌畸形、神经肌肉疾病、肌张力过低和凝血障碍。

(二) 系带成形术

通过整形,修复松解舌系带过短。此手术仅用于单纯切开系带未缓解的舌系带过短、后舌系带过短及修复病例。需要在全麻下进行,系带成形术的剥离会在口底形成椭圆的组织缺损。通常会在冠状面上采用可吸收缝线多针单纯缝合伤口,以完成双重 V-Y 推进成形术。手术后,只要能耐受,患者可恢复正常饮食。对于因发音问题接受系带成形术的较年长儿童,术后通常仍需接受言语治疗和特定舌锻炼。

误区解读

误区:发现舌系带过短,都需要手术

错误。对于哺乳困难的舌系带过短婴儿,可选择的疗法包括咨询儿科医生和/或外科手术切开。建议处理的首要步骤是咨询儿科医生。若咨询后仍有母乳喂养困难,建议行系带切开术。舌系带过短患儿难以发出齿擦音和舌音,应接受正式言语评估。应先尝试言语治疗,部分患儿可借此得到改善。

小贴士

舌系带过短手术的目的是提高舌的活动度,而不是改善舌的外形。即使进行了手术,舌尖可能仍然呈“心形”。手术适应证可能包括哺乳困难、发音问题、机械运动问题/社交问题。全面言语迟缓并不是手术松解舌系带过短的指征。对于存在母乳喂养问题且经保守治疗未见改善的婴儿,诊断为舌系带过短后应尽快手术。对于母乳喂养问题以外的指征,最佳手术时机尚有争议。

(刘娟娟)

第十一章

儿童医学常识

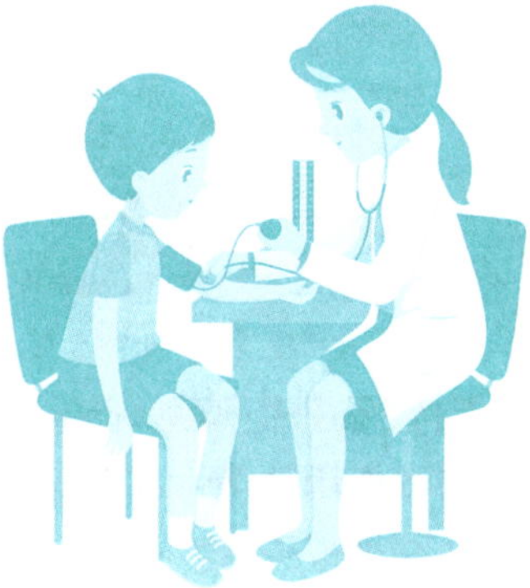

第一节 你真的了解益生菌吗

小案例

妈妈甲：医生，最近朋友圈都在推荐口服补充益生菌，说可以调理肠道，增强宝宝免疫力，是真的吗？我们家娃可以吃吗？需要吃吗？

全科医生：益生菌是一类微生态制剂，在很多疾病中都有一定疗效，但并不是神药。需要科普一下……

小课堂

一、什么是益生菌

益生菌是一类定植于人体肠道、生殖系统内，能产生确切健康功效，从而改善宿主微生态平衡、发挥有益作用的活性有益微生物的总称。

二、肠道益生菌的种类有哪些

目前，益生菌主要可以分为四大类。

1. 双歧杆菌类　主要包括长双歧杆菌、短双歧杆菌、卵形双歧杆菌、嗜热双歧杆菌等。

2. 乳杆菌类　主要包括嗜酸乳杆菌、干酪乳杆菌、詹氏乳杆菌、拉曼乳杆菌等。

3. 革兰氏阳性球菌　主要包括粪链球菌、乳球菌、中介链球菌等。

4. 其他类型益生菌　主要包括一些酵母菌，另外有些酶亦可归入益生菌的范畴。

三、肠道益生菌有哪些作用

益生菌对人体的作用是多方面的。

1. 维持肠道的正常功能，可以改善腹泻和便秘。

2. 改善消化不良，对乳糖不耐受等症状有一定缓解作用。

3. 益生菌可以产生一些重要的营养物质，比如维生素，包括泛酸、烟酸、维生素 B_1、维生素 B_2、维生素 B_6 及维生素 K 等，同时能产生短链脂肪酸、抗氧化剂、氨基酸等，对骨骼成长和心脏健康有重要作用。

4. 增强人体免疫力，缓解机体过敏反应。

5. 可抵抗细菌、病毒的感染，清除有害菌对身体的伤害。

6. 可以减轻抗生素对肠道的不良反应。

7. 对糖尿病有一定预防和治疗作用。

8. 可以有效防治肥胖。

9. 具有一定的降低血清胆固醇作用。

10. 还具有预防癌症和抑制肿瘤生长的作用。

四、什么是益生元

益生元是一种不易被机体消化，不被有害菌利用，可被有益菌利用增殖的物质，常用的益生元有低聚糖、乳果糖、低聚麦芽糖、水苏糖，以及一些天然的螺旋藻、节旋藻等。

五、什么是合生元

合生元是指益生菌和益生元并存并协同发挥作用的合剂，可选择性地增加益生菌的数量和活性。

六、益生菌与食物过敏

益生菌可以促进肠道消化酶的分泌，帮助人体消化吸收。以乳糖不耐受为例，乳糖不耐受是指人体缺乏代谢乳糖的酶，在摄入奶制品后，出现腹胀、腹痛等不良反应。全球有 75% 的成年人体内乳糖酶的活性有减弱的迹象，在一些亚洲国家这一比例超过 90%。有研究发现，乳杆菌等具有半乳糖苷酶活性，能够明显降低乳糖的浓度，产生乳酸，有利于人体消化吸收。

七、益生菌与过敏体质

正常人肠道中益生菌越多，罹患过敏性疾病的机会也就越小。另外，益生菌可以诱导 T 细胞产生大量的 IL-12，能够抑制 IgE 的产生，可有效地预防过敏发生。

八、益生菌可以治疗哮喘吗

哮喘是一种过敏性疾病，和机体免疫力有很大关系。益生菌具有缓解过敏反应、调节机体免疫力的作用，因此对于哮喘也有一定的辅助治疗作用。

九、益生菌与肠炎

益生菌可促进肠道消化酶分泌，改善机体肠道消化吸收功能，缓解肠炎症状；一部分益生菌还可以直接帮助某些食物的消化分解，减轻肠道负担或者食物不耐受症状，从而缓解相关的肠炎；另外，在肠炎发作时，机体肠道菌群平衡被打破，补充益生菌有利于恢复正常的肠道菌群平衡，恢复肠道正常的酸碱度，从而缓解腹泻症状，达到治疗肠炎的作用。

十、益生菌与机体免疫

益生菌可以直接作用于宿主的免疫系统，诱发肠道免疫，并刺激胸腺、脾脏等免疫器官，促进巨噬细胞活性，通过增强 B、T 淋巴细胞对抗原刺激的反应性，发挥特异性免疫活性，从而增强机体的免疫功能。

知识拓展

口服益生菌的种类有哪些

常见口服益生菌，见表 11-1-1。

表 11-1-1　常见口服益生菌

通用名	菌种	单剂量活菌量	储存条件
双歧杆菌三联活菌胶囊	长型双歧杆菌、嗜酸乳杆菌、粪肠球菌	1.0×10^7CFU	2~8℃ 避光保存
复方嗜酸乳杆菌片	嗜酸乳杆菌	5.0×10^6 个	避光，密封，在凉暗干燥处（避光并不超过 20℃）保存
布拉氏酵母菌散剂	布拉氏酵母菌	$\geqslant 7.5 \times 10^8$CFU	密封，于 25℃ 以下干燥处保存

续表

通用名	菌种	单剂量活菌量	储存条件
枯草杆菌二联活菌颗粒	屎肠球菌，枯草杆菌	屎肠球菌 1.35×10^8 个，枯草杆菌 1.5×10^7 个	密封，于 25℃以下干燥处保存
地衣芽孢杆菌活菌胶囊	地衣芽孢杆菌	地衣芽孢杆菌活菌数 $\geqslant 2.5 \times 10^8$ 个	于避光、干燥处保存
口服酪酸梭菌活菌散剂	酪酸梭菌活菌	$\geqslant 5 \times 10^6$CFU	室温（28℃以下）干燥处保存
枯草杆菌二联活菌肠溶胶囊	枯草杆菌，屎肠球菌	枯草杆菌 4.5×10^8 个，屎肠球菌 5.0×10^7 个	保存于常温（10~30℃）干燥处
复合乳酸菌胶囊	乳酸菌，乳酸杆菌，乳酸链球菌	乳酸菌 $\geqslant$ 2 万个，乳酸杆菌 $\geqslant$ 70 个，乳酸链球菌 $\geqslant$ 1.4 万个	避光并不超过 20℃
双歧杆菌乳杆菌三联活菌片	长型双歧杆菌，保加利亚乳杆菌，嗜热链球菌	长型双歧杆菌 $\geqslant 0.5 \times 10^7$CFU 保加利亚乳杆菌 $\geqslant 0.5 \times 10^6$CFU 嗜热链球菌 $\geqslant 0.5 \times 10^6$CFU	2~8℃避光干燥处保存
口服乳杆菌 LB 散	乳杆菌 LB	100 亿个	阴凉、干燥处保存

误区解读

误区：益生菌有益无害，是绝对安全的

错误。首先，鉴于肠道微生物的多样性、相互作用的复杂性，也不排除食品中的肠道益生菌在特定个体、特定条件下可能存在致病风险。相关研究发现，滥用益生菌补充剂可能会引起感染。

其次，有动物实验研究表明，在体外实验中万古霉素耐药基因可以在乳酸杆菌和肠球菌间相互转移，而在没有抗生素的小鼠肠道内也观察到耐药性的转移。也就是说，某些益生菌可能诱发一些致病菌产生耐药基因，从而在对人类某些疾病的治疗上可能带来麻烦。

最后，已有研究表明，部分益生菌会产生一些对机体有潜在危害的代谢产物，如氨基脱羧酶、硝基还原酶、胆盐-7-羟化酶等。

小贴士

口服益生菌需要注意什么

1. 首先益生菌具有一定的保存温度，温度太高或太低都会一定程度影响有效菌株数量，从而影响益生菌效果。

2. 益生菌不能用开水冲服，一般 40℃ 左右即可，太高的温度会杀死益生菌。

3. 抗生素对微生态制剂中的活菌有杀灭作用，两者一般不宜同时使用，如果需要用抗生素，应选用不受抗生素影响的微生态制剂；如果无合适的制剂可供选择，应尽可能将两类药物的服用时间间隔长些，一般间隔 2~3 小时。

4. 最后需要格外说明的是，如果没有消化不良、腹胀、腹泻或存在其他破坏肠道菌群平衡的因素，不提倡婴幼儿额外摄入过多的益生菌制剂。

（尹　永）

第二节 什么是“发物”

小案例

妈妈甲：全科医生，我们家娃又感冒了，有什么需要忌口的吗？

妈妈乙：全科医生，我们家娃起荨麻疹了，老人都说不要吃“发货”，都有哪些不能吃啊？

全科医生：发物禁忌是中医养生的一个内容，经过几千年的不断修正、充实，至今仍有一定的实际意义。

小课堂

一、什么是“发货”和“发物”

在日常生活中，我们会经常听到一些关于疾病饮食禁忌的话语，“发货”便是其中最关键的两个字，那么究竟什么是“发货”呢？

所谓的“发货”，也有称法为“发物”“腥发物”，是指富于营养或有刺激性，特别容易诱发某些疾病（尤其是旧病宿疾）或加重已发疾病的食物。所谓的“发”，即为“诱发、引发、助发”之意。故中医有说，“‘发物’指能引起旧疾复发，新病增重的食物”。

“发物”也有广义和狭义之分。

广义：在健康人正常摄入，或患病服药及病后调理的饮食过程中，因饮食不当而诱发某种病症产生、激发新病、妨碍治疗、加重病情或影响机体康复的一类食物。

狭义：能导致类似于现代医学所指变态反应性疾病的食入性食物。

“发物”禁忌在现今的日常饮食养生和多种疾病的饮食治疗中仍具有很重要的意义。

二、常见的“发物”有哪些

按照“发物”的性能分为以下六大类。

1. 发火发物　又称“动火发物”，是指食用后可使人体产生火热性现象的食物，多为一些温热、辛辣的食物。日常生活中，常见发火食物有生姜、韭菜、花椒、香葱、胡椒等调料；还有一些食用肉类也是，如牛肉、羊肉、狗肉等，这些属火气较重的食物，吃了容易引起“燥火”出现，即人们常说的“上火”。

2. 发风发物　又称“动风发物”，是指具有动风生痰、发毒助火助邪作用，食用后可使人生风、疾病扩散、加重皮肤病变的食物。多为一些腥膻类食物，生活中常见的有鹅、鸡蛋、虾、蟹、椿芽等。

3. 发痰湿之物　又称“助湿发物”，是指能够影响脾的运化，助湿化热的食物。此类常见的食物有白酒、猪肉、饴糖、糯米、烧烤、油炸食物等，这些食物进入人体胃肠道后，可造成胃肠道湿热，从而影响排便排毒，大便干燥、大便带血可因湿热蕴结所致，故中医有“甘能令人中满”“膏粱厚味，足生大丁”之说。

4. 发滞气之物　又称“动气发物”，是指食后不易消化，导致气机阻滞不畅，产生胃胀、腹胀的食物，此类发物常见的有豆类、薯类、油腻食品、荞面、莜面、芡实、莲子、芋头、红薯、羊肉等。

5. 动血发物　是指具有温热性质，易迫血外出、伤络动血的食物。此类发物常见的有胡椒、芥末、海椒、慈姑等。

6. 发冷积之物　又称“积冷发物”，是指具有寒凉的特性，容易损伤人体阳气，导致脾胃、心肺、肝肾等脏腑阴寒加重而导致泄泻、冷痛、咳嗽、胸痹等病症的食物。此类发物常见的有柿子、冰水、西瓜、梨等各种生冷之品。随着时代发展现在扩展到各类冷饮、冰冻食品。这类食物均容易损伤脾胃阳气，可造成脾胃虚寒。长期摄入过多，易造成脾胃消化功能下降，或者衍生出胃肠道疾病，出现胃部隐痛、胃寒等症状。

三、我们应该以什么态度审视“发物”

首先，所有的“发物”仍然是正常的食物，所谓“发物”的“发”只是因人而异。对健康人来说，所有的食物都不是“发物”；当机体处于某些特殊状态下或生病之后，食用后易引起疾病复发或加重的食物才是“发物”，相应忌食即可。

发火发物对于寒性体质（即阳虚体质）者来说，进食之后往往有驱寒益阳的作用，可帮助驱除体内的寒气。

发冷积之物对于实热体质的人群是比较好的降火良方，尤其在夏季，只是不宜多吃，以免过度伤阳。

发滞气之物很多都有一定固肾涩精、补脾止泄的作用。对于那些脾虚型腹泻或者肾虚早泄的人群能起到一定的食疗效果。

其次，所谓“发物”因病而异：发病的部位不同，需要忌食的发物也相应不同。

最后，所谓“发物”因治法而异：术后患者多气血亏虚，故不适宜食用烟酒、腥臊、生冷之物。服中药期间更需注意药食禁忌，如人参忌服萝卜、半夏忌服羊肉等。

误区解读

误区：只要是“发物”我们就不能吃

不正确。这些所谓的“发物”在日常生活中，依然属于正常的食物，只是在一些特定人体的某个特定的时间段，或者是在一些疾病的影响下，或者是服用某一些药物后，才使这些食物变成可能会影响疾病病程甚至致病的“发物”。其他时间仍可以放心食用，除非你对其中某一种或几种存在过敏，需要饮食回避。

（尹　永）

第三节 如何规范管理儿童零食

小案例

爸爸妈妈：医生，我家宝宝3岁了，特别挑食，主食不吃，只爱吃各种零食，三周岁体检身高已经低于平均值了，怎么办？

全科医生：摄食是宝宝获取营养物质的手段。合理饮食是保证儿童正常生长发育的关键。零食作为正常饮食的补充，正确管理可以辅助宝宝的正常发育。下面我们来谈谈如何正确管理儿童零食。

小课堂

一、什么是零食

零食，又叫作“零嘴”“小零嘴”，通常是指一日三餐和夜宵之外的时间里所食用的食品。一般情况下，人的生活中除了一日三餐被称为正餐食物外，其余的一律被称为零食。

二、零食有哪些分类

零食按照加工程度可分为三类：原产品零食、初加工零食和深加工零食。

三、零食的营养成分和特点有哪些

零食因原素材种类和加工方式不同而含有不同的营养成分，但是和同种素材的主食的营养成分相比并无明显差异。大多数限制级零食的特点都是“三高”，即高油脂、高盐分、高糖量，也就是我们平素所说的“垃圾食品”。

四、零食与主食的关系

零食和主食本质上没有什么不同,区别只是在进食的时间上。零食可以是主食,主食也可以是零食。

五、零食应该如何选择

(一) 进食时间

选择在两餐之间吃,不要接近正餐时间吃,以不影响正餐食欲为宜;看电视时不宜吃零食;临睡前不宜吃零食。

(二) 进食量

零食的量不宜太多,以不影响正餐食欲和食量为宜。

(三) 种类

原则是选择清洁、卫生的食品。建议选取低脂、低盐、低糖类零食,适当选择中等量的脂肪、盐、糖类零食,避免选择高糖、高盐、高脂肪类零食,同时要注意不要选择过期、变质食品。

知识拓展

一、什么是营养素

营养素是为维持机体繁殖、生长发育和生存等一切生命活动和过程,需要从外界环境中摄取的物质。包括碳水化合物(糖类)、脂肪、蛋白质、维生素、水、无机盐和膳食纤维,合称为“七大营养素”。其中,碳水化合物(糖类)、脂肪、蛋白质经体内氧化后均可以释放能量,又称为产能营养素。

二、什么是人体必需氨基酸,都有哪些

人体必需氨基酸指人体自身不能合成或合成速度远不能适应机体需要,必须由食物蛋白质供给的氨基酸。

对成人而言,必需氨基酸有 8 种:赖氨酸(lysine,Lys)、色氨酸(tryptophan,Trp)、苯丙氨酸(phenylalanine,Phe)、甲硫氨酸(methionine,Met)、苏氨酸(threonine,Thr)、异亮氨酸(isoleucine,Ile)、亮氨酸(leucine,Leu)、缬氨酸(valine,Val)。由于婴幼儿体内合成的组氨酸(histidine,His)不能满足自身的基本需要,所以对于婴幼儿(4 岁以下)的必需氨基酸还包括组氨酸。另外,精氨酸(arginine,Arg)、胱氨酸(cystine,Cys)、酪氨酸(tyrosine,Tyr)、牛磺酸(taurine,Tau)

为早产儿所必需。

三、人体必需微量元素有哪些

人体必需微量元素主要有：铁（Fe）、碘（I）、锌（Zn）、硒（Se）、铜（Cu）、钼（Mo）、铬（Cr）、钴（Co）、锰（Mn）和氟（Fu）。另外，硅（Si）、镍（Ni）、硼（B）、钒（V）为可能必需微量元素。

四、日常生活中如何分级处理零食

零食可分为3个推荐级别："可经常食用""适当食用""限制食用"，具体见表11-3-1、表11-3-2、表11-3-3。

表11-3-1　可经常食用的零食：低脂、低盐、低糖类

零食类别	零食特点	举例
糖果类	—	—
肉类、蛋类、海产品	低油、低盐、低糖	水煮蛋、水煮虾等
谷类	低油、低盐、低糖	无糖或低糖燕麦片、无糖或低糖全麦面包、全麦饼干、煮玉米等
豆及豆制品	低油、低盐、低糖	豆浆、烤黄豆、烤黑豆等
蔬菜水果类	新鲜蔬菜、新鲜水果	黄瓜、西红柿、香蕉、苹果、梨、桃、柑橘、西瓜、葡萄等
奶及奶制品	纯牛奶及酸奶	纯鲜牛奶、纯酸奶等
坚果类	低油、低盐、低糖	花生米、核桃仁、松子、榛子等
薯类	低油、低盐、低糖	蒸、煮的红薯、土豆等
饮料类	不添加糖的水果汁、蔬菜汁	不加糖的鲜榨橙汁、西瓜汁、芹菜汁、胡萝卜汁等
冷饮类	—	—

表11-3-2　适当食用的零食：中等量的脂肪、盐、糖类

零食类别	零食特点	举例
糖果类	巧克力	黑巧克力、牛奶纯巧克力等
肉类、蛋类、海产品	添加中等量油、盐、糖	牛肉片、松花蛋、火腿肠、肉脯或肉干、海苔片等
谷类	添加中等量油、盐、糖	蛋糕、饼干等
豆及豆制品	添加油、盐、糖	豆腐卷、卤豆干等

续表

零食类别	零食特点	举例
蔬菜水果类	拌糖的新鲜水果	拌糖的新鲜水果
低盐、低糖水果蔬菜干	拌糖水果沙拉、苹果干、葡萄干、香蕉干等	拌糖水果沙拉、苹果干、葡萄干、香蕉干等
奶及奶制品	以奶为主、低糖	奶酪、奶片等
坚果类	非低油、低盐、低糖	鱼皮豆、花生蘸、盐焗腰果、瓜子等
薯类	添加中等量油、盐、糖	甘薯球、地瓜干等
饮料类	含糖少且含奶、果汁、蔬菜汁等	果汁含量超过 30% 的果(蔬)饮料、杏仁露、乳酸饮料等
冷饮类	含糖少、以鲜奶和水果为主	鲜奶冰激凌、水果冰激凌等

表 11-3-3 限制食用的零食:高糖、高盐、高脂肪类

零食类别	零食特点	举例
糖果类	糖果	奶糖、奶豆、软糖、水果糖、果冻等
肉类、蛋类、海产品	油、盐、糖含量较高	炸鸡块、炸鸡翅、卤蛋等
谷类	油、盐、糖含量较高	油炸膨化食品、油炸方便面、奶油夹心饼干、奶油蛋糕等
豆及豆制品	—	—
蔬菜水果类	水果罐头、水果蔬菜蜜饯	罐头、蜜枣脯、胡萝卜脯、苹果脯等
奶及奶制品	奶加高糖	全脂炼乳等
坚果类	—	—
薯类	油、盐、糖含量较高	炸薯片、炸薯条等
饮料类	含糖高	高糖分汽水、可乐等,果汁含量 <30% 的果味饮料等
冷饮类	含糖高及含人造奶油等较高	雪糕、冰激凌等

误区解读

误区:零食是不健康的,儿童不能吃

这种说法不完全正确。零食也有健康的种类,同时零食可作为主食的补充,正确合理地选择零食对儿童正常的生长发育也是有意义的。

小贴士

一、巧记必需氨基酸

口诀:“甲来借一本亮色书”。

释义:甲(甲硫氨酸)、来(赖氨酸)、借(缬氨酸)、一(异亮氨酸)、本(苯丙氨酸)、亮(亮氨酸)、色(色氨酸)、书(苏氨酸)。

二、婴幼儿辅食添加原则

辅食添加应遵循循序渐进原则,即辅食数量上由少到多,浓度上由稀到稠,种类上由一种到多种、由常见食物到少见食物、由本地食物到外地食物,颗粒大小上由细到粗、质地上由软到硬。

(尹　永)

第四节 对于各种饮料,宝宝怎么喝

小案例

爸爸妈妈:医生你好,我家宝宝4周岁了,不喜欢喝水,就喜欢喝一些乱七八糟的饮料,有人说小孩子喝饮料影响身体健康和发育,有人说喝饮料可以补充营养物质,哪种说法正确啊?

全科医生:随着社会经济的发展,各种饮料产品越来越多,这些饮料无论是对于大人,还是儿童都有很大诱惑力,如何取舍选择需要一个科学的标准,下面我们就来科普一下宝宝们“喝”的知识。

小课堂

从宏观上说,水是生命之源,是人类文明和社会发生和发展的基础。水之于人体健康也是至关重要的物质。水贯穿着我们整个生命过程,是人体中含量最多的物质。出生后的婴儿体内的水占 80%~90%,出生后随着成长发育,体内水分不断减少,在成年后人体内水分约占 70%,老年人体内水分约占 60%。补水无论是对于宝宝,还是成人都是一件大事。那么通过饮料补水可取吗?下面我们来谈谈。

一、什么是饮料

广义上的饮料,指一切可饮用的液体。国际上一般将饮料定义为:除水之外,经加工制成的,适于供人体饮用的所有液体,尤指用来解渴、提供营养或提神的液体。饮料以水为基本原料,可根据不同的配方和制造工艺生产出来,除直接提供水分外,由于在不同品种的饮料中含有不等量的糖、酸、乳、钠、脂肪、能量以及各种氨基酸、维生素、无机盐等营养成分,因此有一定的营养。

二、饮料有哪些种类

(一)按饮料是否含乙醇(食用酒精)分类

1. 酒精饮料　含有酒精的饮料,或者说酒精含量在 0.5%(体积百分比)以上的饮料,包括各种酿造酒、蒸馏酒、配制酒等。

2. 非酒精饮料　分为两种。其一,指不含有酒精的饮料,又称为软饮料(soft drink),如:茶、咖啡、各种果蔬饮料、碳酸饮料、矿泉水等都属于无酒精饮料。其二,指一些酒精含量在 0.5%(体积百分比)以下的饮料,由于所含的酒精只起到调味调香的作用,所以这类饮料也属于无酒精饮料,如一些无醇啤酒等。

(二)按饮料的物理形态分类

1. 液态饮料　被加工成液体状态,可以直接饮用或稀释后饮用的饮料,如汽水、果汁、啤酒等。

2. 固态饮料　被加工成固体状态,一般为粉末状态,需要加水溶解或浸泡后才能饮用的饮料,如奶粉、果汁粉、咖啡粉等。

(三)按是否含二氧化碳分类

1. 碳酸饮料　饮料中含有二氧化碳气体的称为碳酸饮料。常见的有可乐、雪碧、啤酒等。

2. 非碳酸饮料 未加入二氧化碳气体的饮料。常见的有各种果汁、奶茶等。

知识拓展

儿童应该如何选择饮料

（一）哺乳期儿童

无论是正常母乳喂养儿童，还是混合喂养儿童或者全配方奶喂养儿童：6 月龄以内儿童，不建议额外喂水；6 月龄 ~1 周岁儿童每日饮水总量在 900ml 左右，建议在 500~700ml 奶量基础上再补充 200~400ml 水，推荐选择白开水、液态奶，而酸奶、鲜榨果汁也可以作为一定量的补充，但是仅仅是作为少量的补充。

（二）非哺乳期儿童

1. 1~3 岁儿童 每日需水量约 1 300ml，其中奶量约 500ml，饮食约 500ml，所以需要额外补充约 300ml。

2. 4~6 岁儿童 每日需水量约 1 600ml，其中饮食约 800ml，所以需要额外补充约 800ml。

3. 7~10 岁儿童 每日除正常三餐饮食外需要额外补充约 800ml。

对于每日补充水分，首先推荐白开水，其次为液态奶，鼓励儿童养成喝奶习惯，不喝或者少喝含糖饮料，更不建议使用含糖饮料替代水。建议 2~3 岁儿童不摄入添加糖，4~5 岁儿童每日添加糖摄入量控制在 50g 以内。

对于果汁，虽然其含有大量水分及一定量维生素等营养素，但是不建议多饮。美国儿科学会建议：1~6 岁儿童每日饮用果汁≤120~180ml，7~18 岁儿童每日≤240~320ml，包括自榨果汁。对于各个年龄段儿童禁止饮用各种含酒精饮料。

误区解读

误区一：饮料口感好，宝宝可以随便喝

这种说法是不对的。首先，6 月龄以内的宝宝除正常喂养外不需要额外补充水分；其次，6 月龄以上儿童按需额外补充水分，首选白开水，其次为液体奶；最后，各种饮料口感虽好，但是大多属于高糖食品或含有各种添加剂成分，这些成分对儿童正常的生长发育并无益处，反而有害，因此不推荐儿童凭口感而随意饮用各种饮料。

误区二：饮料都有添加剂，对宝宝身体不好，一概不能喝

这种说法也是不准确的。我们可以选择适合儿童的一些饮料，比如液体奶、部分酸奶、鲜榨果汁等，但是需要控制摄入量。

小贴士

儿童口腔卫生是爸爸妈妈很关心的问题，应该注意什么

首先，要引导儿童养成良好的卫生习惯：不吃手、不啃咬玩具等其他物品。其次，每次进食后要漱口，对于不会漱口的儿童可以少量喂水，尤其是喝睡前奶后。最后，避免高糖饮料或者含糖饮料及碳酸饮料等摄入。

（尹　永）

第五节 放射性检查真的那么可怕吗

小案例

妈妈甲：全科医生，我家宝宝咳嗽发热好几天了，到了大医院验血，还要拍片，可不可以不拍片啊，有辐射的啊……

妈妈乙：全科医生，我家宝宝鼻窦炎又发作了，来儿童医院后，医生要我们查一个鼻窦 CT，都说 CT 辐射蛮大的，可不可以不做啊……

全科医生：放射性检查其实没有我们想象中那么可怕，具体原因且听我慢慢道来。

小课堂

一、什么是放射性检查

放射性检查是影像学检查的一种，指利用 X 射线进行检查的方法。

二、常见的放射性检查有哪些种类

常见的放射性检查有：X 线片（包括各种透视、消化道钡餐、乳腺钼靶等），计算机体层成像（computed tomography，CT）、发射型计算机断层成像（emission computed tomography，ECT）、单光子发射型计算机断层成像（single photon emission computed tomography，SPECT）、正电子发射型计算机断层成像（positron emission computed tomography，PET/CT）等。

三、什么是辐射

辐射（radiation）指的是由发射源（电磁波等）发出的电磁能量中一部分脱离场源向远处传播，而后不再返回场源的现象，能量以电磁波或粒子（如 α 粒子、β 粒子等）的形式向外扩散。

四、辐射有哪些种类

辐射按照其能量的高低及电离物质的能力可分类为：电离辐射和非电离辐射两种。电离辐射是指拥有足够高能量，可以把原子电离的辐射。电离作用可以引致癌症。而非电离辐射的能量较电离辐射弱。它不会电离物质，但是会改变分子或原子的旋转、振动或价层电子轨态。

五、常见的电离辐射有哪些

常见的电离辐射有三类。医疗放射性检查：包括 X 线检查、CT、ECT、SPECT、PET/CT 等；核辐射：核电站核泄漏、原子弹爆炸；自然放射源：自然界某些含有放射元素的物质，比如一些矿石、土壤等，市面涉及最多的为大理石，所以有装修等需要的，建议通过正规渠道购买符合国家检测要求的大理石板材等产品。

六、常见的非电离辐射有哪些

日常生活中接触到的手机、电视、电脑、微波炉、路由器、卫星接收设备等物品所产生的电磁辐射，均为非电离辐射。

七、常见医疗放射性检查的辐射剂量

常见医疗放射性检查的辐射剂量见表 11-5-1。

表 11-5-1 常见医疗放射性检查的辐射剂量

常见医疗放射性检查	辐射剂量 /mSv	相当于暴露在自然环境下
四肢 X 线片	0.001	0.1 天
牙片	0.01	1 天
胸片	0.02	2 天
钼靶	0.4	7 周
腰椎 X 线片	1	4 个月
头颅 CT	2	8 个月
骨扫描	5	1.6 年
胸部 CT	7	2 年
胃肠道钡餐造影	6	2 年
腹部、盆腔 CT	8	2.5 年

知识拓展

一、多大辐射量是安全的

目前已知我们一年接收到的辐射量约为 3~4mSv（毫西弗），而国际上公认的成人安全剂量限值为 20mSv/ 年。我国影像学专业规定，一名在医院放射科工作的医务人员，每年接收的辐射剂量不能超过 50mSv，另外已经确证增加肿瘤风险的年辐射剂量为 100mSv。所以在这个范围内是相对安全的。

二、致癌物有哪些分类

2019 年，国际癌症研究所（International Agency for Researchon Cancer，IARC）将致癌物分为三类四组（1 类、2A 类、2B 类和 3 类），具体如下。

1. 1 类致癌物　对人具有致癌性，有足够的证据证明此类致癌物对人类具有致癌性，同时在实验动物中显示出重要的致癌物特征和足够的致癌性证据。截至 2020 年 3 月 IARC 公示共 120 种，医院放射性检查中的 X 线属于此类。

2. 2A 类致癌物　对人很可能致癌，此类致癌物对人致癌性证据有限，但对实验动物致癌性证据充分。截至 2020 年 3 月 IARC 公示共 83 种。

3. 2B 类致癌物 对人可能致癌，此类致癌物对人致癌性证据有限，对实验动物致癌性证据并不充分；或对人类致癌性证据不足，对实验动物致癌性证据充分。截至 2020 年 3 月 IARC 公示共 314 种，我们熟知的手机相关的“射频电磁波”归属此类。

4. 3 类致癌物 对人的致癌性尚无法分类，不属于以上任何类别的因素通常被放在这个类别中。当在动物实验和人类中致癌性证据均不足时，通常放在此类别；当有强有力的证据表明在实验动物中有致癌性机制但不能在人类身上起作用，在人类身上的证据还不够时，也可放在此类别中。截至 2020 年 3 月 IARC 公示共 500 种。

备注：2019 年，IARC 将致癌物分类做了更改，将原来的四类五组（1 类、2A 类、2B 类、3 类和 4 类）合并为三类四组（1 类、2A 类、2B 类和 3 类），将原来的第 3 类（不可分类的致癌物）和第 4 类（对人很可能不致癌的致癌物）合并。

误区解读

误区一：CT 辐射比 X 线片强，所以只做 X 线片就可以了，CT 不需要做

这种说法是不完全正确的。X 线片和 CT 检查都属于放射性检查，前者辐射性更小，但两者在医疗活动中都具备相当重要的意义，可以极大地辅助医疗诊断、指导治疗，不能完全相互替代。医生会结合患者病情需要开具不同的检查，当然检查的辐射强度也在医生决策因素之中，但不是主要和唯一的判定因素。

误区二：CT 检查比拍 X 线片更清楚，所以查 CT 更好，可以完全替代 X 线片检查

这种说法是不正确的。从结果上来说 X 线片是二维显像，CT 检查是三维显像。从过程来说，X 线片检查优点有费用低、辐射量小、更加直观，而且可以发现患者在改变体位时才感觉到不适的疾病，比如动力位片检查；CT 检查费用高、辐射量更大。所以两者不能相互替代，即 CT 检查不能完全替代 X 线片检查。

误区三：磁共振、B 超也属于影像学检查，所以也有辐射

这种说法是不正确的。磁共振是一种利用核磁共振原理的医学影像新技术，这种检查方法是不存在辐射的；B 超是一种利用超声的物理特性和人体器官组织声学性质上的差异，以波形、曲线或图像的形式显示和记录，借以进行疾病诊断的医学影像检查方法。这种检查是不存在辐射的。

误区四：放射科等候区域也有辐射

这种说法不正确。放射科的门和墙是用具有防护作用的材料建制的，墙是加厚且涂抹复合防护材料，门窗使用铅板内嵌和铅玻璃制作，能有效屏蔽和消减辐射，过道走廊及候诊区不能测出射线。同时投入使用前，政府相关机构会对各项指标进行检测，达标后才能验收使用，所以无须担心。

误区五：孕妇在日常生活工作中穿防辐射服有隔离辐射作用

这种说法是不正确的。首先，孕妇在整个妊娠期间是需要避免接触电离辐射的；其次，目前市场上的防辐射服的具体防护作用效果是值得商榷的，而且国内外均无相关实验数据及专家指南或者共识支持日常生活工作中穿孕妇防辐射服隔离辐射；最后，市场上所谓的防辐射服隔离的辐射量对正常孕期的保护作用是没有意义的。所以真正有意义的是在整个孕期，甚至备孕期间避免接触电离辐射，而不是在所谓的孕妇防辐射服“保护”下去接触电离辐射。

误区六：手机辐射属于非电离辐射，是安全的，可以无限制使用

这种说法是不正确的。早在 2011 年 IARC 就将包括手机辐射在内的“射频电磁波”定义为 2B 类致癌物。

小贴士

拍 X 线片及 CT 检查注意事项有哪些

1. 检查者需除去检查部位体表的金属及高密度物品（如首饰、挂件，含金属的衣物如文胸、手机及钥匙等），以免对图像造成干扰。

2. 为了保证检查的质量，对于不能配合的患者（如婴幼儿等）需给予适当镇静或麻醉处理后才能进行检查。

3. 受检者需听从医生的指导，摆好体位并保持不动直至检查完毕；胸腹部检查时需要按照提示要求吸气、屏气。

4. 常规的 CT 检查一般不需要做任何准备，但特定部位检查需要做一些准备，在检查前请与医生确认。

5. 造影检查，包括消化道造影、泌尿系统造影，需要空腹：在检查前 12 小时禁食，检查前 6 小时禁水，检查结束后方可饮食饮水。注意：怀疑消化道穿孔者不能进行消化道造影检查。

6. 增强 CT 扫描：应有家属陪同，检查后需留观 30 分钟，如无不良反应再离开；且检查后需多喝水，以促进体内造影剂的排泄。

7. 对于非检查部位，尤其生殖器、甲状腺等部位，注意严格用铅衣防护。

8. 已孕、备孕、哺乳期的患者在检查前需要告知医生。

（尹　永）

第六节

疫苗接种知多少

小案例

妈妈：全科医生，疫苗有些是免费的，有些是自费的，我们该怎么选择啊？

全科医生：预防接种是我国一项重要的基本卫生政策，对维护儿童健康、构建健康中国有着极其重要的作用。下面我们就来科普一下疫苗接种的相关知识。

小课堂

一、什么是疫苗

疫苗是指一类为了预防或者控制传染病的发生和/或流行，将细菌、病毒、立克次氏体等病原微生物和/或其代谢产物，经过人工减毒、灭活或利用转基因等方法制成的，用于预防接种的疫苗类预防性生物制品，系一种自动免疫制剂。

二、疫苗分为哪些种类

1. 按卫生政策　可分为第一类疫苗和第二类疫苗。

2. 按活性类型　可分为灭活疫苗和减毒活疫苗。

三、什么是第一类疫苗和第二类疫苗

1. 第一类疫苗　是指纳入国家免疫规划范畴，由政府免费向公民提供，公

民应当依照政府的规定受种的疫苗,又称为国家免疫规划疫苗。

2. 第二类疫苗　是指国家免疫规划之外的,由公民自费并且自愿选择受种的其他疫苗,又称为非免疫规划疫苗。

四、什么是灭活疫苗和减毒活疫苗

1. 灭活疫苗　指经过科学处理将细菌、病毒等病原微生物完全灭活,使其完全丧失致病力,但保留抗原特性的疫苗制品,属于一种非复制性抗原。

2. 减毒活疫苗　指经过科学合理的减毒处理,使细菌、病毒等病原微生物自身的毒力降低,但是较完整保留其抗原特性的疫苗制品。

知识拓展

一、第一类疫苗和第二类疫苗的比较

第一类疫苗和第二类疫苗的比较见表 11-6-1。

表 11-6-1　第一类疫苗和第二类疫苗的比较

项目	第一类疫苗	第二类疫苗
定义	国家免疫规划内的疫苗	国家免疫规划外的疫苗
费用	政府承担、个人免费	个人自费
接种程序	按免疫规划顺序及要求强制接种	自愿选择接种
包含种类	1. 国家免疫规划内的疫苗 2. 地方政府增加的疫苗 3. 临时应急接种的疫苗 4. 群体性预防的疫苗	第一类疫苗外所有疫苗
作用	预防相对危害更大的传染病	1. 补充扩大第一类疫苗目录 2. 有限地替代第一类疫苗 (1) 灭活疫苗替代减活疫苗 (2) 联合疫苗替代单一疫苗 (3) 新的制苗工艺更新替代传统的制苗工艺
变更特点	1. 全球完全消灭的传染病会取消相关疫苗的接种,比如天花疫苗(SV) 2. 随着经济发展,卫生政策的调整,陆续有第二类疫苗加入,比如脊髓灰质炎灭活疫苗(IPV)	随着经济发展及卫生政策的调整,部分疫苗逐步转为第一类疫苗

续表

项目	第一类疫苗	第二类疫苗
作用意义	在疾病预防方面同样至关重要 1. 减少传染病对人类的危害 2. 提高人类生活质量 3. 延长人类寿命 4. 减少医疗费用开支	

二、灭活疫苗与减毒活疫苗的比较

灭活疫苗与减毒活疫苗的比较见表 11-6-2。

表 11-6-2 灭活疫苗与减毒活疫苗的比较

项目	灭活疫苗	减毒活疫苗
常见分类	1. 全病毒疫苗 2. 组份疫苗 (1) 毒素蛋白 (2) 多糖抗原 (3) 多糖抗原结合蛋白	1. 口服减毒活疫苗 2. 注射用减毒活疫苗
疫苗稳定性	性质稳定，易于保存运输	性质不够稳定，易受温度、光照等外界因素影响，运输保存全程皆需要经过冷链系统
疫苗活性	完全灭活所有细菌、病毒等病原微生物	细菌、病毒等病原微生物还保留着一定的活性
纯度	纯度高，可杀灭一切可能造成污染的生物因子	不能完全除外可能造成污染的生物因子
循环抗体影响	不受影响	受影响
安全性	安全性好	有毒力返祖的潜在风险
免疫效果	无局部免疫，不产生局部抗体，免疫效果维持时间短	可形成局部和全身免疫，免疫效果牢固
免疫时效	由于灭活过程可能损坏抗原决定簇结构，单次接种免疫效果弱	类似自然感染过程，一次接种即可以产生持久性的免疫
是否需要加强	需要	一般不需要
接种方式	接种方式单一，只有注射接种方式，多为肌内注射	接种方式多样，可皮内、皮下或肌内注射，也可口服或喷雾
适用人群	除对成分过敏者外均可安全接种	未进行有效治疗的免疫缺陷病、正在进行免疫抑制剂治疗等人群禁用或慎用

三、关于流感疫苗

流感疫苗是一类预防流行性感冒的疫苗,有流感灭活疫苗和流感减毒活疫苗两种。按照所含组分可分为三价和四价。目前国内批准的有三价灭活流感疫苗、三价流感减毒活疫苗和四价流感灭活疫苗三种。

1. 适应人群　为≥6月龄所有愿意接种疫苗且无接种禁忌的人。推荐对象为:医务人员,大型活动参加人员和保障人员,养老机构、长期护理机构、福利院等人群聚集场所脆弱人群及员工,重点场所人群,其他流感高风险人群,包括60岁及以上的居家老年人、6月龄~5岁儿童、特定慢性病患者、6月龄以下婴儿的家庭成员和看护人员,以及孕妇或准备在流感季节妊娠的女性。

2. 禁忌证　对疫苗成分过敏者。

3. 接种时间　每年9月中下旬到10月底前完成接种;对于10月底前未能接种或者未能全程接种的人群,整个流行季节仍可进行接种。

4. 保护时限　流感疫苗提供的有效保护效力只有一年,需每年接种。

四、关于流感嗜血杆菌b结合疫苗

流感嗜血杆菌b结合疫苗(Hib)用于预防b型流感嗜血杆菌感染所引起的疾病。受种对象为2月龄~5周岁儿童。

(1) 美国疾病控制与预防中心建议:美国所有5岁内的儿童都接种Hib,推荐在2月龄和4月龄各接种1剂。

(2) 世界卫生组织建议:所有婴儿免疫规划纳入Hib。推荐方案:从6周龄开始接种,或6周龄后尽早接种。

五、关于五联疫苗

五联疫苗,即脊髓灰质炎灭活疫苗+百白破+流感嗜血杆菌b结合疫苗,可以预防脊髓灰质炎、百日咳、白喉、破伤风、b型流感嗜血杆菌引起的侵入性感染。受种对象为2月龄以上儿童,属于联合疫苗,全程免疫仅4针次,比起单苗接种的12针次大大减少了接种次数以及因接种导致的不良反应发生次数。基础免疫需在6月龄内完成,加强免疫不迟于24月龄;未能在最迟时限内完成基础免疫的,可以酌情选择其他疫苗替代,如百白破混合疫苗、Hib、IPV等。

六、关于乙肝疫苗

重组乙型肝炎疫苗(HepB)是用于预防乙型肝炎的疫苗。

1. 母婴阻断　新生儿母亲若系乙型肝炎病毒感染者，则需要进行母婴阻断。即在新生儿出生后 12 小时内分别接种 HepB 联合乙肝免疫球蛋白 100IU 各 1 次，然后按 1—2—7 月龄完成三剂次 HepB 接种。

2. 补种建议

(1) 对于错过正常接种程序的儿童，尽早进行足剂量次补种，但二三剂次间隔至少 2 个月。

(2) 对于已全程接种但无应答或低应答者，推荐额外再接种三剂次，并于 2~3 个月后复查“乙肝两对半”，若仍无应答或低应答，考虑个体基因等原因导致免疫应答异常，不建议再进一步补种；也有专家支持增加疫苗接种剂量或者更换疫苗厂家后继续补种，但目前尚无充足的循证医学依据。

也有一部分学者对于既往乙肝疫苗初免成功者不建议进行任何方案的补种，理由如下：首先，凡初免成功后，免疫持久性很好，国内已有多项大规模的研究结果表明，乙肝疫苗初免成功 15 年后，保护率仍有 89.7%；其次，因为有细胞免疫和免疫回忆的存在，即使意外暴露，仍可以激发有效保护；最后，婴幼儿接种疫苗后已经可以安全度过乙型肝炎病毒感染的高风险期。

七、关于狂犬病疫苗

狂犬病疫苗是用于预防狂犬病的疫苗。它适用于所有Ⅱ级及以上暴露者以及需行暴露前预防者。当判定处于Ⅱ级及以上暴露后，该疫苗使用无任何绝对禁忌证。但接种前需要充分了解受种者个体情况（如有无严重过敏史、其他严重疾病等）。即使存在不适合接种疫苗的情况，也应在严密监护下接种疫苗。

狂犬病毒暴露分级以及预防种类及免疫程序详见第八章第九节。

八、关于肺炎疫苗

肺炎疫苗是指预防肺炎球菌引发的肺炎的疫苗，有 13 价肺炎球菌结合疫苗（PCV 13）和 23 价肺炎球菌多糖疫苗（PPSV 23）两种。

对于 PCV 13，首针基础免疫最早可在 6 周龄进行，但是推荐在 2 月龄进行，之后各剂间隔 4~8 周；基础免疫不得迟于 6 月龄，否则不得进行加强免疫；加强免疫在 12~15 月龄进行。

对于 PPSV 23，适应人群为>2 周岁高风险患病人群，免疫功能正常者不建议再次接种；首次接种年龄≥65 周岁，不需再次接种。

误区解读

误区一:出生时没有接种卡介苗,长大了也不需要接种了

不正确。卡介苗属于第一类疫苗,需要严格按照免疫规划程序进行补种,具体方案见表 11-6-3。

表 11-6-3 卡介苗补种方案

年龄	补种方案
<3 月龄	按免疫程序补种
3 月龄 ~3 岁	需行结核菌素试验(PPD 试验)后按免疫程序补种
≥4 周岁	不予补种

注:随着国际交流的频繁,旅华人员增多,对于长期驻华且不接种卡介苗的国家的旅华人员,补种方案同样适用。

误区二:年龄超过 6 月龄就不能再启动 PCV 13 的接种了,大于 16 月龄儿童也不能进行 PCV 13 的加强免疫了

不正确。对于 PCV 13,全球不同地区的免疫程序均有所差异,比如香港特别行政区对于 7 月龄~17 周岁超龄儿童仍有接种安排,具体见表 11-6-4。

表 11-6-4 疫苗接种时机及剂量

首剂接种年龄	接种总剂量	接种间隔
7~11 月龄	3 剂	第 1、2 剂间隔至少 1 个月 第 2、3 剂间隔至少 2 个月 第 3 剂在 1 周岁以后接种
12~23 月龄	2 剂	至少间隔 2 个月
24 月龄 ~17 周岁	1 剂	—

小贴士

疫苗接种后注意事项

1. 口服疫苗应用后 30 分钟内不能进食。
2. 接种后避免剧烈运动。
3. 注意接种处皮肤清洁,24 小时内不清洗局部皮肤。

4. 鼓励饮水，避免食用过敏食物或未曾食用过的食物。

5. 注意受种者体温变化及有无其他不适。

（尹　永）

第七节　儿童外用消毒剂您了解吗

小案例

爸爸妈妈：全科医生，宝宝手划破了，可以用什么消毒啊？

全科医生：生活当中意外受伤很常见，如何选择合适的外用消毒剂也是一种很基本的生活常识，下面我们就来介绍一下几种常用的外用消毒剂。

小课堂

一、什么是外用消毒剂

外用消毒剂是指一类用于杀灭皮肤、黏膜或相关医疗用品、废弃物上可能存在的各种病原微生物的医疗用品。

二、几种常见的外用消毒剂

1. 双氧水（H_2O_2）　性质不稳定，易分解，有强氧化性，从而起到消毒作用。临床上最为常用，主要用于皮肤、黏膜创面消毒，冻伤、烧伤、化脓性感染创面消毒，还可用于止血、清除坏死组织，尤适合于深部组织或伤口的厌氧性感染，包括耳道感染、疖肿、脓肿等。

注意事项：使用时，皮肤黏膜可能因刺激烧伤而出现“白痂”，这属于可逆性改变，无须特殊处理；因为性质不稳定，易分解，所以需要避光密封保存。

2. 酒精　学名为乙醇。容易挥发且易溶于水，临床上极为常用。可依据临床需要调配成不同浓度。

75% 医用酒精：小面积皮肤黏膜创面消毒，冻伤、烧伤、化脓性感染以及真菌性感染创面消毒。

45%~50% 酒精：表面涂擦，预防压疮。

20%~30% 酒精：可用于皮肤降温。

注意事项：酒精过敏者禁用；属于易燃品，使用及存储需注意消防安全；存在透皮吸收，禁止大面积应用；95% 无水酒精会迅速使菌体表面蛋白凝固变性，因而阻止进一步渗透而影响消毒效果。

3. 碘伏　主要成分是聚维酮碘，临床上广泛应用，和酒精类似，可根据临床需要调配成各种浓度。5%~10% 皮肤外用，1%~5% 用于口腔黏膜涂擦，0.5% 用于漱口。主要用于小面积皮肤黏膜创面消毒，冻伤、烧伤、化脓性感染以及真菌性感染创面消毒。

注意事项：碘过敏者禁用；因存在碘透皮吸收现象，早产儿、新生儿慎用。

4. 碘酒　主要成分是碘、碘化钾、乙醇。临床上广泛应用于皮肤消毒（Ⅱ a 推荐，B 类证据），和酒精类似，可依据需要调配成不同浓度。一般皮肤消毒浓度为 2%，术前皮肤消毒浓度为 3.5%~5%。

注意事项：碘过敏者禁用；有皮肤刺激性，禁止大面积应用，需用酒精脱碘；烧伤患者禁用；溃疡创面慎用；禁与红汞同用。

5. 苯扎氯铵　一种表面活性消毒剂，属于广谱杀菌剂，对 G+菌作用较强，对绿脓杆菌、抗酸杆菌、芽孢无效；另外，对皮肤癣菌引起的甲真菌病有效（Ⅱ b 推荐，B 类证据）。常规使用无皮肤黏膜刺激，和酒精类似，可依据需要调配成不同浓度。

皮肤消毒：0.1% 浓度。黏膜消毒：0.05%。创面消毒：0.01%。

注意事项：属于表面活性消毒剂，禁止口服。

知识拓展

医用外科消毒剂分为哪几类

医用外科消毒剂按照消毒效能主要分为高效消毒剂、中效消毒剂、低效消毒剂三类。儿童使用的主要为中低效消毒剂。常用的有：双氧水、酒精、碘伏、碘酒、苯扎氯铵等。

误区解读

误区：日常发生简单皮擦伤，擦点“红药水”或者“紫药水”就可以了

不正确。各种挫擦伤都需要一定的消毒清创。红药水，即汞溴红溶液，既往临床广泛应用于皮肤黏膜消毒，因其穿透效力差，抑菌作用弱，且属于第3类致癌物，目前临床基本不再应用。紫药水，即龙胆紫溶液，是一种广谱消毒剂，对G^+菌有较好作用，对G^-菌无效，具有对组织无刺激性、对皮肤创面有收敛作用等特点，既往临床广泛应用于皮肤、黏膜消毒，但有报道具一定致癌性，部分国家已经限制使用，国内暂无明确规定，但是需要慎用于化脓性创面，以防影响脓液排放。

小贴士

发生意外跌落，受伤了，该如何处理

当小朋友发生外伤，局部起了大疱或瘀血时，应该尽快消毒、包扎、冷敷，怀疑骨折时，需要及时制动、固定，并尽快前往医院检查，及时诊治。

（尹 永）

第八节 如何提高宝宝的免疫力

小案例

妈妈：我家宝宝一年到头总是要生几次病，打喷嚏、咳嗽、流鼻涕，小病小

痛好像没停过。真发愁！难道是宝宝的免疫力出了问题？

全科医生：的确，有的小朋友似乎总是在生病，一场感冒接一场感冒，一次腹泻接一次腹泻。那么，宝宝小病不断是免疫力差吗？到底该如何提高宝宝的免疫力？

小课堂

一、什么是宝宝的免疫力

免疫力也就是大家常说的抵抗力，是人体抵御外来病原微生物入侵和感染的能力。医学上认为，免疫是人体与生俱来的，后天不断发展的生理性保护反应。

宝宝免疫力指的是宝宝身体抵抗疾病的能力，包括天然免疫和获得性免疫两种方式。在宝宝的早期生活中，通过提供适当的营养、接种疫苗等方法可以帮助增强宝宝的免疫力，降低感染疾病的风险。

二、什么能影响宝宝的免疫力

1. 母乳喂养　母乳中含有外来病原微生物抗体和营养物质，可以提高宝宝的免疫力。

2. 疫苗接种　按照规定接种疫苗可以帮助宝宝建立免疫系统。

3. 营养不良　宝宝缺乏足够的营养会降低免疫力。

4. 环境卫生　宝宝身处的环境卫生情况可能对其免疫力产生影响。

5. 疾病感染　一些疾病感染可能会削弱宝宝的免疫力。

6. 喂养方式　过早断奶或食用含糖量高的食品可能会影响宝宝的免疫力。

三、如何判断宝宝的免疫力

可以从以下几个方面判断宝宝免疫力。

1. 换季时宝宝是否容易生病。
2. 白天是否容易疲劳。
3. 尿液颜色是否异常。
4. 肠胃是否“娇气”。
5. 宝宝自身体重是否下降。

如果以上五个方面的答案大多数为“是”的话，就表明宝宝的免疫力比较低下。

四、如何提高宝宝的免疫力

提高宝宝的免疫力可以从以下几个方面入手。

1. 坚持母乳喂养，让宝宝获得最天然的抵抗力。

2. 给宝宝提供全面均衡的营养，包括蛋白质、碳水化合物、脂肪、维生素和矿物质等。许多营养物质来自食物。这些营养物质，尤其是维生素和矿物质参与机体的免疫功能。因此，父母应让宝宝养成不偏食、不挑食的良好饮食习惯。

3. 不过度喂养，减轻宝宝肠胃负担。

4. 鼓励宝宝进行适度的锻炼。锻炼是增强免疫力最简单，最经济、有效的方法。运动能帮助增强体质、增加食欲、帮助休息，这些都是提高宝宝免疫功能的关键。但给宝宝做运动要把握好“度”，量不能过大，保证每天至少 30 分钟即可。

5. 给宝宝提供良好的睡眠环境及规律的睡眠和休息时间，这能够帮助宝宝增强免疫力，让免疫系统“养足精神”。充分休息能使宝宝的身体做好准备，应对任何可能发生的问题，同时身体能够通过休息恢复活力，进而减轻免疫系统的负担。因此保证宝宝睡眠充足很重要：每天应保证新生儿睡 16~20 小时；6~12 个月的婴儿每天应睡 14~15 小时。

6. 给宝宝接种疫苗，按时完成预防接种计划。帮助宝宝抗击疾病。接种疫苗是通过人工的方法，使人体产生抵抗力以达到抗病防病的目的，是一种经济、有效、简便的方法。因此，对国家规定的接种计划应按时完成。但许多父母在已认识到预防免疫重要性的情况下，仍有部分人因遗忘导致宝宝错过预防接种的最佳时机，这对宝宝来说是一种损失。

7. 避免让宝宝暴露在有害的环境中，尤其是空气污染和二手烟等。

8. 平时注意勤开窗，多换气，因为流动的空气能加速细菌病毒的离开。

9. 经常给宝宝洗手，并保持宝宝周围的环境清洁卫生。

10. 让宝宝适当接触外界环境，不要过分细心地“包裹”宝宝。

11. 减少宝宝与患病人员接触。

12. 生病不乱用药，增强身体抗病能力。

13. 适当使用一些天然的免疫增强剂，如乳酸菌等。

知识拓展

免疫力有哪些功能

免疫力主要有以下 3 种功能。

1. 防御功能　抵御病原微生物及其毒素的侵袭，保护机体免受侵害，就像国家军队的“士兵”，消灭外来入侵的敌人，以保护国家领土完整。

2. 稳定功能　经常识别、清除体内已衰老、死亡的细胞和损伤组织，保护正常人体生理功能，维持机体内环境稳定，就像国家警察维护社会秩序，不断清除破坏社会的“坏分子”一样。

3. 免疫监视　随时识别和清除体内发生突变的细胞，防止发生癌变。

误区解读

误区：宝宝常生病就是免疫力差

关于免疫力有一个常见的误区，即别的宝宝没感冒，我的宝宝感冒了，是不是免疫力低？其实，在正常情况下，6 岁以下的宝宝平均每年会感冒 6~8 次，遇上流感季时生病的次数会更加频繁。宝宝的免疫力并不是天生的，是后天逐渐发育成熟的，这也是为什么大人比孩子的免疫力更强。

小贴士

市面上那些宣传能够提高免疫力的产品，真的有用吗

目前，市面上宣称能提高免疫力的产品很多，家长们要理性对待，益生菌提高免疫力的说法证据还不是很足，牛初乳确实有营养成分，但目前还没发现牛初乳可以增强人体免疫力的证据，而且牛初乳和人体母乳的成分也存在很大差距，更要慎重。此外，吃蛋白粉补的其实是蛋白，过量的蛋白反而会增加肾脏负担，对孩子身体不利。请记住，在给宝宝吃任何药物或补品之前，请务必先咨询医生的意见。

（赵静婷）

第九节

宝宝发热怎么办

小案例

妈妈：医生，宝宝好烫啊，好像发热了，该怎么办？

全科医生：别着急，咱们先来测测体温。发热对机体的影响利弊共存，中等程度的发热可增强机体某些免疫细胞的功能，提高宿主对病原体或肿瘤的防御能力，但持续高热可引发细胞变性坏死，甚至发热相关的细胞因子风暴，危及生命。那么，作为父母，宝宝发热了该怎么办？

小课堂

一、什么是发热

发热是指机体在致热原作用下或各种原因引起体温调节中枢功能障碍时，体温升高超出正常范围，即体温升高超出一天中正常体温波动的上限。临床工作中通常将腋温≥37.5℃或肛温≥38℃定义为发热。体温的异常应视为疾病的一种表现。

临床上按照体温高低将发热分为4类。以腋温为准，37.5~38.0℃为低热，38.1~38.9℃为中度发热，39.0~40.9℃为高热，≥41.0℃为超高热。

二、怎样正确测量体温

1. 测量方法　先将温度计设置到初始位置，擦拭腋窝中可能存在的汗液，将体温计的感温头置于腋窝中央，再将孩子的上臂紧贴于胸侧，使腋窝紧紧夹住体温计，家长要扶住孩子的上臂，保持5分钟。然后取出体温计，查看温度。

2. 体温测量的准确性取决于温度计、测量部位和测量方法　专门测量体温的温度计称为体温计，在家庭中最常推荐使用的是电子体温计，其准确性高，使用方便。现在很多家长采用更便捷的红外线体温计等，可供参考。

测量体温的部位通常有 4 个，即腋下、舌下、鼓膜和直肠，所测得的体温分别称为腋温、口温、耳温和肛温。从操作性和安全性考虑，推荐家长使用腋下测量。

3. 孩子需多久测一次体温并无统一的规定　一般根据孩子病情的轻重、体温的高低和变化来判定多长时间给孩子测一次体温。通常高热时 0.5~1.0 小时测一次体温，过于频繁的测温会影响孩子的休息；超高热时要增加测温次数。中度发热，且体温较稳定可以 2 小时测一次；低热时 2~4 小时测一次。如发现孩子体温或病情变化，可随时测量体温，并做好体温记录，便于掌握病情，就医时供医生参考。

三、宝宝发热了该怎么办

发现儿童发热时，家长应尽快测量体温，建议采用电子体温计进行腋温测量。

需要注意的是，对于 0~3 个月的婴儿，一旦出现发热，应立即就医。

2 月龄以上儿童体温 ≥38.2℃，伴明显不适时，可使用解热镇痛药，药物应严格按照说明书建议的剂量口服，要注意药量和用法，避免过度使用或误用药物。口服解热镇痛药后，会大量出汗，应及时喝水及更换衣服，使孩子舒适。解热镇痛药多在使用后 30~60 分钟使体温开始下降，如果发现患儿持续嗜睡、精神反应差，或出现热性惊厥，应及时寻求医生的帮助。

胃口差、出汗、呼吸增快、代谢增快等会导致入量不足，因此应让患儿多饮水，饮食以清淡易消化为原则。家长应记录患儿的体温、饮水量、饮食情况、大小便次数及颜色等，这些信息能帮助判断患儿的状态；每天定时开窗通风保持空气清新，通风时尽量避免对流风；保证患儿充足的休息，以促进身体康复。

注意观察宝宝病情：如果宝宝体温超过 38.5℃ 并持续超过 24 小时，或出现烦躁、呕吐、食欲减退、皮肤或嘴唇变得干燥、眼睛干涩、呼吸急促、嗜睡、肚子疼、皮疹等症状，应及时就医。

四、发热寒战时应持续物理降温还是保暖

发热寒战时，不适宜采用物理降温来退热。发热体温上升期，患儿会感到发冷或恶寒，出现寒战、皮肤苍白等现象，机体产热增加。此时进行物理降

温，会明显增加患儿的不适感，加重发抖、寒战的症状，引起机体更明显的产热反应。

在患儿发热寒战时要注意保暖，改善发热患儿的舒适度，可适当为患儿添加衣物或盖上被子，注意保暖的同时也不宜将患儿包裹太紧、太厚，可根据其发热状态增减衣物。患儿居住的环境温度也要适宜，调节室内温度，以患儿感觉温暖舒适为宜。

五、发热时退热药的使用

2 月龄以上儿童体温≥38.2℃伴明显不适时，可采用药物退热，推荐对乙酰氨基酚，6 个月以上儿童推荐使用对乙酰氨基酚或布洛芬退热，2 月龄以下儿童发热禁用任何解热镇痛药；不推荐对乙酰氨基酚与布洛芬联合使用或交替使用；不推荐解热镇痛药与含有解热镇痛药的复方感冒药合用；哮喘患儿应在对其病情进行全面评估后再使用解热镇痛药；肝功能异常伴发热时可使用布洛芬；肾功能中度及以上异常或肾功能不全伴发热时禁用布洛芬，必要时可选用对乙酰氨基酚；布洛芬不用于心功能不全、心力衰竭患儿的解热镇痛治疗，必要时可选用对乙酰氨基酚；出血性疾病伴发热时，需权衡利弊，必要时可选用对乙酰氨基酚等对凝血功能影响较小的药物；川崎病急性期应用大剂量阿司匹林抗炎治疗，无须使用其他解热镇痛药；对乙酰氨基酚等解热镇痛药在葡萄糖-6-磷酸脱氢酶缺乏症的患儿中属禁忌；不推荐在疫苗接种后预防性使用解热镇痛药；不推荐使用解热镇痛药治疗全身麻醉术后恶性高热、中枢性发热、外胚层发育不良；恶性肿瘤患儿解热镇痛药的使用需权衡利弊。

需要注意的是，发热时间长短、发热儿童对解热镇痛药的反应均不能预测严重细菌感染。持续发热应及时到医院就诊。

如果患儿有高热惊厥病史，应积极退热、及时到医院就诊。持续高热（腋温≥39℃）会直接威胁患儿健康，不仅使机体耗氧量和各种营养素的代谢增加，而且可促发高热惊厥，还可使人体消化功能及防御感染的能力降低。因此，在孩子体温 38.5℃以上时，可适当服用退热药，可以改善患儿的舒适度。

六、儿童发热时需要服用抗菌药物吗

大多数儿童急性发热是病毒感染所致，无需使用抗菌药物。明确存在细菌感染的发热儿童，可以使用抗菌药物。以下情况需考虑细菌感染：<3 岁病因不明的急性发热，发热时间≥2 天，泌尿系统感染的风险较高；降钙素原

(PCT)>1μg/L 时，严重细菌感染的可能性较大；PCT>2μg/L 时，严重细菌感染的可能性很大。C 反应蛋白(CRP)>40mg/L 时，严重细菌感染的可能性较大；CRP>80mg/L，严重细菌感染的可能性很大。<3 月龄的婴儿，体温≥38℃或3~6 月龄婴儿，体温≥39℃为严重细菌感染的危险因素之一。

七、孩子发热了，什么时候需要去医院

儿童发热时，若仅表现为单纯的体温升高，皮肤口唇颜色正常、黏膜湿润、神志清醒、哭声有力、热退后精神反应良好，无明显感染病灶、无其他伴随症状、无呼吸急促，可以暂时不去医院，在家观察处理，同时可予以多饮水、温水浴、减少衣物、降低环境温度等物理方法退热，监测体温变化，必要时予解热镇痛药，如果吃药后，孩子体温依然升高，且伴有呼吸急促、面色苍白等症状，要马上去医院检查。若有其他症状，需尽快就医。

一旦出现以下任意一种情况，应立即前往医院进行诊治：儿童年龄 <3 个月、发热前到达过疫源地或怀疑有疫区接触史、无法进食和饮水、出现按压不褪色的皮疹、面色苍白或灰暗或发绀、皮肤有花纹、神志不清或反应很差、肢体活动障碍、持续疼痛或哭闹不止、呼吸急促、烦躁不安、心动过速、持续高热不退(>39℃)、抽搐、精神萎靡、已诊断为免疫缺陷病或血液病等。

知识拓展

发热时饮食上应该注意些什么

首先，要多喝水，保证液体入量。发热时患儿热量消耗大，水分丢失多，要多喝白开水，出汗多时还要在水中略加些盐，以补充丢失的盐分。其次，发热会使体内消化液分泌减少，消化酶活力降低，导致食欲和消化功能下降，疾病本身可增加机体的能量消耗，会出现电解质和热量摄入不足。因此除了多喝白开水以外，还应给予清淡、易消化、富含水分、有一定热量的食物，如苹果、菜汤、大米粥、牛奶等，应少食多餐，以每日 6~7 次为宜。当存在发热，但病情不是很严重，没有严重呕吐和腹泻等情况时，不应过度忌口。母乳喂养儿应少量多次哺喂，以免引起吐泻等消化不良症状；人工喂养儿可喂以等量米汤或粥、面条等；幼儿及较大年龄儿童发热期应给予流食、半流食或软食，宜清淡，不油腻，忌辛辣、生冷和不易消化的食物。最后，退热后饮食不应恢复太快或急于补充高蛋白、高热量食物，应逐渐恢复到正常饮食，以免导致消化不良和胃肠不适。

误区解读

误区一：发热就说明有感染

此说法是错误的。因为发热可能是身体对某些刺激物的正常反应，引起发热的原因有很多，其中感染是最常见的原因，但不是唯一原因。

其他引起发热的原因包括过度劳累、药物副作用、免疫系统失调、恶性肿瘤、创伤、手术等。另外，机体产热过多、散热障碍、体温调节功能异常均可引起发热。

如果出现发热，应该结合其他症状和医疗史进行评估，以确定具体的病因。

误区二：发热会烧坏大脑

很多家长在宝宝发热时会特别慌张，怕发热会“烧坏”脑子。这些其实是没有科学依据的，目前没有证据表明发热本身会导致神经系统损伤。但发热可使中枢神经系统兴奋性增高，特别是高热时，患儿可出现烦躁、谵妄、幻觉等。由于儿童神经系统尚未发育成熟，婴幼儿期发热较其他时期容易出现热性惊厥。有些高热患儿也可出现神志淡漠、嗜睡等神经系统受抑制的表现。此外，如果发热伴颈强直、前囟膨隆、意识水平下降、抽搐，甚至惊厥持续状态，往往提示中枢神经系统感染，可能会遗留神经系统后遗症。

误区三：发热时要多穿衣服、多盖被子捂汗

不能。儿童退热应注意不要“捂汗”，因为“捂汗”会影响散热降温，并且会使体温继续升高。在体温上升期，若患儿出现畏寒、寒战等症状，可适当为患儿增添衣物保暖以提高患儿的舒适度。在发热持续期，由于儿童的体温调节能力尚不完善，太多、太厚的衣物或被子不易散热，反而可能导致患儿体内热量储积，出现高热。在婴儿中，过度保暖或捂闷还可能导致患儿出现脱水。

对于发热患儿，应采用退热措施提高儿童舒适度，对发热儿童进行恰当的护理可改善患儿的舒适度，如温水外敷儿童额头、温水浴、减少穿着的衣物，使用退热贴、风扇和降低室内温度等，这些方法均可通过传导、对流及蒸发作用带走身体的热量，使发热儿童感到舒适，不可盲目增加大量衣物。

小贴士

喂药后宝宝吐了怎么办

发热的宝宝有时会伴随恶心、呕吐等症状。一般来说，喂药后15分钟内呕吐，则按原剂量补喂；若超过1小时，则不再补喂；15分钟到1小时之间呕吐，需要看呕吐物的颜色、有没有药品的味道、呕吐的是药品还是食物等因素综合决定。

（赵静婷）

第十节 儿童髋关节发育不良，需要治疗吗

小案例

王小宝妈妈：医生，我儿子两腿皮纹不对称，B超医生说是髋关节发育不良，这个是什么病？要紧吗？

全科医生：髋关节发育不良是指与婴儿和幼儿髋关节发育相关的一系列疾病，大多数髋关节疾病患儿都可得到正确的诊断和治疗，不会产生远期后遗症。那么，什么是髋关节发育不良，又该如何治疗呢？

小课堂

一、什么是髋关节发育不良

髋关节发育不良（developmental dysplasia of the hip，DDH）是指与婴儿和幼

儿髋关节发育相关的一系列疾病，包括髋臼和股骨近端的发育异常以及髋关节的力学不稳定性。在出生后几周内，新生儿常出现生理性髋关节松弛及髋臼不成熟。松弛在大多数情况下都会消失，髋臼也会开始正常发育。临床或超声发现的新生儿 DDH 中有 90% 可在 2~6 周龄前自行改善。37% 的患者为双侧髋关节受累。在单侧髋关节受累病例中，左侧受累比右侧常见。

二、为什么会得髋关节发育不良

正常的髋关节发育有赖于髋臼与股骨头的正常接触，以便相互促进生长。髋关节发育异常是髋臼与股骨头接触异常的结果，多种遗传因素及环境因素都可导致接触异常。股骨头的生长速度快于髋臼，到妊娠结束，只有不到 50% 的股骨头被髋臼顶覆盖。在妊娠的最后 4 周内，髋关节易受内收等机械力的影响，使股骨头离开髋臼的中心位置，股骨头在髋臼内滑行或移动到髋臼外。如果这些因素持续存在，髋关节异常接触将导致解剖结构改变。

三、哪些人易得髋关节发育不良

DDH 更常见于具有某些危险因素的婴儿，如女性、妊娠晚期臀先露胎位、DDH 阳性家族史和婴儿下肢被包裹太紧。女婴的 DDH 发病率为男婴的 2~3 倍，这可能与女婴的韧带松弛度暂时升高有关。妊娠晚期臀先露胎位是 DDH 最大的一个危险因素，臀先露女婴中 DDH 的绝对风险高达 12%，在臀先露男婴中为 3%。遗传因素似乎在 DDH 的发展中起到了一定作用，有阳性家族史的婴儿中，发生 DDH 的绝对危险度为 1%~4%。在使用襁褓服及摇篮板的人群中，DDH 的发病率有所升高，可能与限制了髋关节的活动度并使髋关节处于内收及伸展位置有关。

四、出现哪些表现时，要警惕髋关节发育不良

有 DDH 的危险因素，如女性、胎龄 ≥ 34 周时呈臀位（无论外部胎头倒转术是否成功）、DDH 家族史和襁褓紧裹下肢，发现臀部、大腿内侧皮纹不对称，会阴部增宽，患侧髋关节活动受限，喜欢屈曲，下肢不等长，孩子到走路时跛行、臀中肌步态。

体格检查：Ortolani 试验（检查者示指和中指沿大转子放置，拇指置于大腿内侧，轻轻抓住大腿。向前上提或挤压大转子，同时将髋关节从内收位置轻轻外展。Ortolani 试验阳性说明脱位髋关节是可复位的。）和 Barlow 试验（检查者将示指和中指沿大转子放置，拇指放在大腿内侧，轻轻抓住大腿。轻柔内收髋关节，不向下施加压力，触诊股骨头是否从髋臼后方移出。Barlow 试验阳性

说明复位髋关节是可半脱位或可脱位的。)。将 Barlow 试验和 Ortolani 试验联合使用,可在检测髋关节不稳定性方面具有很高的特异度(为 98%~99%)。

五、需要与哪些疾病相鉴别

婴儿 DDH 的鉴别诊断中,主要考虑引起腿长不一致的其他原因。

(一) 股骨近端局灶性缺陷

是一种不常见的先天性疾病,该病变轻则为股骨头发育不全,重则为除股骨远端骨骺外的所有股骨先天性缺如。

(二) 髋内翻

指股骨颈与股骨干夹角小于 120°,导致大转子升高。

六、什么情况下,应当就医

1. Ortolani 试验阳性或外展受限 / 不对称的婴儿,应就诊于骨科。

2. Barlow 试验阳性的婴儿,建议由儿童保健医生或擅骨科医生进行定期连续随访。

3. 检查不确定的 2~4 周龄婴儿,应就诊于骨科。对于检查结果不明确的 4 周龄以上婴儿,建议行影像学检查。

4. 对于检查结果正常但有以下任一危险因素的婴儿,应在 4~6 周龄时进行超声诊断:胎龄≥34 周时呈臀位;有 DDH 家族史;发现临床不稳定的病史。

5. 股骨明显短缩或双侧腿纹明显不对称的 1 岁以下婴儿。

七、家庭处理方法

1. 2 周龄以内的婴儿不一定需要立即治疗,因为髋关节松弛在新生儿中也较常见,有时会自行好转。

2. 2 周龄至 6 月龄婴儿的治疗常需穿戴装置维持髋关节位置,以使骨骼能正常生长,其中"Pavlik 吊带"最常用。通常需要持续穿戴 2~3 个月。

3. 6 月龄以上儿童,一般需要通过操作或手术将髋关节骨骼放回恰当位置。然后再穿戴 3~4 个月的石膏,以维持髋关节位置。

知识拓展

一、髋关节发育不良的治疗目标

DDH 的治疗目标是达到并维持髋关节的同心圆复位(即股骨头与髋臼的

几何中心力线对齐)。对于髋关节发育完全的较年长儿童,同心圆复位有助于预防或延迟髋关节骨关节炎的发生。无论何时诊断为 DDH,治疗目标均为同心圆复位。然而,实现同心圆复位所需的治疗方法因患儿就诊或诊断时的年龄、髋关节稳定性及病变严重程度而异。

成功治疗后也可能出现复发性或残余性 DDH,并且治疗时患儿的年龄越大可能性也越大。接受髋关节发育不良治疗的患儿应定期进行 X 线摄影检查直至骨骼成熟,以确保髋关节发育正常,并检查有无晚期并发症或后遗症。

二、髋关节发育不良的结局

DDH 的远期结局取决于其严重程度、患儿诊治时的年龄,以及髋关节是否实现同心圆复位。患儿接受治疗越早则达到良好结局的可能性越大。

约 90% 的新生儿髋关节不稳定或轻度发育不良会自行消失,且功能结局及放射影像学结局均正常。若在 6 月龄前诊断出 DDH,约 95% 的患儿可通过佩戴 Pavlik 吊带实现并维持髋关节复位,而在成功治疗 DDH 后多达 20% 的患儿可出现残余 DDH。患儿髋关节复位后,推荐每年或每两年进行一次随访直至其骨骼成熟。

治疗后发生的或未经诊断的残余性 DDH 都可能进展为骨关节炎。全髋关节置换术通常用于至少 18 月龄且诊断为 DDH 的患者。

误区解读

误区:髋关节发育不良不会导致长期的问题

错误。这取决于不同的因素,包括发病年龄及严重程度。许多患此病的婴儿不会出现长期髋关节问题。部分儿童后来会出现髋关节疼痛或损伤,尤其是儿童期后期才发病者。治疗后发生的或未经诊断的残余性 DDH 都可能进展为骨关节炎。在因髋关节发育不良而接受髋关节置换的年轻成人中,大部分都并不知晓当初存在新生儿髋关节不稳定。

小贴士

如何早期筛查髋关节发育不良

1. 对于新生儿而言,双大腿皮纹或臀纹不对称可能是 DDH 的线索,但超过 90% 的皮纹或臀纹异常可能是正常的,发现皮纹或臀纹异常,建议及时至医院就诊。另外,双下肢不等长往往也提示 DDH。

2. 对于家长而言，在护理新生儿或婴幼儿的过程中，比如更换尿不湿，做髋关节操的时候会听到髋关节的“弹响”，或者有“脱位”的感觉，或者发现髋关节外展打不开的情况，此时高度怀疑 DDH，表明髋关节存在不稳定或脱位的情况，需要及时至专科医院就诊。

3. 已经学会走路的孩子，若出现走路姿势异常，如跛行、摇摆步态，挺肚子的情况，也需要及时就诊筛查是否为 DDH。

（刘娟娟）

第十一节

您的孩子有“高低肩”吗

小案例

艳艳今年 9 岁。近段时间，艳艳妈妈发现，她坐着写作业的时候习惯躯干向右侧歪着，并且发现她站着的时候，衣服领子一边高一边低，从后背看，两个肩膀也有高低。艳艳妈妈不放心，于是带她到医院检查，发现她脊柱侧凸，还好是轻度，只需矫正即可。

小课堂

一、什么是脊柱侧凸

脊柱侧凸在临床上又称为脊柱侧弯，主要表现为脊柱一个或者多个节段的椎体发生侧方的凸出或者旋转的脊柱畸形。早期侧凸畸形常不明显，不容易引起注意。当处于生长发育期，侧凸畸形发展迅速，可出现身高不及同龄人，双肩不等高，胸廓不对称，脊柱偏离中线，一侧腰部皱褶皮纹等。脊柱侧凸多见于青少年，女性患者多于男性。

二、脊柱侧凸应到什么科室诊断治疗

对于存在脊柱侧凸的患儿，最常见的就诊科室是骨科，如果骨科下面设有脊柱外科专科，那么建议到此科就诊。

三、脊柱侧凸处理不及时会发生哪些不良后果

侧凸畸形严重者可出现“剃刀背”畸形，影响心肺发育，反复出现呼吸困难及呼吸道感染症状。由于椎体骨骼畸形发育，将对脊髓神经造成牵拉或者压迫，从而出现神经压迫症状。

知识拓展

一、脊柱侧凸的检查

1. 体格检查　医生查体为最常用的检查方式，也是脊柱侧凸最基本的检查方式，检查方式包括测量身高、体重和脊柱活动范围；皮肤有无色素沉着或者肿块；观察患者双肩是否等高、前胸是否对称；进行弯腰试验，观察患者后背是否对称，是否存在隆凸等。

2. X 线检查　脊柱侧凸诊断首选影像学检查，通过脊柱 X 线片检查，可以确定侧凸的各种因素，为脊柱侧凸诊断必不可少的检查项目。

3. CT 检查　对脊柱、脊髓、神经根病变的诊断具有优势，特别是三维重建，能直观显示畸形部位。

4. 磁共振检查　磁共振检查对于合并脊髓病变的患者更为重要，对软组织结构分辨力强，对其性质如水肿、压迫、血肿、脊髓畸形等症状的判断有重要意义。

5. 脊髓造影　脊髓造影有助于了解与骨性畸形同时存在的神经系统畸形，但此项为有创检查，目前已很少使用。

6. 其他特殊检查　了解脊柱侧凸对其他身体机能的影响，或者是造成脊柱侧凸的病因，需要用到的特殊检查有肺功能检查、心电图及心脏彩超、电生理检查和发育成熟度的测定等。

二、脊柱侧凸的治疗

1. 一般治疗　一般治疗根据脊柱侧凸的类型和严重程度，分为观察、运动矫正（轻度侧凸患者，弯度小于 40°）和支具矫正（年龄小，弯度 20°~40° 的患者）。

2. 药物治疗　药物治疗主要为对症治疗，当患者出现疼痛不适的时候，可

使用非甾体抗炎药治疗。

3. 手术治疗 手术治疗是脊柱侧凸治疗的有效手段，侧凸早期治疗效果好，但因为手术创伤较大、并发症多、费用昂贵，所以应与医生充分沟通，慎重决定是否使用手术治疗。

三、脊柱侧凸的预后

对于脊柱侧凸，早发现早治疗是关键。如果及早诊断，并进行规范治疗，大多数的轻度侧凸患者可以控制畸形发展、维持脊柱生长。对于重度的脊柱侧凸患者，遵从医嘱规范治疗，定期复查，选择最佳手术时机矫正畸形，一般能获得满意的手术效果。

小贴士

对于脊柱侧凸的患儿，一般需要定期进行复查，了解侧凸的进展情况，严格遵从医嘱规范治疗，建议在家人和朋友的陪护下进行康复锻炼，以防运动过度或者发生意外。对于重度侧凸患儿，家人不但要关注其病情变化，同时还需要观察其心理情况，因为脊柱侧凸患者常伴有发育障碍和身体缺陷，常常会受人嘲笑，容易产生自卑、抑郁等情绪，同时治疗过程痛苦且漫长，因此保持积极乐观的心态配合治疗是十分重要的。

（王炎炎）

第十二节

孩子歪脖子，当心“斜颈”

小案例

爸爸妈妈：医生，我的宝宝现在 4 个月大，宝宝出生后睡觉时总是出现头偏向左侧，当时没在意，可是最近宝宝开始抬头了，还是喜欢把脑袋偏向左侧，而且左边可以摸到一个硬硬的小疙瘩，请问这是怎么回事？

全科医生：我来看看（摸摸宝宝的脖子和脊柱），宝宝脊柱没有问题，左侧的胸锁乳突肌中段下处摸到 2cm×1cm 的梭形肿物，宝宝右侧转头幅度小于左侧。宝宝可能是肌性斜颈，就是我们俗称的“歪脖子”，我们需要给宝宝做 B 超检查，再进一步确认。

爸爸妈妈：哎呀，我的宝宝是不是要成“罗锅儿”了！

全科医生：您先别着急，近几年斜颈的发病率在婴幼儿常见病中排前五名了，很多爸爸妈妈都可能遇到，会感到困惑，下面我们将介绍一下这个疾病的一些常见问题。

小课堂

一、什么是肌性斜颈

肌性斜颈是一侧胸锁乳突肌纤维化病变后，宝宝会出现脑袋总是偏向一侧、脖子旋转困难，爸爸妈妈们可以摸到宝宝患侧脖子有包块。肌性斜颈主要包括 3 种类型，分别是发育不良型、肿块型、痉挛型。

二、为什么会得肌性斜颈

很多肌性斜颈宝宝的妈妈仔细回忆后就会发现，在生宝宝时有一些小小的意外，也是引起宝宝斜颈的原因之一，包括①损伤有关：分娩时宝宝一侧胸锁乳突肌被产道或产钳挤压出血；②胎位有关：宝宝在子宫内就常常将脑袋转向一侧，可能与胚胎发育异常有关；③产程有关：分娩时宝宝头位不正，可能导致一侧胸锁乳突肌的血运供给受阻。

知识拓展

一、胸锁乳突肌在哪里，有什么作用

胸锁乳突肌位于脖子两侧，是长条状的，一端连在锁骨上，另一端连在耳后的颞骨上。一侧胸锁乳突肌收缩则会让脑袋转向收缩侧，双侧胸锁乳突肌收缩则会让脑袋向后缩。

二、肌性斜颈需要做哪些检查

宝宝怀疑是肌性斜颈后，就需要进一步做检查来确诊，目前常用的检查有：B 超、X 线片、肌电评估。B 超是看胸锁乳突肌有没有肿块，并且排除脖子肿瘤、囊肿等疾病。X 线片的主要作用是排除会引起斜颈的颈椎疾病。肌电评估是看生病的胸锁乳突肌的肌力与正常侧相比，差距有多大。

三、如何诊断肌性斜颈

肌性斜颈主要是通过症状、触诊、影像学表现综合来诊断。宝宝出生后，爸爸妈妈可以看宝宝是否有大小脸、是否老喜欢往一侧扭头，严重的宝宝在 7~20 天左右可以在患病一侧的胸锁乳突肌上摸到一个肿块。大月龄宝宝一般是让宝宝往前看时，大人在其背后看双耳线是否在同一水平位，宝宝向两侧扭头幅度是否一致，再结合 B 超等检查结果来确诊。

四、如何治疗肌性斜颈

如果已经确定宝宝是肌性斜颈，治疗就刻不容缓了。1 岁以内的宝宝可以使用手法按摩、牵拉、局部热敷的治疗方式，使宝宝颈部肌肉放松，肿块消散，防止肌肉纤维发生纤维化，同时提升肌力。1 岁以后的宝宝，可能需要手术治疗，建议宝宝在 5 岁前进行手术为佳。

五、肌性斜颈预后怎么样

宝宝在半岁到 1 岁时如果没有得到及时有效的治疗，简单说就是会出现大小眼、大小脸、高低肩、斜视、脊柱侧凸。经按摩、牵拉等治疗无效或者直接未治疗的 1 岁以上的宝宝，由于肌肉已经纤维化，只有通过手术才能矫正，手术最佳时间为 1~5 岁，5 岁以上还没治疗的宝宝，面部畸形较难恢复。

误区解读

误区一：帮助宝宝改正姿势后，“歪脖子”就会好了

不一定。由不良姿势习惯引起宝宝斜颈的，我们称为“习惯性斜颈”。“习惯性斜颈”的宝宝，脖子肌肉是正常的，转头运动正常，诱因主要是一些不良习惯，纠正不良习惯后的确可治愈。比如长期在母亲一侧睡觉，或一个姿势喝奶，或在托儿所、学校长期待在教室的偏斜位置等。而肌性斜颈，是由于损伤、产程、胎位等引起，宝宝的脖子肌肉生病了，存在转头困难，即使纠正生活习惯也无法改善,需要进一步治疗。

误区二:“歪脖子”可以等年龄大了再纠正

错误。很多爸爸妈妈觉得孩子骨骼发育不全,等宝宝长大了,“歪脖子”就会自行纠正。其实,肌性斜颈是一种疾病,需要及时治疗。孩子年龄越大不可逆的症状就会越重,年龄较大的小朋友,即使做了手术,头面部正常形态也难以恢复。此外,孩子年龄越大治疗成本越高。在1岁以内,80%的宝宝可以通过理疗、推拿等简单、便宜的方式治疗痊愈;但随着年龄的增长,若病情加重,则必须通过手术治疗,此时创伤大、费用高、预后差。

误区三:发现宝宝“歪脖子”,妈妈可以每天帮助宝宝转动脖子纠正

不建议爸爸妈妈自行暴力手法复位。斜颈共有5种类型,其中一种类型叫骨性斜颈,斜颈表现是因为颈椎先天性畸形,这种类型的斜颈若强力转动脖子会损伤颈椎及血管和脊髓等,严重的可引起高位截瘫。在怀疑宝宝是斜颈时,建议及时就诊,可以做B超、X线检查以帮助诊断。

小贴士

小儿斜颈父母要做些什么

1. 必须在医生的指导下进行康复治疗,切勿自行为宝宝居家按摩治疗。越来越多的证据表明,肌性斜颈不单单是某一条肌肉的问题,它是多条肌肉共同影响的结果。肿块型和发育不良型肌性斜颈推拿手法不同。因此,在治疗前,一定要让医生对孩子的病情进行全面分析,并在医生指导下进行康复治疗。

2. 保持正确的睡眠姿态,妈妈可以让宝宝头部和脊椎在同一条水平线上,避免宝宝左右翻身压迫脖子的神经,导致斜颈出现更加严重的情况。避免一个方向侧躺,使颈椎部位受到更大的伤害。

3. 可以使用热毛巾对宝宝脖子进行热敷,缓解疼痛以及肿胀。

4. 注意营养均衡,避免辛辣刺激食物的摄入,以免引起脖子出现交叉感染,导致斜颈出现炎症以及肿胀的症状。

5. 避免宝宝剧烈运动,以免宝宝劳累过度导致肌性斜颈病情加重。

第十三节
查出先天性心脏病怎么办

小案例

殷先生：我家小孩现在1个半月大，平时喝奶时反复出现呛奶。出生时医生说有卵圆孔未闭，现在这样子是发病了吗？我们怎么办？需要手术吗？

全科医生：卵圆孔是心脏左心房与右心房之间的房间隔在胚胎时期的一个生理性通道，正常情况下在出生后5~7个月融合。如果宝宝的卵圆孔到时候未能融合，则称为卵圆孔未闭。无分流或分流量小时可无症状，分流量明显时应介入治疗进行封闭。现阶段需要注意的是喝奶后“拍嗝”，避免吐奶误吸。

小课堂

一、正常心脏结构是怎样的

心脏是一个位于胸腔内中空的肌肉器官。它由四个腔体组成：左心房、左心室和右心房、右心室。左心房和左心室之间由二尖瓣隔开，右心房和右心室之间由三尖瓣隔开。左心室、右心室分别向主动脉、肺动脉泵入动脉血和静脉血。婴儿发育生长后，心脏左心与右心之间不应存在血液分流。

二、什么是先天性心脏病

先天性心脏病是指在胎儿时期或出生后心脏发育过程中发生异常，导致心脏结构异常，继而血液循环功能发生障碍的一类疾病。根据是否存在体循环（左心系统）与肺循环（右心系统）之间的分流，先天性心脏病分为三大类：①左向右分流型，如房间隔缺损、室间隔缺损、动脉导管未闭等；②右向左分流型，如法洛四联症、完全型肺静脉异位连接、完全性大动脉转位等；③无分流型，如主动脉缩窄、先天性主动脉瓣狭窄、先天性二尖瓣狭窄等。

三、为什么会得先天性心脏病

目前，医学界普遍认为先天性心脏病是多种遗传因素和相关环境因素相互作用的结果。胎儿基因突变、染色体异常（包括数目和结构异常，如唐氏综合征、18-三体综合征、13-三体综合征等），环境因素（如孕妇吸烟、饮酒、高脂饮食，接触甲醛、铅汞镉等重金属，暴露于辐射环境）、母体因素（孕妇高龄，叶酸缺乏，发生宫内感染，孕期服用可疑致畸药物，采用辅助生育技术）均是先天性心脏病的发生原因。

四、先天性心脏病有哪些影响

左向右分流型先天性心脏病导致肺血流增加，体循环血流减少，虽然没有皮肤口唇发绀，但肺淤血在一定程度上会影响血气交换。日常生活中表现出患儿存在运动发育落后、劳力性呼吸困难、反复的呼吸道感染、心悸、乏力。

右向左分流型先天性心脏病导致未氧合的静脉血进入体循环，引起发绀和肺血流减少。日常生活中表现为患儿存在运动能力、运动耐力降低，常有气急、乏力、头晕。

五、先天性心脏病有哪些治疗方法

先天性心脏病的治疗主要依靠手术，包括微创的介入手术和开胸的外科手术。目前普遍采用介入治疗，包括治疗动脉导管未闭、房间隔缺损、室间隔缺损、卵圆孔未闭、冠状动脉瘘等的经导管封堵术，治疗肺动脉瓣狭窄、主动脉瓣狭窄的经皮球囊肺动脉瓣成形术和经皮球囊主动脉瓣成形术。

六、先天性心脏病的治疗时机

不同的先天性心脏病的手术治疗时机不同。出生后早期即出现呼吸困难、口唇发绀的患儿，应尽早实施手术。介入封堵术需要考虑患儿心脏生长发育引起的改变。动脉导管未闭封堵术适用于体重≥ 4kg，有左心室容量超负荷证据且解剖条件适合介入的患儿。卵圆孔封闭术适用于 16~60 岁的患者。室间隔缺损介入封堵适合年龄≥ 3 岁的患儿。房间隔缺损患者在儿童期一般无症状，到了青春期后体检异常检出，只要超声心动图检查有右心室容量负荷升高的证据，就需要尽早关闭。

七、如果不处理会有哪些后果

异常的心内血液分流,可导致心肌重构和各种心律失常。长期的左向右分流引起肺血管病变,导致肺动脉高压进行性发展,由原来的左向右分流变成右向左分流,从无青紫发展至有青紫时,临床上称为艾森门格综合征,提示患儿病程进入终末期,预后差。

误区解读

误区一:先天性心脏病随着儿童生长发育会痊愈

不一定。动脉导管、卵圆孔会在出生后数个月内闭塞、融合。分流量小的动脉导管未闭、卵圆孔未闭、房间隔缺损、室间隔缺损可无症状,不代表所有类型的先天性心脏病都会随着儿童生长发育痊愈。

误区二:先天性心脏病可以吃药治好

通过药物可以降低血容量、减轻肺淤血,缓解心脏负荷,控制心率,降低血压等,起到的是对症治疗的效果,手术仍是先天性心脏病主要的治疗方式。

误区三:成年人没有先天性心脏病

先天性心脏病是否产生症状取决于疾病对血流动力学的影响。分流量少或无分流的先天性心脏病在儿童期可能无症状,有些不明显的心脏杂音不易被非心血管专业的医生识别,等到有机会查明时已到成年。

小贴士

某些类型的先天性心脏病可以带病生存,在日常生活中需要注意以下几点。

1. 定期复诊　定期进行心脏彩色多普勒超声、心电图检查,了解有无心脏结构改变、心律失常。

2. 适当运动　可以进行力所能及的运动锻炼,但要警惕运动诱发血流动力学紊乱、恶性心律失常。

3. 健康饮食　注意健康的饮食结构,控制钠盐和脂肪的摄入。

4. 健康生活方式　避免吸烟饮酒,控制体重,保证规律的作息和充足的睡眠时间。

5. 避免情绪波动　尽量避免情绪激动或压力,保持心情稳定。

6. 预防感染　先天性心脏病是感染性心内膜炎的危险因素,注意预防和积极处理皮肤、口腔、上呼吸道感染。

7. 急救知识　先天性心脏病患儿家属应学会基本的急救方法，以便身体出现异常时能及时作出反应。

（蔡东平）

第十四节 小女孩也要警惕外阴阴道炎

小案例

某位妈妈：医生你好，我是甜甜的妈妈，今年我们家甜甜 3 岁了，特别乖巧聪明，过完夏天就要上幼儿园了，但是最近几天，我发现女儿的情绪变得烦躁不安，总是将小手不自主地放进内裤里挠，或者在小桌角蹭私处，昨天晚上，我发现甜甜的内裤上竟有分泌物，并且宝宝私处还出现红肿，您看这是怎么回事呀？

全科医生：甜甜妈妈，您的担忧我能理解，这样的情况我们也遇到过，不排除宝宝可能得了婴幼儿外阴阴道炎。

妈妈：我女儿才 3 岁也会得阴道炎吗？

全科医生：小女孩也会得阴道炎的，具体还需要做检查，您别担心，听我仔细和您讲一讲。

小课堂

一、什么是婴幼儿外阴阴道炎

婴幼儿外阴阴道炎多发生在 2~9 岁的幼女，是女宝宝的常见病。因为阴道炎多伴有外阴炎，所以常统称为婴幼儿外阴阴道炎。主要是因为女宝宝外阴皮肤黏膜薄、雌激素水平低及阴道内异物等因素，导致外阴和阴道出现感染。

二、为什么会得婴幼儿外阴阴道炎

首先，女宝宝外阴尚未完全发育好，不能遮盖尿道口及阴道前庭，“大门”敞开着，细菌就很容易侵入。其次，女宝宝阴道环境与成人不同，出生后2~3周，母体来源的雌激素水平下降，自身雌激素水平低，阴道上皮薄，糖原少，阴道的pH会升高到6.0~8.0，导致阴道抵抗力差，易受其他细菌感染。其他具体原因如下。

（一）外阴局部卫生不佳

宝妈们未注意宝宝外阴清洁，大便后从后往前擦拭肛门，或用污染的纸擦抹肛门，导致肠道细菌侵入阴道，引起阴道炎。

（二）异物

比如花生米、豆类、小石头、泥沙等进入阴道，由于异物造成阴道上皮损伤，而引起感染。

（三）蛲虫性外阴阴道炎

蛲虫性外阴阴道炎较少出现，这个病是由于肠道蛲虫通过粪便传入阴道，或者通过婴儿母亲、保教人员的手、衣服、玩具等将蛲虫卵污染女宝宝外阴，从而引起炎症。

（四）继发性外阴阴道炎

女宝宝在上呼吸道感染或泌尿道感染后，细菌通过灰尘等直接传入阴道而引起感染。

三、婴幼儿外阴阴道炎有哪些表现

主要症状为外阴瘙痒，阴道分泌物增多，女宝宝因很难准确地诉说症状，常用手指搔抓外阴，通过手指及抓伤处，更进一步使感染扩散。外阴、尿道口、阴道口皮肤充血、水肿，有脓性分泌物。或者出现小阴唇粘连，阴道有异物时分泌物可能为血、脓性，有臭味。蛲虫所致的阴道炎，外阴及肛门外有奇痒，夜间明显。

知识拓展

如何诊断婴幼儿外阴阴道炎

由于宝宝年龄小，表达及配合度不佳，生病的位置较为隐私等情况，诊断起来有一定困难，需要宝妈们高度理解并配合。诊断该病需要检查外阴和进行病原学检查。病原学检查常用细棉拭子或吸管取阴道分泌物送检，外阴检查主要是观察外阴、尿道及阴前庭等处。

误区解读

误区一：妈妈得了阴道炎不会传染给小孩

错误。该病的病因主要是病原体感染（细菌、真菌等），会通过患病的母亲、保育员，以及幼儿园儿童的衣物、浴盆、手等直接或间接接触传播。

误区二：婴幼儿外阴阴道炎可以使用成人阴道炎药物

错误。有些成人用药不适用于儿童，因为儿童缺乏雌激素、阴道抵抗力低下等原因，使用成人的药物更容易刺激宝宝们的阴道皮肤，所以不可按照成人用药剂量用药，建议及时就医，遵医嘱使用适合儿童的药物进行治疗。

小贴士

家庭保健建议

1. 勤洗澡，每日洗澡，洗头与洗澡水应分开，避免使用刺激性沐浴露、强碱性肥皂，洗澡后用干净的毛巾吸干外阴周围的水渍。

2. 每天都要给孩子清洗外阴，扒开大阴唇认真清洗，特别是大阴唇和小阴唇之间的“沟壑”部分，容易藏污纳垢。

3. 勤换衣，勤换尿不湿，避免穿尼龙或化纤内裤，尽早穿封裆裤，不穿紧身裤。宝宝衣物单独洗涤，父母有性传播疾病时更应注意。

4. 物品专用，毛巾、盆具等应专人专用，毛巾应经常煮沸或暴晒消毒。

5. 宝宝大便后，应从前往后擦，避免粪便污染阴道及尿道口，擦洗后用温水清洗外阴及肛门。

6. 尽量少去公共浴所，如游泳馆、酒店浴池、温泉等，如不可避免，应自带浴巾、泳衣，并且结束后及时使用清水冲澡。

7. 尽早对孩子进行早期教育，告诉孩子到外面玩的时候学会保护自己，不要在泥沙地上脱裤子或者用脏手去挠尿尿的地方。

8. 用药治疗期间，宝宝要按医嘱用药。如果症状不见缓解或加重，应及时再次就医。

9. 饮食上多吃新鲜蔬菜、水果，以保持大便通畅，多喝水以防止尿路感染。避免食用辛辣的食物。

（唐　平）

第十五节 儿童需要割包皮吗

小案例

王小宝妈妈：我家宝宝幼儿园体检时发现包皮过长，需要割吗？

全科医生：不是所有包皮过长都需要手术治疗。那么，什么样的包皮过长需要手术呢？

小课堂

一、包皮的正常解剖与发育

包皮是指阴茎上通常延伸至龟头外约 1cm 的冗余皮肤，可以保护尿道口和龟头。正常包皮在妊娠 8~9 周开始发育，自龟头基底部向内生长形成上皮褶皱，并在妊娠 4~4.5 个月完成正常发育。包皮内板的鳞状上皮层与龟头相连，使包皮内板与龟头无毛上皮之间形成正常的环形初始黏附。包皮从龟头剥脱分离始于妊娠后期，但多数男婴在出生时这种分离仍未完成。仅约 4% 的男性在出生时包皮即可完全回缩，而超过半数新生男婴包皮回缩不足以暴露尿道口。出生后，阴茎生长和生理性勃起有助于包皮剥脱，也有助于包皮内板与龟头无毛上皮之间形成角化珠（包皮垢），从而使粘连松解，便于包皮回缩。

二、包茎和包皮过长

1. 包皮过长　包皮较长，覆盖龟头，但在阴茎勃起或用手将包皮往下翻时龟头和尿道口能够轻松暴露，中间无狭窄环。

2. 包茎　是指包皮无法回缩。包皮可完全回缩的发生率随着年龄增长而升高，而包茎的发生率则降低。包茎分为生理性包茎和病理性包茎。

(1)生理性包茎：见于几乎所有新生男婴，这是包皮与龟头之间先天性粘连的正常发育所致。查体可见柔韧的无瘢痕包皮口。

(2)病理性包茎：是指包皮远端瘢痕形成继发的真性包皮无法回缩，例如感染和炎症引起的包皮纤维化致瘢痕形成。这种瘢痕通常表现为包皮口周围挛缩的白色纤维环。

三、包茎的危害

1. 继发感染　包皮内皮脂腺的分泌物不能及时清洗排出，就会变成乳白色的“包皮垢”，适宜细菌生长繁殖，这些都可能会通过尿道逆行导致泌尿道感染。

2. 影响排尿　包皮口狭小，排尿时包皮鼓起像“水泡”，造成排尿不畅，或者复发包皮炎引起尿道外口瘢痕狭窄，造成排尿困难，长期可能影响膀胱、肾脏功能。

3. 影响阴茎发育　如果青春期仍存在包茎，阴茎被束缚，限制阴茎增长及变粗，严重者导致阴茎发育不对称，引发阴茎弯曲。

4. 引发早泄　阴茎头未暴露，平时受到的摩擦刺激少，阴茎头表面神经过于敏感，成年后性生活时就可能触发过早射精，造成早泄。

5. 引发癌症的潜在风险　有研究表明，包皮环切术可以减少阴茎癌及女性宫颈癌的发病率。

6. 包皮嵌顿　由于包皮口狭窄，强行将包皮翻转到冠状沟时，狭窄的包皮口在该处形成一根紧束的狭窄环，使阴茎头血液循环障碍，因而导致水肿、疼痛，即产生了包皮嵌顿。如不及时处理，可能发生糜烂、溃疡，甚至阴茎头缺血坏死。

四、需要干预的并发症

1. 无须干预的良性疾病　主要为生理性包茎、包皮垢、包皮囊肿和包皮一过性鼓胀。

(1) 生理性包茎：几乎见于所有新生男婴。自发缓解率较高，包皮究竟应在几岁前能够正常回缩，目前无法设定一个年龄界限。强调正确的包皮卫生护理；可进行轻柔的包皮牵拉练习。给予为期 4~8 周的局部用皮质类固醇治疗，例如 0.05% 倍他米松乳膏，一日 2 次直接涂抹于包皮口，有助于加快包皮回缩的自然进程。

(2) 包皮垢和包皮囊肿：积聚在包皮下的脱落上皮细胞称为包皮垢。对于包皮不能完全回缩的男孩,包皮垢可在包皮下形成白色团块,通常称为包皮囊肿。包皮囊肿为良性,通常位于冠状沟周围。包皮囊肿有助于包皮与龟头之间的分离,一旦包皮回缩性增强,包皮囊肿就容易被翻出来。

(3) 包皮一过性鼓胀:排尿时包皮一过性鼓胀常为良性,随着包皮回缩能力逐渐增强,这种现象也会缓解。

2. 需要干预的病理性疾病　包括病理性包茎、嵌顿性包茎、复发性泌尿道感染、阴茎头包皮炎、干燥性闭塞性龟头炎和短系带。

(1) 病理性包茎:无论是用力回缩导致的瘢痕形成,还是阴茎头包皮炎发作后的瘢痕形成,均可能引发纤维化包皮环(瘢痕)。瘢痕还可能源于包皮环切术后瘢痕形成。局部用皮质类固醇(一般与常规牵拉练习同时进行)对多数病理性包茎有效。倍他米松乳膏(0.05%)是最常用的局部用药物。必要时进行包皮环切术。

(2) 嵌顿性包茎:包皮卡在冠状沟后所致,可能引起龟头的静脉和淋巴淤滞,最终造成动脉损伤。嵌顿性包茎属于医疗急症。

(3) 复发性泌尿道感染:可以考虑包皮环切术作为潜在干预措施,以降低日后发生复发性泌尿道感染的风险。

(4) 阴茎头包皮炎:指龟头和包皮的炎症性疾病。通常源于卫生状况不佳(有时并发继发性感染)。病情严重者可能无法排尿,此时需行膀胱导尿术。对于膀胱导尿术失败的尿路梗阻患者,可能需要行包皮背切术或切开导致包茎的狭窄环。对于复发性阴茎头包皮炎患者,病理性包茎可能是潜在促发因素,应予以纠正。

(5) 干燥性闭塞性龟头炎:一种病因不明的慢性萎缩性皮炎。它是生殖器上类似硬化性萎缩性苔藓的病变,特征为龟头和包皮上有白色萎缩性斑块。这些斑块最终会增大并融合成硬化团块,继而导致粘连、包茎和尿道口狭窄。

(6) 短系带:阴茎系带是指龟头下方连接包皮的弹性组织带,它有助于回缩包皮,暴露龟头。短系带男性的阴茎系带过短,因此限制了包皮的移动。通常勃起时症状更明显,因为勃起时短系带向腹侧牵拉龟头,导致疼痛。病情严重者在发生性刺激时,系带可能破裂,导致不适和出血。

知识拓展

男性包皮环切术并发症

包皮环切术中及术后的操作相关并发症发生率为(2~5)/1 000。并发症大多容易治疗,无远期影响。最常见的并发症是出血和感染,外科并发症较少见。

1. 尿道并发症，包括尿道皮肤瘘和尿道口狭窄。

2. 阴茎头损伤，包括阴茎截断。

3. 包皮切除过多，可能导致阴茎干裸露。

4. 包皮切除不足，可能导致外观不满意。

5. 表皮包含囊肿。

6. 粘连程度不一，包皮与头冠之间小范围融合的轻度粘连可采用保守治疗；致密粘连也称为皮桥，可能引起阴茎栓系，常需手术松解。

7. 瘢痕是通常见于手术切口线的环形瘢痕，常导致阴茎隐匿。

8. 包皮环切术的麻醉并发症。

误区解读

误区：包茎一定要手术

不是。孩子在3岁前属于生理性包茎，若无继发感染等问题，无须处理；但如果出现包皮反复感染等并发症，需及时就医处理；若包皮口出现瘢痕，则需早做治疗。5岁以上的孩子仍存在包茎，根据情况可考虑行包皮扩张术或包皮环切术。所以，不是所有包茎都需要手术治疗。

小贴士

包皮的护理

1. 常规清洗　所有男婴或男孩在日常洗澡时都应常规清洗阴茎。肥皂若无刺激且能安全用于儿童所处年龄段，则可以使用。

2. 勤换尿布　对于尚未经过如厕训练的儿童，应勤换尿布以预防尿布疹以及包皮 / 尿道刺激。

3. 避免用力回缩包皮　否则包皮撕裂可能导致出血，并引发纤维化和病理性包茎。换尿布和洗澡时可轻柔回缩包皮，让包皮慢慢地逐渐回缩，暴露龟头。随着包皮开始自然回缩，可以对包皮下进行清洁和干燥。洗澡后，应始终将回缩的包皮拉下至其覆盖龟头的正常位置，否则可能导致嵌顿性包茎（包皮回缩至龟头后无法回到其正常位置），造成龟头静脉和淋巴淤滞。

4. 注意排尿史　以发现任何尿流异常。

（刘娟娟）

第十六节 儿童夏季护肤——防晒与防蚊

小案例

妈妈:医生你好,沿海地区夏天好热,蚊虫也很多。这是我家宝宝度过的第一个夏天,我有点儿手足无措。我既担心宝宝被晒黑,长大后白不回来,又担心宝宝被蚊子咬,特别是听说蚊子会传播好多传染病之后,我就更焦虑了。医生,您看在生活中我们有什么能注意的吗?

全科医生:宝宝应该还没有1岁,您这样的担忧我能理解,而且特别有必要,的确需要引起妈妈们的重视,那我来给您仔细讲讲儿童夏季护肤的注意事项。

小课堂

一、儿童皮肤的特点

宝宝皮肤具有多项特点,包括:结构不完善、更新速度快、含水量高、pH偏中性、屏障功能不全、易受紫外线辐射伤害等。其中,皮肤中的黑色素细胞会产生黑色素,黑色素可以减少紫外线穿透皮肤从而起到保护皮肤的作用。然而,宝宝皮肤中的黑色素含量比成年人低很多,加上宝宝的皮肤本来就薄,角质层含水量高,这些特点加起来就会导致宝宝容易被晒伤。

二、紫外线的类型

紫外线主要有3种类型,分别是长波紫外线(UVA)、中波紫外线(UVB)、短波紫外线(UVC)。UVA会使皮肤变黑、过早衰老、松弛;UVB会使皮肤烧伤、发红,出现晒斑、红斑、晒伤等;UVC伤害最大,但绝大多数可被臭氧层吸收,对人类的危害很小。

三、儿童晒伤的危害

1. 宝宝长时间暴晒可能会导致皮肤发红、脱皮、起疱，也可能会引起日光性皮炎、多形性日光疹、荨麻疹等皮肤病发生。

2. 除引起宝宝现在的皮肤疾病之外，还会影响宝宝长大后的皮肤表现。如果宝宝现在的皮肤经常暴露在阳光下，就可能产生色素沉淀，形成色素斑，宝宝长大后色素斑会像胎记一样难以消退。

四、蚊子对宝宝的危害

1. 蚊子唾液中的蛋白质会引起人体免疫反应，而小宝宝们的免疫系统还不成熟，他们接触到蚊子，被叮咬后的表现会比大人更严重，甚至可能会出现低热、淋巴结肿大的情况。此外，宝宝被蚊子叮咬后还可能会导致皮肤留疤等。

2. 蚊子具有强大的疾病传播能力，可以传播黄热病、疟疾、乙型脑炎、登革热等 80 多种传染病，如果宝宝被携带病毒的蚊子叮咬，病毒可能会乘虚而入，带来健康隐患。

3. 宝宝被蚊子叮咬后，会因为瘙痒等不适而难以入睡，睡眠不好则会进一步影响到宝宝的生长发育。

五、什么样的体质容易“招惹”蚊子

蚊子的视力其实很低，看不清人的长相，它只能通过人的体温、身体释放的气味来识别目标。例如，人体释放的水蒸气、呼出的二氧化碳，以及汗液中的丙酮、辛烯醇、乳酸，等等。由于小宝宝出汗多、新陈代谢快、体温偏高，因此更容易成为蚊子叮咬的目标。

知识拓展

一、儿童夏季如何防晒

1. 小于 6 个月的宝宝建议仅使用物理防晒。比如，选择大小合适的帽子，帽檐大于 7.5cm，遮住宝宝的脸、耳朵、后脖子部位；可以选择编织紧密、深色的衣服；防晒衣建议选择紫外线防护系数（UPF）40+ 或 UPF 50+ 的参数、UVA（紫外线 A）通过率小于 5%；太阳镜建议选择可阻挡 99%~100%UVA 和 UVB（紫外线 B)的镜片。

2. 大于 6 个月的婴幼儿物理防晒和化学防晒两种方式都可以选择，其中防晒霜建议选择以二氧化钛和氧化锌为有效成分的防晒产品。

二、怎么看宝宝是否已经晒伤

1. 轻度晒伤　皮肤会开始慢慢变红，伴一点点痒的感觉。

2. 中度晒伤　出现泛红、红斑或者少量的小水疱。

3. 重度晒伤　水疱比较大，水疱还伴有渗液，严重的宝宝可能出现发热、寒战、呕吐等全身不适。

三、儿童晒伤后该如何处理

1. 轻度晒伤处理　用凉水冲，注意不要用冰冻水或冰块冰敷，防止二次伤害，可以用芦荟胶敷 20 分钟左右，以缓解又疼又痒的感觉。厚涂补水 / 修复面霜，比如透明质酸、向日葵籽油等。

2. 中度-重度晒伤　建议及时到附近医院皮肤科就诊。

四、宝宝的物理防蚊措施有哪些

室内推荐物理防蚊，比如蚊帐、纱窗、电蚊拍。室外建议避免在上午 9 点前和傍晚 6 点以后出门，不建议宝妈为宝宝选择防蚊扣或驱蚊贴，因为覆盖范围小，难以达到全身驱蚊效果。

五、宝宝的化学防蚊措施有哪些

市面上所有驱蚊产品都离不开驱蚊剂。驱蚊剂不会直接将蚊虫杀死，而是使昆虫忌避、潜逃。驱蚊剂有一个“秘密”，那就是它不属于临床医学用药，而是属于农药管理范畴。所以家长们要注意了，在国内购买驱蚊产品时，要看标签上是否有“农药”字样，是否有农药登记三证编号(农药生产许可证 / 农药生产批准文件、农药标准和农药登记证)，否则就是非法产品。目前，批准使用的驱蚊剂主要有 3 种：避蚊胺(DEET)、驱蚊酯(IR3535)、羟哌酯(icaridin)。不建议小于 2 个月的宝宝使用驱蚊剂，建议大于 2 个月的宝宝选择驱蚊酯，大于 6 个月的宝宝选避蚊胺或羟哌酯。

六、宝宝被蚊子叮咬后该如何处理

当宝宝被蚊子叮咬后，家长可以用碱性肥皂水为宝宝清洗叮咬部位，防止肿胀起包，也可以用冰敷缓解瘙痒症状；2 岁以上的宝宝还可以涂一些花露水或者薄荷膏止痒；如蚊子包又红又肿，可能出现了虫咬性皮炎，最好及时就医。此外，家长可以将宝宝的指甲剪短一些，以避免宝宝抓破皮肤。

误区解读

误区一：宝宝防晒霜防晒力越强越好

在防晒霜的包装上，常用防晒系数（SPF）来衡量防晒产品对紫外线的防护效果。然而宝宝的防晒霜并不是 SPF 越高越好，宝宝们可能会因为过高浓度的防晒剂而出现皮肤过敏现象。在最近出台的政策中已经明确禁止商家宣传“儿童高倍防晒”这一概念。建议宝宝选择使用 SPF 为 10~15、覆盖 UVA 和 UVB 的广谱防晒霜，不建议选择 SPF 大于 30 的儿童防晒霜。

误区二：儿童可以混用大人的护肤品

不可以。建议儿童选择物理防晒，出于安全性的考虑，针对儿童皮肤的防晒霜成分通常也更为简单，而针对成人的防晒霜则更多考虑到肤感、香味等影响使用体验的因素。所以，除非外包装上写明“成人儿童均可使用”。否则，最好还是单独给孩子买一支儿童防晒霜。

小贴士

一、防晒注意事项

1. 每平方厘米皮肤上大概要涂 2mg 防晒霜。

2. 要在出门前 15~30 分钟提前涂好，并且每隔 2 小时要补涂一次。

3. 防水防晒霜并不是绝对防水的，出汗、游泳、擦拭皮肤后，需要重新涂抹。

二、防蚊注意事项

1. 口服大蒜、使用避蚊手环被证实对驱蚊无效。

2. 花露水、风油精、清凉油不是常规驱蚊产品。传统花露水只是提升肌肤清凉感，或缓解被蚊虫叮咬的瘙痒感，并不能祛除蚊子。风油精的主要成分是水杨酸甲酯，孕妇涂抹后会增加致畸风险，所以禁止给婴儿、3 岁以下儿童及哺乳期产妇使用。清凉油的主要成分是薄荷醇、薄荷油、桉叶油、樟脑、丁香油等，而小于 2 岁的幼儿不可以使用含薄荷醇的防蚊产品。

（唐　平）

第十七节 如何包裹刚出生的宝宝

小案例

家长：医生你好，最近我很焦虑，我家宝宝现在出生1个多月了，我也刚从月子中心回到家里，回家后偶尔抱宝宝时总觉得没有月嫂抱得好，宝宝在手上也不安分，爸爸抱孩子就担心摔到孩子。

全科医生：恭喜你！第一次做父母，你的担忧我能理解，这些细节的确是需要注意的，我和你展开说一说需要注意的细节。

小课堂

一、刚出生的宝宝有哪些特点

首先，刚出生宝宝的神经系统发育还不完善，很容易受到外界刺激而影响正常睡眠；其次，刚出生宝宝的体温比成年人要高，而体温调节能力还欠佳；再次，宝宝的消化系统发育还不成熟，消化能力较弱；最后，刚出生宝宝的身体柔软，不能抬头，因此不易抱起，喂奶时也不方便。

二、如何包裹刚出生的宝宝

以前家长多采用“蜡烛”式包裹，用一个包被将宝宝包起来后再用布带子将宝宝结结实实地捆起来，像一根蜡烛一样，这是对宝宝的一种束缚，限制了其胸部的活动，不仅影响肺的发育，还增加了肺部感染的概率。同时，也会压迫宝宝的腹部，影响胃和肠道的蠕动，使宝宝经常出现溢奶、吐奶的情况。此外，宝宝四肢活动也受限，不利于四肢骨骼、肌肉的发育。

科学的包裹方式是睡袋样包裹。首先,将薄毛毯对折成三角形,顶端朝上平铺在床中间,随后将宝宝放在毛毯中间,脖子要对着毯顶端,并包好尿布,注意不要盖住脐部。再将一侧对折包住宝宝身体,将多余的部分平塞在宝宝身体下面,然后另一侧以相反的方向对折并塞好。最后盖一层蓬松的小棉被,将被角塞到毯子下面,或者将宝宝放入睡袋就可以了。

知识拓展

一、如何正确地抱放宝宝

具体方法为慢慢地弯下腰,从侧面或正面贴近宝宝,一手伸入其颈后,托住新生婴儿的脑袋,另一只手放在他/她的背臀部之间,支撑住宝宝的下半身;然后,起身并轻柔平稳地将宝宝抱起。在放下宝宝的过程中,同样要用手臂支撑住新生婴儿的脑袋,然后平稳地将其放在床上,同时用温柔的目光注视宝宝。

二、不同月龄宝宝的抱姿有哪些

1. 新生儿　以横抱为主,可适当斜抱。横抱就是家长伸出一条手臂,让宝宝脑袋枕在手臂肘窝处,手臂托住宝宝脊椎,另一只手托住宝宝臀部,慢慢把孩子抱起。这个抱娃姿势,可以让宝宝看到家长的脸,方便亲子之间交流互动。在宝宝喝完奶后,为避免出现吐奶的情况,可以调整姿势为斜抱。

2. 1~3 月龄宝宝　以斜抱为主,可以适当竖抱。满月后,建议采用斜抱、竖抱结合的方式来抱宝宝(注意护住宝宝的颈部、背部)。

3. 3~4 月龄宝宝　以竖抱为主。宝宝会在出生后 3~4 个月学会抬头,竖抱的方式可以促进宝宝脊椎和颈部肌肉发育,让颈部更有力量。竖抱又分为朝前竖抱和朝后竖抱,朝后竖抱需要家长用一只手护住宝宝的后脑和颈部、手臂固定好宝宝的背部,另一只手托住宝宝臀部,慢慢抱起,让宝宝脑袋靠在自己的肩膀上,如果宝宝呛奶了,家长可以采用这种抱姿给宝宝拍嗝。朝前竖抱,适用于 4 个月及以上的宝宝,让宝宝保持仰卧姿势,然后一只手固定头颈部位,一只手托住臀部,先让宝宝坐在自己的大腿上。然后让宝宝头、颈、背靠在自己的胸腹部位,一只手托住臀部,一只从前方护住宝宝胸部。这种抱娃姿势,宝宝可以获得更广的视野,非常适合家长带宝宝外出时使用。

4. 6 月龄以上宝宝　减少抱宝宝的时间。这个阶段是宝宝动作发育的最佳时期，应尽量少抱宝宝，可铺上游戏垫，让宝宝自由地趴、坐、爬、扶站等。如果要抱宝宝，建议选择跨坐抱法，让孩子跨坐在自己的腰部，同侧手掌托住宝宝臀部，另一只手放在宝宝腿部做好固定。6 月龄以上的宝宝，颈部支撑力已经很好了，这样的姿势可以节省力气。

误区解读

误区一：宝宝腿不直就是“罗圈腿”

在包裹刚出生的宝宝时，部分细心的家长发现，宝宝躺着时双腿自然弯曲，脚心相对，呈现“O”型的腿形。发现这种情况一般不用过分担心，宝宝从出生到 2 岁，都是“O”型腿，这是正常的生理现象。

误区二：刚出生的宝宝要经常抱

医学上，新生儿期是指出生后 28 天内的宝宝，这个时候宝宝的需求是比较少的，睡眠的时间又占据了绝大部分，所以这个阶段是最好带的时候。而这个时候的小宝宝，我们建议家长不要去经常抱他们。但是到了三四月龄，小宝宝有了一定的活动能力，并且白天的睡眠时间相对减少，这时候家长们就需要多抱抱宝宝，多和宝宝进行互动。

小贴士

宝爸宝妈注意事项

1. 刚出生的宝宝免疫力很低，父母在抱孩子前一定要洗手、洗脸，避免把病毒传给宝宝。

2. 刚出生的宝宝每天需要 20 小时的睡眠时间；6 个月左右的婴儿需要 16 小时左右的睡眠时间。所以，除了喂奶、换尿布等特殊情况外，不要过多抱婴儿。

3. 宝宝出生后的 3 个月内，颈部力量薄弱，家长在抱起和放下宝宝的过程中一定要托住宝宝的脑袋。

4. 由于宝宝的生理特点，胃是水平的，并且胃部的肌肉发育不完全，在这种情况下，哺乳或喂食后如果将婴儿抱在怀中逗玩，则食物容易从贲门溢出，造成呕吐。

（唐　平）

第十八节 “婴儿般”的睡眠是不是好睡眠

小案例

卢女士的宝宝聪明活泼，家里人非常宠爱，也就经常依着宝宝不早睡，跟着大人一起熬夜。随着宝宝长大到了上幼儿园的年纪，卢女士发现自己的宝宝比同班的小朋友个头都要小，且早上经常不愿意起床，并且闹情绪，导致上学迟到，这令卢女士很是苦恼……

小课堂

一、什么是睡眠周期

睡眠周期分两部分：非快速眼动睡眠期和快速眼动睡眠期。这两期交替出现，交替一次称为一个睡眠周期，每个周期 90~110 分钟，每夜通常有 4~5 个睡眠周期。

二、什么是睡眠障碍

睡眠障碍是指睡眠的数量、质量、时间出现异常或者出现不规律的情况。睡眠障碍包括七大类：失眠、睡眠相关呼吸障碍、中枢性嗜睡症、昼夜节律睡眠-觉醒障碍、睡眠异态、睡眠相关运动障碍和其他睡眠障碍。睡眠障碍在小宝宝的各年龄阶段中都很常见。

知识拓展

一、怎么判断宝宝的睡眠是否充足

如果你感觉宝宝可以很轻松地起床，白天瞌睡少，不会感觉难以集中精神，情绪稳定，那么宝宝就属于睡眠充足。如果家长感觉宝宝白天很困倦，起床很困难，经常会被激怒，难以集中精神，在午饭或者晚饭后，看影视剧或者玩耍时，打瞌睡或几乎睡着，那么就属于睡眠不足。

二、什么样的睡眠才是宝宝健康睡眠

宝宝健康的睡眠主要表现在两个方面：首先是入睡较快，一般不超过 30 分钟；其次是有充足的睡眠时间，在睡眠过程中不会频繁醒来，不被多梦困扰。

三、婴儿各阶段睡眠有什么特点

（一）满月的宝宝

一次可以睡 3~4 小时。母乳喂养宝宝睡眠时间会短一点，因为母乳相较于配方奶，在宝宝的胃里停留的时间稍微短一点。在这个阶段，家长要帮助宝宝调整作息时间，缩短白天多余的睡眠。白天在有光线的屋子里小睡，晚上在黑暗、安静的房间里睡觉。

（二）2~3 月龄的宝宝

这个年龄段宝宝睡眠时间为 16~18 个小时 / 天，且大部分睡眠时间会在晚上，白天宝宝还是要睡上三四次。这个阶段宝宝需要在晚间吃奶，因此并不能一觉睡到大天亮。建议家长将喂奶时间固定下来，让宝宝习惯在固定的时间里感到饥饿。建议宝宝白天以玩耍为主，睡觉时间集中在夜里，晚上喂奶时保持安静，不要在半夜里对着小宝宝说话或唱歌。刚醒来时孩子有点儿哭闹是正常的，适当让其哭一会儿，宝宝会平静下来重新入睡。

（三）4~5 月龄的宝宝

这个年龄段宝宝睡眠时间为 15~16 小时 / 天，白天的时候会睡 2~3 觉，每次 1~3 小时。这个阶段宝宝会将一天中大部分的睡眠时间放在晚上，白天他们醒着的时间会更长。在宝宝有动静的时候，家长可以先静下心来听一听，什么声音是睡眠时发出的，什么声音表明宝宝睡醒了需要你，如果宝宝只是翻身或哼哼一会儿，但没有醒，你只需轻轻地把手放在其身上，如果他 / 她还安静不下来你可以轻轻地抚摸或拍拍他 / 她，宝宝频繁翻身的其他可能原因是床

铺过热、不舒服或被子太厚，睡觉时穿的衣服不舒服、睡前吃得太多等。

（四）6~8 月龄的宝宝

这个年龄段宝宝睡眠时间平均 12 小时 / 天，通常白天上下午各一次小睡，每次约 1~2 小时，大多数宝宝已经可以一觉睡到天亮，不再需要在夜间吃奶了。大人抱着宝宝睡确实可以让宝宝获得一种安稳感，但也容易让宝宝形成依赖，等宝宝再大一点儿，想做出改变时会很困难。建议在宝宝醒的时候将其放到床上，同时给他 / 她一个玩具，可以帮助宝宝平静下来，练习自己睡觉，逐步培养独自入睡的能力。

（五）9~12 月龄的宝宝

这个年龄段宝宝睡眠时间 11~12 小时 / 天，通常白天上下午各一次小睡，每次约 1~2 小时。建议在宝宝似睡非睡的时候，将其放在小床上，这样宝宝中途醒来发现和入睡时情景一样便不会感到害怕。开始的时候，孩子可能会哭着反抗，你可以轻轻地将房门关上，过两三分钟进去看看他 / 她，这样重复几次，返回去看他 / 她的时间逐渐从 3 分钟延长到 5 分钟、7 分钟，直到宝宝自己睡着为止。

（六）1 岁及以上的宝宝

这个年龄段宝宝睡眠时间为 10~12 小时 / 天，然后白天再睡 2 觉，每次 1~2 小时。许多宝宝会选择抱着自己喜欢的玩具入睡。这是他们步入睡眠的一步，可以在宝宝小床里放几个小玩具，但不要给宝宝太大的玩具，否则他们很快会学会如何踩着玩具从小床围栏里爬出来。安抚奶嘴在这个年龄应该戒掉，它会妨碍宝宝学会自己入睡。

误区解读

误区一：睡眠不足不会影响孩子学习成绩

会影响。在睡眠状态下，孩子大脑耗氧量会大大减少，有利于脑细胞新陈代谢。因此，保障充足的睡眠有助于消除疲劳、保护大脑、储存记忆。目前的研究发现，和睡眠充足的孩子相比，睡眠不足的孩子学业成绩普遍较差，并且语言能力、创造力和抽象思维能力表现欠佳，上课注意力、学习自觉性下降。

误区二：白天孩子过度嗜睡和懒惰是一回事儿

不是一回事儿。白日过度嗜睡是一种常见的睡眠障碍性疾病。常表现为久坐后易打盹、瞌睡；症状几乎每天发生，且至少持续 3 个月。大部分出现该症状的孩子往往会被误认为是懒惰、不爱学习或者晚上睡觉太晚，因而常受到父母、老师的批评指责和更加严厉的管束，由此引起儿童青少年焦虑、自卑等不良心理状态。儿童青少年如果经过自身努力调整后仍不能改善，建议应及时寻求睡眠科医生帮助。

误区三：睡眠不足不会影响孩子视力

会影响。孩子眼睛的正常发育和视力调节主要受自主神经的影响，而缺乏睡眠是造成眼部自主神经功能紊乱的原因之一。有研究发现，睡眠时间每减少一个小时，近视屈光度增加 0.10D。

误区四：睡眠不足不会影响孩子的体格生长

会影响。孩子长高主要靠脑部分泌生长激素，然而生长激素主要在深睡眠状态时分泌。因此，对于儿童而言，睡眠不单纯是身体休息的需要，更是促进身体生长发育的催化剂。

小贴士

如何使儿童养成良好的午睡习惯

1. 家长要树立午睡榜样，营造午睡环境。
2. 拉好窗帘，保持卧室适宜的光线。
3. 卧室墙体图案以景色为主，如夜晚的天空、微笑的月亮。
4. 给孩子设置午睡奖励，答应孩子如果午睡就可以得到一些想要的东西或者满足一个小愿望，从而激发孩子午睡的意愿。

（唐　平）

第十九节 宝宝乘坐飞机的注意事项

小案例

某位妈妈：医生您好，我和宝宝准备下个月去澳大利亚看望老公，但宝宝出生才 1 个月，可以坐飞机吗？听说有的宝宝坐飞机后就得中耳炎或者听力受损，也不知道是不是真的，您能给我一些建议吗？

全科医生：这位妈妈您好，你的担忧我理解，我们很多家长都有这样的出行需求，宝宝的鼓膜和咽鼓管和我们大人是有所区别的，在坐飞机过程中的确有一些注意事项，具体建议你听我给你仔细讲讲。

小课堂

一、宝宝咽鼓管位置及特点

咽鼓管是连接中耳鼓室与鼻咽的一个通道，咽鼓管由 2 部分组成，分别是外侧的骨段和内侧的软骨段。软骨段平常是关闭的状态，只有在宝宝吞咽、打哈欠、哭泣等状态下才会开放。咽鼓管就像家里的空调，可以交换空气（调节鼓室气压）、除湿（排出鼓室内分泌物），保证家里空气良好没有细菌（防止细菌引起鼓室感染）等。然而宝宝们的咽鼓管与大人相比是宽、短且直的，所以宝宝咽鼓管“交换空气、除湿功能”比大人差，更容易得中耳炎。

二、坐飞机时如何保护宝宝耳朵

宝宝的鼓膜比大人薄，咽鼓管比大人宽、短且直，再加上宝宝鼻子和咽喉常有分泌物堵塞，所以宝宝耳朵鼓膜能够承受的压力远比大人小。然而，在飞机起飞及降落过程中，客舱压力会从起飞前的 1 个大气压降到巡航时的 0.6 个大气压，降落时又会慢慢增加到 1 个大气压，这种压力的急骤变化会造成咽鼓管内外压力不平衡，增加宝宝中耳炎的风险。因此，我们建议宝宝在飞机起飞和降落时，尽量让其咽鼓管开启，具体方法有 3 点。首先，宝宝在上飞机前尽量不喝水、吃奶或吃零食，等飞机升空时再给宝宝喝或吃，让宝宝充分地做吞咽动作，这样可以避免宝宝鼓膜疼痛；其次，宝宝哭闹是有利于咽鼓管开启的，所以在飞机起降时大可不必制止；最后，千万记住在飞机起降时不能让宝宝睡觉，这个时候睡觉鼓膜压伤的可能性会增加。

知识拓展

一、多大月龄的宝宝能坐飞机

目前，按照国航规定，出生满 14 天的足月产宝宝和出生满 90 天的早产宝宝可以坐飞机，但需要年满18周岁成人旅客同行。

二、宝宝晕机时父母该如何处理

首先，家长可以给宝宝选择远离发动机且临窗的位置，在宝宝晕机反应较轻的时候，可以引导孩子向窗外远眺。其次，不要给宝宝吃太多难以消化的食物，可以饮用少量加醋的温开水以预防晕机。最后，有经验的家长也可以尝试用大拇指按压宝宝内关穴（内关穴大致在戴手表的位置，手腕关节的手掌侧2~3cm处），可以减轻宝宝晕机症状。如果反应过于严重，应立即找机组医务人员处理。

三、什么情况下宝宝不宜乘坐飞机

患有严重的疾病，如严重感冒、发热、心肺疾病、贫血和癫痫等疾病的患儿，不宜选择航空旅行。如果是不得已带病出行，除了带好必要的药品外，上飞机前还要把宝宝的情况通知空乘人员，以便他们做好准备，必要时宝宝能获得帮助。

小贴士

宝宝乘坐飞机的注意事项

1. 尽管飞机上允许大人乘机时将婴儿抱在怀里，但为安全起见，还是强烈建议，所有乘坐飞机的儿童无论年龄大小，最好坐在经验证符合孩子身高体重的儿童安全座椅中。有的汽车用儿童安全座椅也可以在飞机上使用，家长可以事前和航空公司打听清楚自己的座椅是否符合飞机装置。

2. 避免坐在顶箱装满货物的座位下。在气流不稳定时，顶箱上的重物很有可能会掉下来，砸到下面的乘客。此外带着孩子的家长，选择靠走道位置方便给宝宝喂奶、换尿布，远离发动机临窗位置可减少宝宝晕机。

3. 不喝热茶和咖啡。飞机飞行时气流紊乱时常发生，一旦出现这种情况，杯中的热饮很可能会泼洒出去，严重时可能造成宝宝烫伤。

4. 父母要提前到达机场，预留出充足时间。行李尽量选择托运，宝宝路上所需东西需随身携带。登机前，家长记得自己上趟卫生间，以及记得给宝宝换一次纸尿裤。

（唐　平）

第二十节

儿童早教的利与弊

小案例

家长小苏：我孩子2岁半了，看身边有不少同龄孩子参加早教课，自己在犹豫是否也给孩子报名参加一些早教课程，因此咨询一下全科医生。

全科医生：早期教育作为终身教育的开端，其目的不是简单的灌输知识、提高智力，而是发掘儿童的好奇心和天生学习探索潜力，通过科学、系统的训练，提供满足大脑发展所需的感觉刺激和学习体验，并使儿童养成良好生活习惯。同时，培养其独立、自信、专注、协调等综合能力，形成健全人格，为良好素质的养成奠定基础。因此，早期教育的目的并不是提高智力，而是通过教育活动开发儿童的内在潜能，是一种重在学习过程而不是单纯追求知识掌握的教育。

小课堂

一、早教的利

1. 接受早期教育的儿童在取向、责任、劳动方面明显比普通儿童优秀，说明早期教育使儿童更早接触事物、认识事物，增强活动技能，发挥主观能动性，其适应行为更趋良好。应该重视和普及儿童早期教育，促使儿童身心健康发展。

2. 每天进行体操和大运动训练，不仅可以促进精神发育，还可有效锻炼体格。有针对性的运动训练可以使原来兴奋的神经细胞抑制得更完全，对身体各系统产生积极影响，进而提高睡眠质量，这对儿童的生长发育将产生长期的积极影响。

3. 接受早期教育的儿童在社会适应能力方面明显高于其他儿童，尤其体现在独立性、交际能力、集体生活适应等方面。他们大都表现积极向上，易于融入集体，乐于接触新事物，好奇心强，有较强自信心。陪伴儿童玩耍，做亲子游戏，能够激发儿童的表达欲望，提高大动作、精细动作和语言沟通能力，增强人际交往技能，并将在未来的成长中产生积极影响。

4. 在 0~3 岁这个关键时期，大脑发育迅速，可塑性强，如果结合适当的环境刺激，可以最大限度促进大脑发育，使早期潜能显现出来。根据儿童身体生长和神经心理发育特点，通过外界环境刺激和科学训练方法，开展有针对性的早期训练，培养儿童的感知、运动、语言、认知能力，帮助他们形成良好生活习惯，促进神经发育和智能发展。

二、早教的弊

1. 过度注重课程学习，忽略智力启发。目前，早期教育机构师资配备的重点在语文、数学等基础课程，音乐、舞蹈、美术等课程的教师数量很少，出现了“过度注重文化课”的现象。这一方面会增加孩子的学习压力，不利于其成长；另一方面，这一客观条件也限制了素质教育的实施，不利于幼儿的长远发展。

2. 过度注重知识灌输，忽略情感投入。早期教育应该是针对孩子身心的综合教育，重视智力开发是其基本职责，但不应局限于知识的学习。互动游戏是早期教育应该采取的主要教学方法。但是，目前的早期教育倾向于小学化，这不仅限制了教学安排，还阻碍了早期教育朝着应有的方向发展。

3. 过度注重管教，忽略人格塑造。学生家长往往将孩子的安全问题放到首位，这也无可厚非。但是，这种关注要有一定的程度限制。如果家长过于注重安全教育，甚至因此限制儿童教育的内容和形式，将不利于儿童早期教育课程的开展，不利于孩子的人格培养。

知识拓展

何时为早期教育的关键时期

早期教育应抓孩子的发展敏感期。发展敏感期指个体在其发展过程中有某个特定时期对某些能力或知识信息的获得特别敏感。如果接受了适当刺激，就会不知不觉地、毫无困难地获得这些能力和知识；如果在这个时期未能受到适当刺激，那么他们以后对这些知识或能力的获得就会事倍功半，得花几倍、几十倍的时间与努力，甚至永远失去获得这些能力和知识的可能。儿童感觉的敏感期是从出生到5岁，秩序的敏感期是1~4岁，语言的敏感期是在出生后2个月~8岁，动作的敏感期是从出生到6岁。只要抓住这些敏感期，给予孩子丰富的刺激和适当的帮助，就一定能把孩子的各种潜能挖掘出来。“狼孩”的例子告诉我们两三岁是幼儿发展口语的最佳年龄，如果错过了这个时期，没有很好地让其口语得到发展，再教孩子说话就比较困难了。

误区解读

误区：早期教育就是超前教育

有些人认为早期教育就是让孩子提前把小学课程学完，即早期教育小学化，这是一种错误的做法。教育应遵循孩子身心发展的规律，根据孩子不同年龄阶段的特点，传授他们能接受的知识。超越孩子当前发展阶段的教育可能会带来负面影响。正如法国著名教育家卢梭所言：“大自然希望儿童在成人以前就要像儿童的样子。如果我们打乱了这个次序，就会造成一些早熟的果实，它们长得既不丰满，也不甜美，而且很快就会烂。”让孩子过得愉快，获得快乐，他们就有充裕的时间和精力，展示爱玩的天性，让孩子玩中学、乐于学，使孩子健康快乐成长，这就是最恰当的早期教育。

（陈　瑶）

第二十一节

谈谈尿床这件事

小案例

小凯妈妈：医生，我们家孩子已经7岁了，但晚上还是会尿床，每周大概有

3次，有什么办法能治好吗？

全科医生：不要着急，您家孩子可能是患了遗尿症。我们需要通过一些检查来明确原因，以确定治疗方法。下面我们来科普一下遗尿症的一些知识。

小课堂

一、什么是遗尿症

遗尿症，俗称“尿床”，是指5岁及以上的儿童在夜间睡眠中发生的无意识排尿现象，也称睡眠遗尿症。我国儿童遗尿症患病率为4.8%。

二、遗尿症的分类有哪些

1. 原发性睡眠遗尿症　是指自幼一直有遗尿症，除外其他器质性疾病。

2. 继发性睡眠遗尿症　是指儿童曾经连续6个月不尿床，后来又开始每周至少尿床两次，持续至少3个月的遗尿。多数是在生理性发育延迟的基础上可能伴有泌尿系统疾病、全身性疾病、神经及心理疾病等，导致遗尿症状反复或加重。

三、遗尿症的发病原因是什么

儿童遗尿症的病因及发病机制较复杂，涉及遗传、脑脊髓神经系统功能、内分泌代谢节律、泌尿系统膀胱尿道功能等多种因素，同时遗尿症的发生和病情轻重也与遗传、生活习惯、心理行为，以及家庭环境和教育等密切相关。绝大多数孩子的遗尿是功能性的，是大脑皮质及皮质下中枢功能失调所致。引起功能性遗尿的常见原因是精神因素，如突然受惊、过度疲劳、骤然换新环境、失去父母照顾及不正确的教养习惯等。儿童对生活环境的改变适应不良时，可暂时抑制已经获得的随意排尿功能而遗尿。遗尿大多见于易兴奋、胆小、被动、过于敏感或睡眠过熟的儿童。个别患儿有家族性倾向。少数患儿是由于器质性疾病引起，如蛲虫病、脊柱裂、脊髓炎、脊髓损伤、癫痫、大脑发育不全以及膀胱容积小等。

四、遗尿症有哪些表现

儿童遗尿症大多表现为在半夜一定的时间发生遗尿，有时一夜遗尿数次，亦可持续数月，有时消失后再出现，还有持续数年直到性成熟前才自然消失的。临床上，患儿通常没有排尿困难或剩余尿，尿常规检查亦正常。部分患儿可能伴有便秘等排便异常，以及其他发育健康问题，如体质较弱和发育迟缓、身材矮小、脾胃功能和睡眠异常。此外，部分患儿还可能存在心理行为问题，表现为多动、注意力不集中、紧张、焦虑等症状。

知识拓展

一、如何诊断遗尿症

儿童遗尿症诊断标准是年龄≥5岁儿童，平均每周至少2次夜间不自主排尿，并持续3个月以上。对于大龄儿童，诊断标准可适当放宽夜间遗尿的次数。

应详细了解儿童的性格、精神发育状态、生活环境（家庭和学校）和教养习惯等，才能明确原因。同时，要详细做体格检查和神经系统检查，如果是由于躯体缺陷或其他器质性疾病引起的，应当查出原发病。还要检查中段尿以排除尿路感染。

二、如何治疗遗尿症

原发性睡眠遗尿症是儿童生理机能发育延迟的表现，频繁睡眠遗尿需尽早给予指导和干预。

（一）基础治疗

纠正不良生活习惯，包括调整饮水饮食习惯、进行日间饮水排尿膀胱功能训练、规律作息时间、规范排尿行为、保障睡眠时间和质量等。基础治疗的目的是营造健康的家庭生活环境，逐渐形成昼夜分明的生活代谢节律，以改善整体体质，促进儿童身心健康发育。应当着重进行教育、解释，以消除儿童的精神负担和引起情绪不安的因素，并建立合理的生活制度，避免过度劳累。特别要强调的是家长对患儿遗尿应采取劝慰和鼓励的态度，而非斥责和惩罚，以帮助患儿建立信心。国际儿童尿控协会推荐，将教育和鼓励疗法以及对儿童的行为建议作为一线的治疗手段。以上简单措施可实现15%~20%病例尿床好转，且不需要进一步干预。

（二）遗尿报警器

若患儿膀胱容量降低，应优先选用遗尿报警器治疗。遗尿症警报治疗具有最高的整体治愈率。遗尿报警器需要坚持使用才能达到理想效果，大多数需要使用8~10周，有些需要更长时间，连续14晚未尿床，可以认为治愈并停止使用。

（三）药物治疗

在基础治疗之上可加用药物作为辅助治疗。

1. 去氨加压素治疗　该药是人工合成模拟抗利尿激素作用的药物，以达到夜尿浓缩、减少夜间尿量从而改善夜遗尿症状的目的，需要夜间限制饮水以保证安全和有效性。去氨加压素是国际儿童尿控协会推荐的遗尿症一线治疗药物，建议以3个月为一疗程，酌情调整剂量，必要时可延长疗程或采用逐渐停药的方式以减少复发。用药需配合基础治疗，保障良好的治疗依从性。

2. 抗胆碱能药物　该药可以有效抑制膀胱逼尿肌过度活动症状，增加膀胱稳定性和容量，有效减少患者夜间遗尿频率，同时可改善日间排尿异常症状。

（四）中医疗法

通过辨证论治，采取中药口服、针灸、推拿、穴位埋线、敷贴疗法等综合治疗调整体质和机能。

（五）生物反馈治疗和控尿功能训练

主要适用于存在膀胱尿道功能紊乱的遗尿儿童。经过训练提高膀胱的稳定性和安全容量，调整逼尿肌-括约肌协调性。生物反馈治疗需要专用的设备和软件，控尿功能训练包括日间充分饮水膀胱训练和进行盆底括约肌训练，如跳绳、蛙跳等。

误区解读

误区一：小孩子尿床是正常的，以后自然就会好，不需要看医生

不正确。儿童容易因遗尿产生自卑、焦虑、抑郁等负面情绪，形成内向心理，畏惧正常的社交。另外，儿童遗尿症病因较复杂，也可能由身体有泌尿系统或神经系统等疾病导致。因此，家长必须重视儿童遗尿症，及时就诊，查明原因，积极干预，避免错过最佳治疗时间。

误区二：小孩子尿床就应该骂一顿或者打几下屁股，让孩子知道尿床是一件多么羞耻的事情，以后孩子就会自己注意控制小便，不再尿床了

不正确。孩子尿床后被父母打骂，只会让孩子更加紧张，导致情绪不安、睡眠障碍，不但没有帮助，反而可能让孩子病情加重，甚至导致自卑、焦虑、抑郁情绪的发生。

小贴士

一、得了遗尿症，该怎么办

家长应积极到医院就诊查明原因，同时重视对患儿的教育和鼓励，帮助孩子建立信心，还可以用下列方法训练孩子的膀胱。

1. 下午 4 点以后不吃流质饮食，减少晚饭菜中的盐量，少喝水，以减少膀胱尿量。

2. 在正常规律作息、睡眠有保障的条件下，对患儿进行定时唤醒训练。

3. 遗尿减少时应给予奖励，给患儿心爱的奖品，以增加信心。

二、排尿训练不当会导致遗尿症吗

排尿训练不当是一种引起儿童遗尿症的重要非病理因素，有的家长为图方便，长期给小儿戴尿布，而不进行排尿训练，或是夜间于小儿躺卧时为其接尿，久而久之，即使小儿可自主排尿，也会养成随意排尿的习惯。另外，不规范的排尿训练也可导致一系列排尿问题，例如夜里频繁叫醒小儿排尿，此时膀胱未扩张难以产生明显尿意，如强迫小儿排尿，可导致小儿对排尿产生抗拒心理；或是过早对小儿进行排尿训练，可能导致小儿因难以承受而出现排尿紊乱问题，进而出现尿床。

（胡　燕）

参考文献

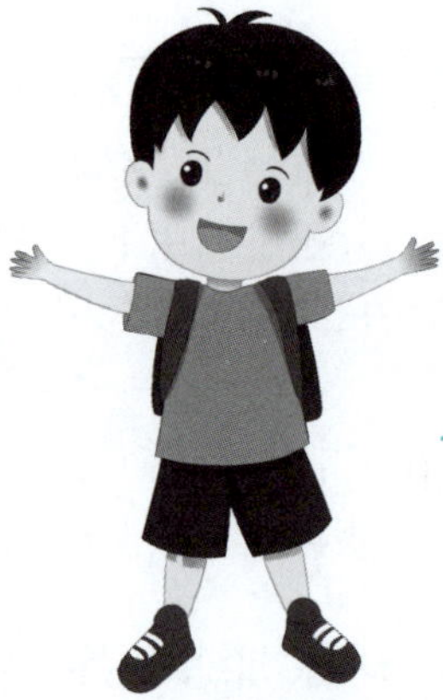

[1] 中华人民共和国卫生部. 新生儿疾病筛查管理办法[Z]. 2009-02-16.

[2] 中华人民共和国卫生部. 新生儿听力筛查技术规范(卫妇社发〔2010〕96 号)[J]. 中国儿童保健杂志,2011,19(6):574-575.

[3] 王卫平,孙锟,常立文. 儿科学[M].10 版. 北京:人民卫生出版社,2024.

[4] 中华医学会儿科学分会内分泌遗传代谢学组,中华医学会儿科学分会儿童保健学组,中华儿科杂志编辑委员会. 儿童体格发育评估与管理临床实践专家共识[J]. 中华儿科杂志,2021,59(3):169-174.

[5] 张亚钦,李辉,宗心南. 中国 0~18 岁儿童青少年坐高和下肢长生长参照标准值及生长曲线[J]. 中国循证儿科杂志,2021,16(3):197-203.

[6] 吴薇,罗小平. 科学评估儿童和青少年体格生长发育[J]. 中华医学信息导报,2022,37(10):14.

[7] 中华医学会儿科学分会内分泌遗传代谢学组. 矮身材儿童诊治指南[J]. 中华儿科杂志,2008,46(6):428-430.

[8] 冯超,关宏岩,朱宗涵. 辅食喂养热点问题及相关研究进展[J]. 中国妇幼健康研究,2017,28(5):612-615.

[9] 吴晓娜. 如何给宝宝添加辅食[J]. 农村百事通,2019,16:56-57.

[10]《中华耳鼻咽喉头颈外科杂志》编辑委员会鼻科组,中华医学会耳鼻咽喉头颈外科学分会鼻科学组、小儿学组,《中华儿科杂志》编辑委员会. 儿童变应性鼻炎诊断和治疗的专家共识(2010 年,重庆)[J]. 中华儿科杂志,2011,49(2):116-117.

[11] 陈灏珠,林果为,王吉耀. 实用内科学(下册)[M]. 15 版. 北京:人民卫生出版社,2017.

[12] 中华中医药学会皮肤科分会. 湿疹(湿疮)中医诊疗专家共识(2016 年)[J]. 中国中西医结合皮肤性病学杂志,2018,17(2):181-183.

[13] 中华医学会皮肤性病学分会儿童皮肤病学组. 中国儿童特应性皮炎诊疗共识(2017

版)[J]. 中华皮肤科杂志,2017,50(11):784-789.

[14] 顾恒,尤立平,刘永生,等 . 我国 10 城市学龄前儿童特应性皮炎现况调查[J]. 中华皮肤科杂志,2004,37(1):29-31.

[15] 中国中西医结合学会皮肤性病专业委员会环境与职业性皮肤病学组 . 中西医结合系统药物治疗湿疹皮炎类皮肤病专家共识(2015 版)[J]. 中华皮肤科杂志,2015,48(3):151-153.

[16] 温禾,姚煦 . 抗组胺药在特殊人群中的应用[J]. 中华皮肤科杂志,2016,49(9):669-671.

[17] 陈奇权 . 长期管理荨麻疹患者,疾病评估要随行:《中国荨麻疹诊疗指南(2018 版)》解读[J]. 医师在线,2019,9(4):33-34.

[18] 中华医学会皮肤性病学分会荨麻疹研究中心 . 中国荨麻疹诊疗指南(2022 版)[J]. 中华皮肤科杂志,2022,55(12):1041-1049.

[19] 朱奕锜,唐慧,王朵勤,等 . 维生素 D 与慢性荨麻疹的研究进展[J]. 国际皮肤性病学杂志,2017,43(4):223-226.

[20] 任华丽,王学艳 .EAACI/GA2LEN/EDF/WAO 荨麻疹及血管性水肿诊疗指南(2009 版)解读[J]. 实用医学杂志,2010,26(4):531-534.

[21] 谢娜娜,宋洪涛 . 蚊虫叮咬后抗炎止痒治疗药物研究进展[J]. 中国处方药,2017,15(1):12-13.

[22] 李中跃 . 儿童消化道食物过敏诊治策略[J]. 中华实用儿科临床杂志,2017,32(19):1441-1444.

[23] 杨敏,龚四堂 . 食物过敏相关消化道疾病管理的关键问题[J]. 中华儿科杂志,2018,56(7):481-483.

[24] 中华预防医学会过敏疾病预防与控制专业委员会预防食物药物过敏学组 . 口服食物激发试验标准化流程专家共识[J]. 中国全科医学,2018,21(27):3281-3284.

[25] 中华医学会儿科学分会消化学组 . 食物过敏相关消化道疾病诊断与管理专家共识[J]. 中华儿科杂志,2017,55(7):487-492.

[26] 中华儿科杂志编辑委员会,中华医学会儿科学分会 . 儿童过敏性疾病诊断及治疗专家共识[J]. 中华儿科杂志,2019,57(3):164-171.

[27] 熊俊伟,李兵,周维康,等 . 孟鲁司特钠联合养阴合剂治疗过敏性咽炎疗效分析[J]. 中国临床研究,2015,28(7):941-943.

[28] 邱元正 . 耳鼻咽喉头颈外科学[M].10 版 . 北京:人民卫生出版社,2024.

[29] 徐永健 . 内科学[M].10 版 . 北京:人民卫生出版社,2024.

[30]《手足口病诊疗指南(2018 版)》编写专家委员会 . 手足口病诊疗指南(2018 年版)[J]. 中华传染病杂志,2018,36(5):257-263.

[31] 王楚 . 人疱疹病毒 6 型感染的研究进展[J]. 儿科药学杂志,2014,20(8):62-64.

[32] 张学军,郑捷 . 皮肤性病学[M]. 9 版 . 北京:人民卫生出版社,2018.

[33] 李兰娟,任红. 传染病学[M]. 9 版. 北京:人民卫生出版社,2018.

[34] 中华医学会儿科学分会感染学组,国家感染性疾病医疗质量控制中心 . 疱疹性咽峡炎诊断及治疗专家共识(2019 年版)[J]. 中华儿科杂志,2019,57(3):177-180.

[35] 中华人民共和国国家卫生健康委员会 . 手足口病诊疗指南(2018 年版)[J]. 中华临床

感染病杂志,2018,11(3):161-166.
[36] CORSINO CB,ALI R,LINKLATER DR. Herpangina[M]. Treasure Island(FL): StatPearls Publishing,2023.
[37] 范雪梅 . 鼻窦炎如何防治[J]. 养生保健指南,2019(40):126.
[38] 林史昂,张月飞 . 儿童慢性鼻窦炎的治疗研究进展[J]. 饮食保健,2019,6(25):292.
[39] 姚亮 . 儿童鼻窦炎的 CT 表现及其诊断的符合率分析[J]. 影像研究与医学应用,2019,3(13):186-187.
[40] 姚勇 . 鼻窦炎和鼻炎区别是什么[J]. 饮食保健,2019,6(35):270.
[41] 向竹筠 . 鼻窦炎护理不可不知的小知识[J]. 特别健康,2019,(20):194-195.
[42] 中华耳鼻咽喉头颈外科杂志编辑委员会鼻科组,中华医学会耳鼻咽喉头颈外科学分会鼻科学组 . 中国慢性鼻窦炎诊断和治疗指南(2018)[J]. 中华耳鼻咽喉头颈外科杂志,2019,54(2):81-100.
[43] 张道华 . 儿童呼吸系统疾病的临床研究进展[J/OL]. 临床医药文献电子杂志,2019,6(15):193.
[44] 高岩 . 探究儿科细节护理对于小儿支气管炎的临床效果[J]. 中国医药指南,2018,16(9):261-262.
[45] 刘丽中 . 氧气雾化吸入辅助治疗小儿支气管炎的临床观察与护理[J]. 中国医药指南,2015,13(14):273.
[46] 孙长华 . 小儿慢性支气管炎的临床治疗分析[J]. 中国医药指南,2013,(31):66-67.
[47] 陆权,陈慧中,江澜,等 . 急性呼吸道感染抗生素合理使用指南(试行)(下部分)[J]. 中国实用儿科杂志,2001,16(12):755-759.
[48] 袁艺,曹玲,于雪梅,等 . 儿科门诊儿童毛细支气管炎及喘息性支气管炎治疗现状[J]. 中华实用儿科临床杂志,2015,30(4):267-270.
[49]《中华儿科杂志》编辑委员会,中华医学会儿科学分会呼吸学组 . 毛细支气管炎诊断、治疗与预防专家共识(2014 年版)[J]. 中华儿科杂志,2015,53(3):168-171.
[50] 尹忠元 . 小儿鼻衄教你三招[J]. 家庭医学,2011(5):15.
[51] 赵晓萍 . 儿童鼻衄的预防及护理体会[J]. 医学信息(中旬刊),2011,24(5):2114.
[52] 许必芳,张锋,夏丽娜,等 . 跟随谢慧治疗儿童鼻衄体会[J]. 中国中西医结合耳鼻咽喉科杂志,2014,22(1):58.
[53] 迟文章 . 中西医结合治疗小儿鼻衄[J]. 中国中医急症,2000,9(3):107.
[54] 张良 . 老年人鼻出血的处理要点[J]. 医师在线,2018,8(35):29-30.
[55] 张俊中 .204 例鼻衄临床治疗体会[J]. 江苏临床医学杂志,2001,5(2):159.
[56] 王颖秋 . 浅谈鼻出血的处理及治疗体会[J]. 中国医药指南,2012,10(31):138-139.
[57] 钱树华 . 鼻衄的辨证施护[J]. 中外健康文摘,2011,8(37):298-299.
[58] 李丽君 . 儿童慢性咳嗽的临床分析[J]. 河北医药,2013,35(17):2623-2625.
[59] 何以蓓 . 中医“发物”的概念、分类及其临床意义[J]. 浙江中西医结合杂志,2009,19(11):674-676.
[60] 中华医学会,中华医学会杂志社,中华医学会全科医学分会,等 . 急性上呼吸道感染基层诊疗指南(2018 年)[J]. 中华全科医师杂志,2019,18(5):422-426.

[61] 杨春三.感冒的辨证论治及抗感冒药的合理应用[J].中国现代药物应用,2012,6(19):57-58.

[62] 张凤清,吴碧珍,王牡丹.风寒感冒和风热感冒的鉴别与治疗[J].内蒙古中医药,2012,31(8):16.

[63] BERT AERTGEERTS,THOMAS AGORITSAS,REED A C SIEMIENIUK,等.应用糖皮质激素治疗咽喉痛:临床实践指南[J].英国医学杂志(中文版),2018,21(6):346-352.

[64] 刘清泉,张晓云,孔立,等.高热(脓毒症)中医诊疗专家共识意见[J].中国中医急症,2014,23(11):1961-1963.

[65] 高凤娟.小儿化脓性扁桃体炎护理[J].养生保健指南,2019(2):127.

[66] 古美玲.阿莫西林克拉维酸钾对小儿化脓性扁桃体炎的治疗效果观察[J].中国医药指南,2016,14(8):188-189.

[67] 许炳章.慢性扁桃体炎的临床治疗研究进展[J].养生保健指南,2019(18):251.

[68] 田洪旭,罗兆义.冬季如何预防小儿扁桃体炎[J].养生保健指南,2019(42):68.

[69] 向竹筠.小儿扁桃体炎的护理小知识[J].养生保健指南,2019(42):112.

[70] 中华医学会儿科分会呼吸学组.儿童支气管哮喘诊断与防治指南(2016 年版)[J].中华儿科杂志,2016,54(3):167-181.

[71] 中华医学会儿科学分会呼吸学组,《中华儿科杂志》编辑委员会.儿童社区获得性肺炎管理指南(2013 修订)(上)[J].中华儿科杂志,2013,51(10):745-752.

[72] 中华医学会儿科学分会呼吸学组,《中华儿科杂志》编辑委员会.儿童社区获得性肺炎管理指南(2013 修订)(下)[J].中华儿科杂志,2013,51(11):856-862.

[73] 中华医学会,中华医学会杂志社,中华医学会全科医学分会,等.支气管哮喘基层诊疗指南(2018 年)[J].中华全科医师杂志,2018,17(10):751-762.

[74] 迟春花.有关《支气管哮喘基层诊疗指南(2018 年)》的几点说明[J].中华全科医师杂志,2018,17(10):749-750.

[75] 杨滋宇.激素治哮喘如何合理停药[J].养生保健指南,2019(42):40.

[76] 向莉.全球哮喘防治创议(GINA)2018 更新版要点导读与解析[J].中华实用儿科临床杂志,2018,33(11):807-811.

[77] 傅传喜,陈锦荣.中国轮状病毒疫苗的人群效应研究[J].微生物学免疫学进展,2018,46(6):45

[78] 谭梦婷,徐小红,林俊仪,等.0 至 3 岁婴幼儿轮状病毒感染流行病学特点及危险因素[J/OL].中华实验和临床感染病杂志(电子版),2018,12(4):409-412.

[79] 陈孝平,赵玉沛.外科学(8 年制)[M].10 版.北京:人民卫生出版社,2024.

[80] 吴中匡,葛娟,李述庭.儿科临床处方手册[M].3 版.南京:江苏科学技术出版社,2009.

[81] 中华医学会儿科学分会消化学组,中国中药协会儿童健康与药物研究专业委员会消化学组,中华儿科杂志编辑委员会.中国儿童功能性消化不良诊断和治疗共识(2022版)[J].中华儿科杂志,2022,60(8):751-755.

[82] 中华中医药学会脾胃病分会.功能性消化不良中医诊疗专家共识意见(2017)[J].中华中医药杂志,2017,32(6):2595-2598.

[83] 中华消化杂志编辑委员会．双歧杆菌三联活菌散 / 胶囊应用于消化系统疾病的中国专家共识(2021 版)[J]. 中华消化杂志,2022,42(4):224-239.

[84] 坚尚摘．赛庚啶可治疗儿童消化不良[J]. 中华医学信息导报,2013(7):8.

[85] 中国疾病预防控制中心营养与健康所,中国营养学会.《中国儿童青少年零食指南(2018)》简介[J]. 营养学报,2018,40(5):417-418.

[86] 中华消化杂志编辑委员会,邹多武,谢渭芬,等．消化性溃疡诊断与治疗共识意见(2022 年,上海)[J]. 胃肠病学,2023,28(4):208-225.

[87] 陈月月,吴钰仪,梁普照,等．非药物疗法治疗儿童功能性腹痛的研究进展[J]. 中国中西医结合儿科学,2023,15(1):19-24.

[88] 董燕．一上学就腹痛是厌学吗？正确认识儿童青少年的功能性腹痛[J]. 中华医学信息导报,2022,37(20):13.

[89] BENNINGA MARC A,NURKO SAMUEL,FAURE CHRISTOPHE,等．儿童功能性胃肠病罗马Ⅳ标准[J]. 中华儿科杂志,2017,55(1):11.

[90] 江米足．儿童功能性胃肠病的诊断与治疗进展[J]. 中华实用儿科临床杂志,2018,33(7):5.

[91] 中华医学会消化病学分会胃肠功能性疾病协作组,中华医学会消化病学分会胃肠动力学组．2020 年中国肠易激综合征专家共识意见[J]. 中华消化杂志,2020,40(12):803-818.

[92] 李军祥．肠易激综合征中西医结合诊疗共识意见(2017 年)[J]. 中国中西医结合消化杂志,2018,26(3):227-232.

[93] 孙梅,宁伟伟．儿童肠易激综合征的诊疗进展[J]. 中华实用儿科临床杂志,2008,23(7):486-488.

[94] 姚卫海,徐光勋．细菌性痢疾中医内科临床诊疗指南[J]. 北京中医药,2020(6):521-525.

[95] 王静．小儿便秘中医、西医治疗的区别[J]. 人人健康,2023(26):37-39.

[96] 李伟华．关于小儿经常便秘的原因,你知道几个[J]. 家庭医生指南,2023,39(10):37-38.

[97] 汤华涛,赵红丽．小儿便秘偏方五则[J]. 中国民间疗法,2014,22(7):60.

[98] 张晔．常见病怎么吃[M]. 北京:电子工业出版社,2015.

[99] 中华医学会消化病学分会胃肠动力学组,功能性胃肠病协作组．中国慢性便秘专家共识意见(2019,广州)[J]. 中华消化杂志,2019,39(9):577-598.

[100] 陈永辉．小儿便秘[M]. 北京:中国中医药出版社,2019.

[101] 中华医学会,中华医学会杂志社,中华医学会消化病学分会,等．慢性便秘基层诊疗指南(2019 年)[J]. 中华全科医师杂志,2019(12):1100-1107.

[102] KARMAZYN B,WERNER EA,REJAIE B,et al. Mesenteric lymph nodes in children: what is normal?[J]. Pediatr Radiol,2005,35(8):774-777.

[103] HELBLING R,CONFICCONI E,WYTTENBACH M,et al. Acute Nonspecific Mesenteric Lymphadenitis: More Than “No Need for Surgery”[J]. Biomed Res Int,2017:9784565.

[104] 张莉娜,金玉．儿童急性肠系膜淋巴结炎[J]. 中国实用儿科杂志,2014,29(5):384-387.

[105] DOUGLAS P,HILL P. Managing infants who cry excessively in the first few months of life

[J]. BMJ,2011,343:d7772.

[106] PARKER S, MAGEE T. Colic[M]// AUGUSTYN M,ZUCKERMAN B,CARONNA EB. The Zuckerman Parker Handbook of Developmental and Behavioral Pediatrics for Primary Care. 3rd ed. Philadelphia:Lippincott Williams & Wilkins,2011:182.

[107] 中华医学会儿科学分会消化学组,国家儿童医学中心消化专科联盟,《中华儿科杂志》编辑委员会. 中国儿童幽门螺杆菌感染诊治专家共识(2022)[J]. 中华儿科杂志,2023,61(7):580-587.

[108] 徐三平. 幽门螺杆菌感染的治疗[J]. 临床内科杂志,2018,35(12):807-808.

[109] ROSEN R, VANDENPLAS Y, SINGENDONK M, et al. Pediatric Gastroesophageal Reflux Clinical Practice Guidelines: Joint Recommendations of the North American Society for Pediatric Gastroenterology, Hepatology, and Nutrition and the European Society for Pediatric Gastroenterology, Hepatology, and Nutrition[J]. J Pediatr Gastroenterol Nutr, 2018,66(3):516-554.

[110] SHERMAN PM,HASSALL E,FAGUNDES-NETO U,et al. A global, evidence-based consensus on the definition of gastroesophageal reflux disease in the pediatric population[J]. Arch Pediatr,2010,17(11):1586-1593.

[111] 刘寰忠,钟怡.2018 版加拿大儿科学会《儿童青少年注意缺陷多动障碍诊疗指南》解读[J]. 中国全科医学,2019,22(14):1641-1647.

[112] VERKUIJL NIENKE,PERKINS MARIAN,FAZEL MINA,等. 儿童注意缺陷多动障碍[J]. 英国医学杂志(中文版),2017,20(11):650-659.

[113] 胡向阳. 孤独症儿童康复科普知识手册[M]. 北京:中国残联康复部,2015.

[114] 陆林. 沈渔邨精神病学[M]. 6 版. 北京:人民卫生出版社,2017.

[115] 张宏涛. 宝宝咬手指,该怎么办? [J]. 心理与健康,2020(6):31.

[116] 刘禹彤,胡熠莹,沈宏,等. 青少年屏幕暴露与负性情绪的研究进展[J]. 中华儿科杂志,2022,60(10):1089-1092.

[117] 何志磊,韩惠民,时坤,等. 中国社区中的心理健康案例研究(十四):青春期焦虑[J]. 中国全科医学,2015,18(10):1112-1114.

[118] 白语股,冯敏妍,毕波. 青少年精神疾病的跨诊断临床分期:国际专家共识(2020 版)解读[J]. 中华实用儿科临床杂志,2021,36(22):1716-1720.

[119] 季为民,沈杰. 青少年蓝皮书:中国未成年人互联网运用报告(2024)[M]. 北京:社会科学文献出版社,2024.

[120] 中国健康教育中心. 中国青少年健康教育核心信息及释义(2018 版)[J]. 健康向导,2018,24(6):42-46.

[121] 孙喜蓉. 网络成瘾综合症研究综述[J]. 中国健康心理学杂志,2005,13(2):158-160.

[122] 陶然,黄秀琴,王吉囡,等. 网络成瘾临床诊断标准的制定[J]. 解放军医学杂志,2008,33(10):1188-1191.

[123] 美国精神医学学会,张道龙. 精神障碍诊断与统计手册[M]. 5 版. 北京:北京大学出版社,2016.

[124] 世界卫生组织. 国际疾病分类第十一次修订本(ICD-11)[R]. 日内瓦:世界卫生组织,2018.

[125] 中华医学会精神病学分会，中华预防医学会精神卫生分会，中国医师协会精神科医师分会，等. 关于游戏障碍防治的专家共识（2019 版）[EB/OL].（2019-07-15）[2023-05-03]. http://www.nhc.gov.cn/jkj/s5889/201907/1844f291acff47efa0c6a565844be6fe.shtml.
[126] 世界卫生组织 .2018 年全球酒精与健康状况报告[R]. 日内瓦：世界卫生组织，2018.
[127] 郝伟，杨德森，肖水源，等. 国内六地区饮酒情况及相关问题调查 Ⅱ：普通人群的饮酒相关问题[J]. 中国临床心理学杂志，1998（3）：152-155.
[128] 郝伟，王学义，周小波，等. 酒精相关障碍的临床表现[J]. 中国药物滥用防治杂志，2017，23（4）：192-195.
[129] RUMGAY H，SHIELD K，CHARVAT H，et al. Global burden of cancer in 2020 attributable to alcohol consumption: a population-based study[J]. Lancet Oncol，2021，22（8）：1071-1080.
[130] 朱良君，张懿，王廷玉，等. 酒精所致精神障碍 60 例临床分析[J]. 临床心身疾病杂志，2006，12（2）：127-128.
[131] 王国珍. 慢性酒精中毒致 Wernicke-Korsakoff 综合征 58 例报告[J]. 浙江临床医学，2006，8（8）：818.
[132] 赵敏，郝伟，李静. 酒精相关障碍的非药物治疗[J]. 中国药物滥用防治杂志，2018，24（2）：63-65.
[133] 魏守鹏，梁建辉. 酒精依赖综合征治疗药物的研究进展[J]. 中国药理学通报，2014，30（10）：1333-1337.
[134] 郝伟，杨德森，何鸣. 我国饮酒现状、预测及对策[J]. 中国临床心理学杂志，1995（4）：243-248.
[135] 罗娟，吉晓燕，王桂梅，等. 青少年抑郁影响因素分析[J]. 中华现代护理杂志，2020，26（18）：2433-2437.
[136] 李泽钧，刘守桓，石雪雯，等. 儿童青少年抑郁症诊断与治疗进展[J]. 中国妇幼保健，2020，35（14）：2732-2734.
[137] 来庆娟，曹庆久. 重复经颅磁刺激治疗儿童青少年抑郁症研究进展[J]. 教育生物学杂志，2021，9（2）：79-83.
[138] 郝凤仪，张道龙. 抑郁障碍的核心特征与治疗[J]. 四川精神卫生，2017，30（4）：370-372.
[139] 黄彩芝. 莫把青春期抑郁症当“叛逆”[J]. 家庭医学，2022（6）：43.
[140] 陈桂存，黄莹. 青少年抑郁症状的预防干预研究进展[J]. 中国预防医学杂志，2010，11（10）：1071-1074.
[141] 中国创伤救治联盟，北京大学创伤医学中心. 中国破伤风免疫预防专家共识[J]. 中华外科杂志，2018，56（3）：161-167.
[142] 王成科. 探讨急性脊柱创伤患者的临床诊断与治疗方法[J]. 中国医药指南，2018，16（3）：58.
[143] 中国医师协会骨科医师分会，中国医师协会骨科医师分会《成人急性胸腰段脊柱脊髓损伤循证临床诊疗指南》编辑委员会. 中国医师协会骨科医师分会骨科循证临床诊疗指南：成人急性胸腰段脊柱脊髓损伤循证临床诊疗指南[J]. 中华外科杂志，

2019,57(3):161-165.
[144] 儿童创伤急救早期处理专家共识组．儿童创伤急救早期处理专家共识[J]. 临床儿科杂志,2017,35(5):377-383.
[145] 林常美,崔艳玲,毛洪连．急救批量一氧化碳中毒抢救护理体会[J]. 中国医药指南,2012,10(13):349-351.
[146] 房素梅．一氧化碳中毒的急救与护理[J]. 中国医药指南,2011,9(19):159-160.
[147] 张粹星,区存华,乐有邦,等．煤气中毒事故原因分析及预防对策研究[J]. 工业安全与环保,2016,42(2):95-97.
[148] 贾本君,王锦渝．蜂蜇伤的急救护理和健康宣教[J]. 中国医药指南,2017,15(15):255-256.
[149] 李莉,夏羽茜,李馨欣,等．蜂蜇伤发病机制的研究进展[J]. 海南医学,2018,29(20):2940-2942.
[150] 李雪丹,吴健谊.52 例蜂蜇伤患者回顾性分析[J]. 巴楚医学,2019,2(1):45-49.
[151] 中华医学会耳鼻咽喉头颈外科学分会小儿学组．中国儿童气管支气管异物诊断与治疗专家共识[J]. 中华耳鼻咽喉头颈外科杂志,2018,53(5):325-338.
[152] 陈善佳,顾浩翔,陆敏,等．儿童支气管异物 147 例临床诊治分析[J]. 临床儿科杂志,2019,37(1):26-29.
[153] 王建强,王斌全,王长生,等．气管和支气管特殊异物的探讨[J]. 临床医药实践,2019,28(8):591-593.
[154] 麻李思雨,李王平,潘蕾,等.10 年气管、支气管异物诊治回顾性分析[J/OL]. 中华肺部疾病杂志(电子版),2019,12(3):275-280.
[155] 姚丹,余宏川．小儿支气管异物 1136 例分析[J]. 中国妇幼健康研究,2018,29(7):879-882.
[156] 孙荣距,赵晓东,黎檀实．溺水急救过程中的几点问题思考[J]. 中国急救医学,2015,35(8):762-764.
[157] 王立祥,刘中民,余涛,等．中国公众防溺水卫生健康指南[J]. 中华医学信息导报,2018,33(17):5.
[158] 刘瑛琪,钱方毅,李宗浩.2005 年美国心脏学会(AHA)心肺复苏与心血管急救指南解读(十九)溺水[J]. 中国急救复苏与灾害医学杂志,2008,3(4):221-222.
[159] 陈晓松,沈洪．中国"急救"史论(系列)之十二我国古代对溺水的救治法[J]. 中国急救医学,2012,32(2):175-177.
[160] 中国心胸血管麻醉学会急救与复苏分会,中国心胸血管麻醉学会心肺复苏全国委员会,中国医院协会急救中心(站)管理分会,等．淹溺急救专家共识[J]. 中华急诊医学杂志,2016,25(12):1230-1236.
[161] 中华人民共和国国家卫生健康委员会．狂犬病诊疗规范(2021 年版)[J]. 中国实用乡村医生杂志,2022,29(1):1-4.
[162] 殷文武,王传林,陈秋兰,等．狂犬病暴露预防处置专家共识[J]. 中华预防医学杂志,2019,53(7):668-679.
[163] 陈庆军．狂犬病暴露后预防处置中被动免疫制剂的规范使用[J]. 中华医学杂志,

2021,101(17):1284-1286.

[164] 周航,李昱,陈瑞丰,等.狂犬病预防控制技术指南(2016版)[J].中华流行病学杂志,2016,37(2):139-163.

[165] 陈辉,张学兵,杨陈,等. 605例小儿桡骨小头半脱位的临床特点分析及预防对策[J].临床研究,2021,29(6):39-41.

[166] 何薇,张玉勤. 急诊儿童桡骨小头半脱位846例的治疗与护理[J].中国误诊学杂志,2012,12(7):1749-1750.

[167] 林育林. 桡骨小头半脱位手法复位后制动与非制动疗效对比[J].中国骨科临床与基础研究杂志,2014,6(6):359-362.

[168] 王强宗,李怀彤. 724例桡骨小头半脱位治疗的临床分析[J].中国社区医师(医学专业),2012,14(7):107-108.

[169] 中华医学会眼科学分会眼视光学组.儿童屈光矫正专家共识(2017)[J].中华眼视光学与视觉科学杂志,2017,19(12):705-710.

[170] 中华医学会眼科学分会斜视与小儿眼科学组.中国儿童睫状肌麻痹验光及安全用药专家共识(2019年)[J].中华眼科杂志,2019,55(1):7-12.

[171] 中华医学会眼科学分会眼视光学组,中国医师协会眼科医师分会眼视光学专业委员会,中国非公立医疗机构协会眼科专业委员会眼视光学组,等.角膜塑形镜验配流程专家共识(2021)[J].中华眼视光学与视觉科学杂志,2021,23(1):1-5.

[172] 中华预防医学会公共卫生眼科分会.中国学龄儿童眼球远视储备、眼轴长度、角膜曲率参考区间及相关遗传因素专家共识(2022年)[J].中华眼科杂志,2022,58(2):96-102.

[173] JONG M,RESNIKOFF S,TAN K O,等.亚洲近视管理共识[J].中华眼视光学与视觉科学杂志,2022,24(3):161-169.

[174] 中华医学会眼科学分会斜视与小儿眼科学组,中国医师协会眼科医师分会斜视与小儿眼科学组.中国儿童弱视防治专家共识(2021年)[J].中华眼科杂志,2021,57(5):336-340.

[175] 胡小凤,吴夕,鲍永珍,等.学龄前儿童视觉发育的研究进展[J].眼视光学杂志,2006,8(4):269-272.

[176] 赵堪兴,杨培增.眼科学[M].8版.北京:人民卫生出版社,2013.

[177] 黄一飞,王丽强.眼科学基础[M].北京:科学出版社,2018.

[178] 吴芳,杨亚波.颜色视功能检查及其进展[J].国际眼科纵览,2005,29(6):370-373.

[179] 中国医师协会儿科医师分会儿童耳鼻咽喉专业委员会.儿童急性中耳炎诊疗:临床实践指南(2015年制定)[J].中国实用儿科杂志,2016,31(2):81-84.

[180] 陈谦明.口腔黏膜病学[M].北京:人民卫生出版社,2012.

[181] MESSNER AH,WALSH J,ROSENFELD RM,et al. Clinical Consensus Statement: Ankyloglossia in Children[J]. Otolaryngol Head Neck Surg,2020,162(5):597-611.

[182] MILLS N,PRANSKY SM,GEDDES DT,et al. What is a tongue tie? Defining the anatomy of the in-situ lingual frenulum[J]. Clin Anat,2019,32(6):749-761.

[183] MILLS N,KEOUGH N,GEDDES DT,et al. Defining the anatomy of the neonatal lingual

frenulum[J]. Clin Anat,2019,32(6):824-835.
[184] 中国食品科学技术学会. 科学解读益生菌[J]. 中国食品,2019(12):141-143.
[185] 魏婷,刘付燕,马明. 益生菌功效及隐患[J]. 科学(上海),2019,71(3):29-33.
[186] 徐海燕,张和平. 益生菌、益生元的研究进展[J]. 中华炎性肠病杂志(中英文),2019,3(3):213-216.
[187] 张雨萌. 肠道菌群与儿童过敏性疾病研究进展[J]. 国际儿科学杂志,2019,46(7):519-522.
[188] 欧灵,方萍. 干扰素联合益生菌对儿童特应性体质毛细支气管炎的疗效观察[J]. 临床肺科杂志,2019,24(3):465-468.
[189] 刘雨琪,朱俊萍,何秋水. 流感病毒与肠道菌群的相互作用对感染结局的影响[J]. 医学综述,2019,25(14):2746-2752.
[190] 谭燕萍,李景新,欧晓华,等. 益生菌联合孟鲁司特钠咀嚼片对支气管哮喘伴变应性鼻炎患儿外周血 Th17/Treg 免疫平衡的影响[J]. 中国药业,2019,28(15):64-67.
[191] 陈琨. 益生菌对轮状病毒肠炎患儿肠道菌群、免疫功能的影响分析[J]. 国际检验医学杂志,2018,39(15):1914-1916.
[192] 何以蓓,汤军. 中医"发物"的概念、分类及其临床意义[J]. 浙江中西医结合杂志,2009,19(11):674-676.
[193] 中国食品科学技术学会食品营养与健康分会. 乳品与儿童营养共识[J]. 中国食品学报,2021,21(7):388-395.
[194] 黄绯绯.《中国儿童青少年零食指南(2018 年版)》解读[J]. 保健与生活,2019(5):1.
[195] 白人驹,徐克. 医学影像学[M].7 版. 北京. 人民卫生出版社.2013.
[196] 商亚军. 放射科的 X 线、CT、MRI 等检查该如何选择[J]. 人人健康,2023(19):107.
[197] World Health Organization(WHO).The IARC Monographs: Updated Procedures for Modern and Transparent Evidence Synthesis in Cancer Hazard Identification[J]. JNCI J Natl Cancer Inst,2020,112(1):djz169.
[198] 冯录召,彭质斌,王大燕,等. 中国流感疫苗预防接种技术指南(2018—2019)[J]. 中华流行病学杂志,2018,39(11):1413-1425.
[199] 邓建保. 最新疫苗安全接种技术操作规范与异常反应调查处理及疾病预防实用手册[M]. 北京:人民卫生出版社,2018.
[200] 刁连东,翟如芳. 疫苗应用与安全问答[M]. 北京:中国医药科技出版社,2017.
[201] 张雪峰. 乙型肝炎病毒母婴传播阻断策略[J]. 中华实用儿科临床杂志,2014,29(14):1051-1054.
[202] 龚震宇. 美国免疫实施顾问委员会的建议:PCV13 与 PPSV23 免疫接种时间间隔[J]. 疾病监测,2016,31(4):351-352.
[203] 王传林,殷文武. 狂犬病预防处置常见问题解答[J]. 中国急救复苏与灾害医学杂志,2018,13(11):1159.
[204] 宁桂军. 美国免疫实施咨询委员会 2015 年推荐的 0~18 岁人群免疫程序[J]. 中国疫苗和免疫,2015,21(3):340-344.
[205] 王正珍. 规律运动提升免疫力 优化慢性病管理[J]. 中华健康管理学杂志,2020,14

(3):221-225.

[206] 安志杰,王富珍,潘安,等.以疫苗接种提高人群免疫力来巩固中国成功遏制新型冠状病毒肺炎疫情的策略与挑战[J].英国医学杂志中文版,2022,25(4):140-143.

[207] 王续霏,董芳.母乳来源益生菌的研究进展[J].国际儿科学杂志,2023,50(2):91-95.

[208] 刘小会,季兴,胡利华,等.解热镇痛药在儿童发热对症治疗中处方审核建议[J].中华实用儿科临床杂志,2022,37(9):653-659.

[209] 国家呼吸系统疾病临床医学研究中心,中国医药教育协会儿科专业委员会,中国医师协会呼吸医师分会儿科呼吸工作委员会,等.儿童发热健康教育 30 问[J].中华实用儿科临床杂志,2021,36(8):566-573.

[210] SHAW BA,SEGAL LS,SECTION ON ORTHOPAEDICS. Evaluation and Referral for Developmental Dysplasia of the Hip in Infants[J]. Pediatrics,2016,138(6):e20163107.

[211] SCHWEND RM,SCHOENECKER P,RICHARDS BS,et al. Screening the newborn for developmental dysplasia of the hip: now what do we do?[J]. J Pediatr Orthop,2007,27(6):607-610.

[212] 陈孝平,汪建平,赵继忠.外科学[M].9 版.北京:人民卫生出版社,2017.

[213] 陈仲强,刘忠军,党耕町.脊柱外科学[M].北京:人民卫生出版社,2013.

[214] 宫双,王艳,裴飞,等.康复治疗小儿先天性斜颈的研究进展[J].针灸临床杂志,2017,33(10):80-83.

[215] 纳森,赵娜,谭涛,等.小儿肌性斜颈外治法的研究进展[J].中华中医药杂志,2018,33(11):5038-5040.

[216] 阮雯聪,金慧英,杨屏日,等.先天性肌性斜颈严重程度评分表对小儿先天性肌性斜颈诊断及预后的评估价值[J].中华物理医学与康复杂志,2021,43(9):821-825.

[217] 国家卫生健康委员会国家结构性心脏病介入质量控制中心,国家心血管病中心结构性心脏病介入质量控制中心,中华医学会心血管病学分会先心病经皮介入治疗指南工作组,等.常见先天性心脏病经皮介入治疗指南(2021 版)[J].中华医学杂志,2021,101(38):3054-3076.

[218] 段淑东,宋艳华. 285 例婴幼儿外阴阴道炎发病情况分析及预防[J].中国妇幼保健,2013,28(15):2487-2488.

[219] 郭振华,李琳,李伟. 幼女及少女阴道炎患者阴道分泌物假丝酵母菌和滴虫感染情况分析[J]. 实用妇产科杂志,2013,29(9):711-712.

[220] 谢幸,孔北华,段涛. 妇产科学[M].9 版.北京:人民卫生出版社,2018.

[221] American Academy of Pediatrics Task Force on Circumcision. Male circumcision[J]. Pediatrics,2012,130(3):e756-e785.

[222] EL BCHERAOUI C, ZHANG X, COOPER CS, et al. Rates of adverse events associated with male circumcision in U.S. medical settings, 2001 to 2010[J]. JAMA Pediatr,2014,168(7):625-634.

[223] SRINIVASAN M, HAMVAS C, COPLEN D. Rates of Complications After Newborn Circumcision in a Well-Baby Nursery, Special Care Nursery, and Neonatal Intensive Care Unit[J]. Clin Pediatr (Phila),2015,54(12):1185-1191.

[224] 李珂瑶,韦祝.儿童防晒"功课"不可不做[J].大众健康,2022(7):86.
[225] 白嘉懿. 安全高效 儿童防晒的未来之路[J].中国化妆品,2022(Z2):44-46.
[226] 魏洁,李雪竹,陈晓朋,等.儿童防晒化妆品开发要点论述[J].中国洗涤用品工业,2020(6):168-173.
[227] 张孟枭,冯丽妃.花露水中有何化学成分?[J].化工管理,2014(28):98-99.
[228] 黄鑫,李苏宁,尹军祥,等.我国睡眠障碍防控研究现状及建议[J].四川大学学报(医学版),2023,54(02):226-230.
[229] 许志飞,杨琴,江帆,等.中国儿童睡眠健康百问百答[J].中华实用儿科临床杂志,2023,38(3):169-191.
[230] 王文萍,王洪田.I型变态反应对咽鼓管功能及分泌性中耳炎的影响[J].中华耳科学杂志,2022,20(4):636-639.
[231] 李雪.论儿童早期教育的误区及应对策略[J].现代教育科学·普教研究,2011(1):45-46.
[232] 王天有,申昆玲,沈颖.诸福棠实用儿科学[M].北京:人民卫生出版社,2022.
[233] 袁慧,丁桂霞.儿童遗尿症诊治进展[J].医学综述,2019,25(9):1776-1781.
[234] 中国医师协会儿科医师分会肾脏疾病学组中国儿童遗尿疾病管理协作组.中国5~18岁人群遗尿症患病率的横断面调查[J].中国循证儿科杂志,2020,15(2):81-86.
[235] 崔明明,丁珍.小儿遗尿的中医治疗进展[J].世界最新医学信息文摘,2019,19(43):139-140.
[236] ABD EL-MOGHNY SM, EL-DIN MS, EL SHEMY SA.Effectiveness of intra-anal biofeedback and electrical stimulation in the treatment of children with refractory monosymptomatic nocturnal enuresis:a comparative randomized controlled trial[J]. Int Neurourol J,2018,22(4):295-304.
[237] 林国模,潘晓芬,李正然,等.儿童遗尿症的相关因素调查[J].海南医学,2019,30(10):1345-1347.
[238] 邹公民,李明丽,马泽南,等.对126例小儿遗尿症发生的相关原因进行分析[J].中外医疗,2019,8(10):62-64.